ANNEMARIE JOST

Zeitstörungen

Die Autorin

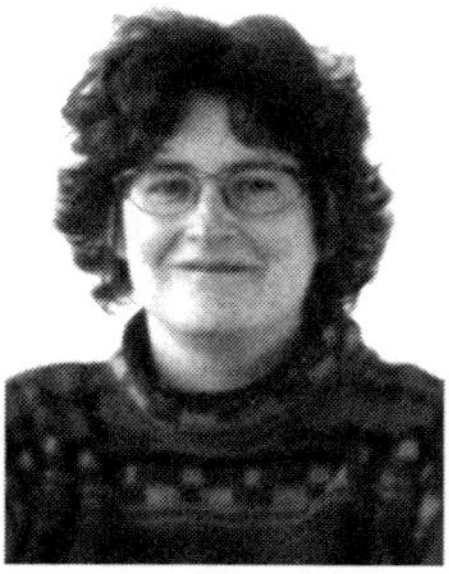

Annemarie Jost, Jahrgang 1959, ist seit 1994 Professorin für Sozialmedizin am Fachbereich Sozialwesen der Fachhochschule Lausitz in Cottbus und war vier Jahre lang Prorektorin der Hochschule. Sie ist Ärztin für Psychiatrie und Psychotherapie und hat von 1984 bis zu ihrem Wechsel zur Fachhochschule am St. Martinus-Hospital in Olpe und in der Rheinischen Landesklinik Bonn in Akut- und Langzeitbereichen der allgemeinen Psychiatrie sowie im Suchtbereich und auf gerontopsychiatrischen Stationen gearbeitet. Sie hat in Bonn, Lübeck und Sydney Medizin studiert und schließlich an der Medizinischen Hochschule Lübeck promoviert. Sie ist Mutter zweier Söhne.

ANNEMARIE JOST

Zeitstörungen

Vom Umgang mit Zeit
in Psychiatrie und Alltag

Psychiatrie-Verlag

Die Deutsche Bibliothek – CIP-Einheitsaufnahme
Jost, Annemarie: Zeitstörungen :
Vom Umgang mit Zeit in Psychiatrie und Alltag /
Bonn : Psychiatrie-Verl., 2000
ISBN 3-88414-241-0

Psychiatrie-Verlag im Internet: www.psychiatrie.de/verlag

Für Robin und meine Eltern

Umschlaggestaltung: Dorothea Posdiena, bild-werk, Dortmund
Satz: Marina Broll, Dortmund
Druck: Clausen & Bosse, Leck

Inhalt

Teil II
Andere Zeitkonzepte denken lernen

Teil III
Zeitstörungen in der psychiatrischen Arbeit

»So trägt uns im Alltag eines geruhsamen Lebens die Zeit. Stets aber kommt ein Augenblick, da wir sie tragen müssen.«

Albert Camus (1981, S. 17)

Einleitung

Manche Menschen haben von ihren Eltern viel Zeit erhalten, andere wurden immer wieder unterbrochen, gedrängt und in ihrem eigenen Rhythmus kaum wahrgenommen. Wie sehr die Eltern uns unsere eigene Zeit gestattet haben, beeinflusst uns wohl lebenslang.

Sich mit Zeitstörungen zu beschäftigen bedeutet sensibel zu werden für den eigenen Umgang mit Zeit und für die Art und Weise, wie Menschen in gestörten und in harmonischen Beziehungen Zeit gestalten. Psychiatrisch Tätige gestalten gemeinsam mit psychisch kranken Menschen, mit deren Angehörigen, mit Außenstehenden und Kollegen auf vielfältige Weise Zeit. Sie sind mit merkwürdigen Zeitauffassungen von Patienten konfrontiert, müssen sich an zeitliche Vorgaben der Institution halten, werden durch drängende Anliegen unterbrochen, setzen sich mit der Langeweile von Klienten auseinander, strukturieren Tagesabläufe anderer Menschen, lassen sich Lebensgeschichten erzählen, entwickeln Zukunftsperspektiven usw.

Wenn wir den Umgang mit Zeit als Thema in den Blick nehmen, erscheint manches in einem neuen Licht. Wir werden feinfühliger die Art eines anderen Menschen im Umgang mit seiner Zeit wahrnehmen, vielleicht zurückhaltender mit Unterbrechungen umgehen, die zeitlichen Perspektiven des Gegenübers ernster nehmen und manche Schwierigkeiten im Umgang mit Zeit besser verstehen lernen. Psychiatrisches Handeln wird dann vielleicht mehr vom Respekt gegenüber der eigenen Zeit und der Zeit des Kranken geprägt sein. Vielleicht wird diese neue Sensibilität auch Einfluss haben auf die Qualitätssicherung psychiatrischer Einrichtungen. In die Betrachtung der Prozess- und Ergebnisqualität fließt dann die Frage ein, wie eine Intervention das Verhältnis des psychiatrischen Patienten zu seiner eigenen Zeit verändert.

Versteht der Patient seine Biografie dann besser? Hiermit kann heutzutage allerdings nicht gemeint sein, das Leben im Laufe der Behandlung wie einen stimmigen Entwicklungsroman vor sich auszubreiten, sondern hierbei geht es eher um die Annahme eines beweglichen, auch Risse und Brüche integrierenden Ganzen, um die Entwicklung einer in der Gewesenheit gründenden Identität. Ebenso bedeutungsvoll ist die Frage, wie sich ein Mensch nach einer Therapie seine Zukunft vorstellt. Blickt er vertrauensvoll oder völlig verunsichert in die Zukunft?

Wie lang- oder kurzfristig sind die im therapeutischen Prozess entwickelten Zukunftsperspektiven? Manchmal ist es sinnvoll, Menschen zu unterstützen, Bedürfnisbefriedigungen zugunsten späterer Vorteile zurückzustellen; für andere ist es wichtiger, mehr Augenmerk darauf zu richten, die Gegenwart zu genießen. Wenn sich ein Klient nach der Therapie besser in Tagesstrukturen einordnen kann, ist dies allgemein als Erfolg zu werten, es kann jedoch auch ein Hinweis auf gesellschaftlich erzwungene Entfremdung sein. Wie unterscheiden wir das eine vom anderen? Erfolgreiche therapeutische Interventionen werden ganz allgemein dazu führen, dass Begegnungen und Beziehungen harmonischer verlaufen, weil sie weniger von abrupten Unterbrechungen geprägt sind und dem anderen mehr zeitliche Freiheit geben.

Für die Prozessqualität ist es zudem von Bedeutung, mit welchen Mitteln wir in das Leben der uns anvertrauten Patientinnen und Patienten eingreifen, ob wir sie unterbrechen und ihnen eine zeitliche Struktur aufzwingen oder sensibel verhandeln. Haben wir das Recht, einen alten Menschen, der immer um 9 Uhr aufgestanden ist, im Krankenhaus um 6 Uhr zu wecken oder im Altenheim um 19 Uhr zu Bett zu bringen? Müssen umgekehrt psychiatrisch Tätige bei Krisen rund um die Uhr verfügbar sein? Nachtschichten und wechselnde Einsatzzeiten sind dem Helfer nur innerhalb bestimmter Grenzen zumutbar. Wo geht unsere Zeit vor und wo die des Patienten? Wie verlaufen solche Einigungsprozesse? Bekommt der am meisten Drängelnde das meiste? Warum können manche Menschen nie warten? Warum lassen uns andere ständig warten? Wer hat in einer psychiatrischen Einrichtung die Macht, die Zeit der anderen einzuteilen?

Dieses Buch will Gedanken anregen, wird an mancher Stelle etwas weiter ausholen, um dann neu auf praktische psychiatrische Fragen zurückzukommen. Es kann vielleicht Diskussionen anregen, die zu Ergebnissen führen, die über die hier angeschnittenen Themen hinausgehen. Ich möchte mit diesem Buch ein Thema erschließen helfen und neue Wege gehen. Hierbei beschäftigt mich besonders die Frage, ob es weiterhilft, bestimmte psychiatrische Krankheitsbilder primär als Zeitstörungen zu verstehen. Ich glaube, dass die Betrachtung der Schizophrenie als Zeitstörung in erstaunlicher Weise die unterschiedlichsten schizophrenen Symptome in einen Zusammenhang bringen kann, der bisher noch selten so gesehen wurde. Ich möchte in dem vorliegenden Buch also auch bewusst Neuland betreten und es wagen, neue Einordnungen psychiatrischer Symptome vorzunehmen, die sowohl die Theorie als auch die Praxis der Psychiatrie herausfordern könnten. Dies ist jedoch nur möglich, wenn Erkenntnisse aus Philosophie, Neurobiologie und experimenteller Psychologie in die Betrachtung einfließen und an mancher Stelle theoretisch etwas weiter ausgeholt wird.

Zwei *Leitfragen* tauchen immer wieder in meinen Überlegungen auf.

Die erste lautet: Wann ist es in der Psychiatrie sinnvoll, eine durch Uhren messbare, objektiv gegebene Zeit zu Grunde zu legen, und wann bringt es eher weiter, die subjektiv erlebte Zeit mit ihren Dimensionen Gewesenheit, Gegenwart und Zukunft zu betrachten? Oder, um die Frage weiter zu fassen: Wann ist es sinnvoll, sich an Zeitstrukturierungen zu orientieren, die in sozialen Einigungsprozessen entstanden sind, und wo führen im subjektiven Erleben des Einzelnen wurzelnde Zeitauffassungen weiter? Mit der Individualisierung von Lebensentwürfen entfernt sich die Zeit des Einzelnen – und nicht nur die des psychisch kranken Menschen – von der Zeit der anderen. Allgemein verbindliche Zeitstrukturierungen werden immer abstrakter und haben immer weniger mit der sinnlich erfahrbaren und biografisch verstandenen Welt des Einzelnen zu tun. Unterscheidet man die Zeit, auf die man sich mit Hilfe von Uhren in sozialen Situationen einigt, nicht genügend von der subjektiv erlebten Zeit, so entsteht die Gefahr, dass sich der verunsicherte Einzelne an eine entfremdete soziale Zeit verliert. Diese Gefahr möchte ich sowohl aufzeigen als auch zu ihrer Überwindung beitragen.

Die zweite Leitfrage beschäftigt sich mit Eigenrhythmen und versucht zu erschließen, welche Bedeutung Synchronisation und Desynchronisation verschiedener Rhythmen bei psychischen Erkrankungen und bei der Begegnung von Menschen haben. Versteht man die Schwierigkeit mit zeitlichen Abstimmungsprozessen psychisch kranker Menschen besser, so kann man sich auch im Umgang besser auf sie einstellen und zeitliche Strukturierungen therapeutisch fördern. Um Verunsicherungen und Brüche in zeitlichen Abstimmungsprozessen zu analysieren, werde ich Hypothesen über mögliche Störungen der zeitlichen Ordnung bei verschiedenen psychischen Erkrankungen aufstellen und auch auf die Anforderungen zu sprechen kommen, mit denen Helfer und Angehörige konfrontiert werden, wenn sie zu Menschen in Beziehung treten, deren Verhältnis zur Zeit »verändert« ist.

Zeitdruck und Psychiatrie

Unter Zeitdruck werden Menschen genötigt weniger auf ihren eigenen Rhythmus zu achten und sich mehr äußeren Erfordernissen – so genannten Sachzwängen oder drängenden Bedürfnissen anderer – anzupassen; so prallen häufig beim Entstehen von Zeitdruck unterschiedliche »Zeitbedürfnisse« aufeinander.

Besonders augenfällig wird das Aufeinanderprallen schwer vereinbarer Zeitkonzepte, Rhythmen und Zeitbedürfnisse im psychiatrischen Krankenhaus. Hierbei geht es um mehrere Dimensionen: Vor Aufnahme in ein psychiatrisches Krankenhaus hat sich das Zeit-Erleben der Klienten oft krisenhaft zugespitzt; in der Krise verkürzt sich die Zukunftsperspektive dramatisch, man ist zu raschem Handeln gedrängt, obwohl die Bedingungen, die die Krise verursacht haben, komplex sind. Das tragende Moment der Gewesenheit – der durchlebten und in der Erinnerung wiederholbaren Vergangenheit – verschwimmt. Die Situation spitzt sich zu. Der Augenblick verlangt äußerste Aufmerksamkeit.

Aber auch ohne krisenhafte Zuspitzung verändert sich während vieler psychiatrischer Erkrankungen die Wahrnehmung der Zeit ganz entscheidend.

> Herr Kaiser, ein 21-jähriger Student, war zu Semesterbeginn nicht an seinen Studienort zurückgekehrt. Er hielt sich fast nur noch in seinem früheren Kinderzimmer im Haus der Eltern auf, schlief bis nachmittags und erklärte seinen Eltern, er könne das Haus nur am späten Nachmittag verlassen, da er bedroht werde. Seit drei Tagen nun aß er kaum noch, wirkte zunehmend verstört und brach, wenn er mit seinen Eltern sprach, seine Sätze abrupt ab. Nach vielen Bemühungen der Eltern willigte er endlich ein sich zu einer psychiatrischen Konsultation zu begeben; es müsse aber zwischen 16 und 17 Uhr sein. Im Gespräch mit der Ärztin,

die ihn trotz seiner knappen Zeit noch hatte warten lassen, geriet er dann zunehmend in Unruhe, sie stellte so viele Fragen und berücksichtigte gar nicht, dass er um 17 Uhr wieder zu Hause sein »musste«. Er versuchte gleichzeitig, einige Fragen zu beantworten und ihr seine Zeitknappheit zu vermitteln, seine Sätze wurden immer verworrener, bis er ganz den Faden verlor. Er verließ plötzlich fluchtartig das Gesprächszimmer.

Psychiatrisch Tätige sind in der Begegnung mit psychisch kranken Menschen einerseits aufgefordert sich sensibel auf das veränderte In-der-Welt- und In-der-Zeit-Sein ihrer Klienten einzustellen, andererseits sind sie in Institutionen tätig, in denen es viele zeitliche Vorgaben gibt, wie zum Beispiel Arbeitszeiten, Konferenzzeiten, Unterbrechungen von Begegnungen durch Notfälle, Anrufe oder drängende andere Klienten und in letzter Zeit zunehmend standardisierte Vorgaben zu Liegezeiten der Klienten oder zur Zeitdauer einzelner Interventionen. Aber auch außerhalb des psychiatrischen Krankenhauses wird etwa in den Begutachtungsrichtlinien der Pflegeversicherung besonders deutlich, wie ausgeprägt die Tendenz ist, jeder kleinsten Intervention eine bestimmte Zeitdauer zuzuordnen und diese fragmentierten Zeitintervalle dann aufzusummieren, um den Pflegebedarf quantifizieren zu können. Durch diese Zerteilung des Pflegeprozesses in kleine handhabbare Bruchstücke gerät gerade das Wesentliche aus dem Blick. Übrig bleiben abrechenbare Einzelsequenzen, die der Komplexität einer mitmenschlichen Begegnung nicht mehr gerecht werden, aber bequem in computergestützten Kostenaufstellungen verbucht werden können.

Während in der Begegnung mit dem einzelnen psychisch Kranken ein Zeitkonzept, das vom Menschen abstrahiert und sich auf unabhängige Zeitgeber stützt, eher hinderlich ist und die vom Klienten erlebte Entfremdung von sich selbst und den Mitmenschen vertieft, wird vom Mitarbeiter in einer psychiatrischen Institution erwartet, das individuelle Handeln mit anderen zu vernetzen, sich in einem von gesellschaftlichen Einigungsprozessen hervorgebrachten Rahmen zu bewegen und sich an objektiven Zeitgebern zu orientieren. Hinzu kommt, dass es für die eigene psychische Gesundheit wichtig ist, sich weder durch drängende Klienten noch durch rigide Vorgaben der Institution aus der eigenen Zeit werfen zu lassen, den eigenen Rhythmus zu finden. Dies ist beispielsweise im ärztlichen Nachtdienst, bei dem man aus dem eigenen Schlaf-Wach-Rhythmus gerissen und plötzlich mit tiefen menschlichen Krisen konfrontiert wird, keineswegs einfach, manchmal unmöglich. Es gilt, entfremdete Geschäftigkeit aufzuspüren, zu hinterfragen und Zeit zu finden, bevor ein Burnout-Syndrom zum Stillstand zwingt.

Wichtig ist, beim Betrachten des psychiatrischen Alltages die Einbettung der Psychiatrie in das – wie SCHNABEL (1988, S. 203ff.) es nennt – »System der institutionalisierten Krankheitsversorgung« nicht außer Acht zu lassen, welches zugleich Krankheitskarrieren erzeugt und kompensiert. In vielen Krankenhausbereichen haben steigende Belegzahlen, der Trend zur Apparatemedizin und die damit einhergehende zunehmende Befundung technischer Untersuchungen die empathische Interaktion zwischen Ärzten und Patienten dramatisch eingeschränkt. Der Arzt braucht durch seine eigene Eingebundenheit in eine technisierte Krankenhausroutine vom Patienten möglichst schnell standardisierbare Informationen, die sich differenzialdiagnostisch und behandlungsstrategisch umsetzen lassen. Das Pflegepersonal ist durch die starke Einbindung in wirtschaftliche Zwänge schnell überlastet. Der Patient liefert sich dem konzentrierten Einsatz von Technik und Fachkompetenz aus und zahlt dafür den Preis einer im Namen seiner Genesung verfügten Fremdbestimmung über Persönlichkeit und Körper. Wirkliche Kommunikation wird häufig in kränkender Weise vermieden. Arzt und Patient treffen im Zustand des akuten Leidensdruckes und der Zeitknappheit aufeinander. Vom Patienten wird erwartet, dass er sich als Persönlichkeit im Krankenhaus demontieren lässt, um seine Gesundheit und Arbeitskraft wiederherstellen zu lassen.

Dieses Modell der Krankheitsversorgung passt nicht zur Betreuung psychisch kranker Menschen, und dennoch finden sich in psychiatrischen Abteilungen viele Elemente der von P.-E. Schnabel beschriebenen Krankenhausroutine wieder. Die Ärzte haben ein sechsjähriges Medizinstudium absolviert, das in seinem Aufbau an eine zweckrationale Krankenhausroutine angepasst ist. Die ökonomischen Zwänge, Arbeitsabläufe in standardisierbare und einzeln abrechenbare Dienstleistungen zu unterteilen, reichen weit in die psychiatrische Begegnung hinein. Die Patienten leiden in psychiatrischen Abteilungen oder Fachkliniken unter Anpassungszwängen und Informationsdefiziten, die Hospitalisierung hat sie aus ihrem Alltag herausgezogen, sie sind mit schwer kranken Mitpatienten konfrontiert und erleben durch die Krankheit erhebliche Hilflosigkeits- und Ohnmachtserfahrungen, die oft nur unzureichend durch therapeutische Begegnungen und echte Kommunikation aufgefangen werden.

Frau Schneider, eine sehr gewissenhafte 51-jährige Büroangestellte, kam mit einer ausgeprägten Depression in die psychiatrische Abteilung eines Krankenhauses. Sie teilte ihr Zimmer mit einer unordentlichen suchtkranken Frau, die ihre Sachen überall verstreute und das Personal durch die heimliche Einnahme von Beruhigungsmitteln hinterging. Nachdem Frau Schneider ihrem behandelnden Arzt von der Medikamenteneinnahme erzählt hatte, wurde die Mitbewohnerin disziplinarisch entlassen. Frau Schneider grübelte von nun an darüber nach, ob sie das Richtige getan habe, und glaubte, sie würde von allen Mitpatienten geschnitten. Sie begann, die Morgenrunden zu meiden, und fürchtete sich vor den Malgruppen in der Ergotherapie. Zudem hatte sie den Eindruck, dass das Pflegepersonal unzufrieden mit ihr sei, da sie sich nicht an die Stationsregel hielt, dass alle an der Morgenrunde teilnehmen sollten. Sie fühlte sich von allen außer ihrem behandelnden Arzt abgelehnt. Dieser Arzt jedoch ging gerade jetzt für eineinhalb Wochen in Urlaub und seine Vertretung hatte wenig Zeit für lange Einzelgespräche. Frau Schneider zog sich immer mehr zurück.

In der Krankenhausroutine wird in vielen Bereichen von den Patienten Unterordnung verlangt. Zwar sind die psychiatrischen Langzeitbereiche, in denen sich Patienten jahrzehntelang einer rigiden institutionellen Praxis unterordnen mussten, inzwischen weitgehend abgeschafft, dennoch finden wir in jedem Krankenhaus Elemente einer »totalen Institution« mit umfassender Kontrolle über wesentliche Lebensbereiche. Die Auswirkungen totaler Institutionen auf Mitarbeiter und Insassen sind zum Beispiel in E. Goffmans Buch Asyle eindrucksvoll in ihrer Bedeutung für die Psychiatrie analysiert worden.

E. Goffman (1973) weist darauf hin, wie nachhaltig die Handlungsökonomie eines Menschen zerstört wird, »wenn er verpflichtet ist, bei geringfügigen Handlungen, die er draußen ohne weiteres von sich aus verrichten kann, wie etwa rauchen, sich rasieren, zur Toilette gehen, telefonieren, Geld ausgeben oder Briefe aufgeben, um Erlaubnis oder um Material zu bitten. Diese Pflicht versetzt das Individuum nicht nur in eine unterwürfige, demütige und für einen Erwachsenen ›unnatürliche‹ Rolle, sondern gibt auch dem Personal Gelegenheit, sein Handeln dauernd zu unterbrechen.« (S. 47)

Das übermäßige Hineinwirken anderer und die Unterbrechung von Handlungsroutinen werden in ihrer destabilisierenden Wirkung häufig unterschätzt. Der Patient befindet sich durch die institutionellen Zwänge in einer verunsichernden, demütigenden Rolle und ist zudem durch Verlegung oder Personalwechsel mit ständig wechselnden Personen konfrontiert. Er wird in einer psychiatrischen Klinik von anderen gerade durch eine »Brille« angesehen, die seine »Pathologie«, seine Fehlangepasstheiten und Schwächen hervorhebt. Die psychiatrische Krankengeschichte ist – wie Goffman betont – in der Regel kein Dokument, das systematisch die Stärken und Ressourcen des Patienten hervorhebt, sondern sie stellt die gegenwärtige missliche Situation des Patienten als eine Folge von ungelösten mitmenschlichen Konflikten, Fehlanpassungen, körperlichen Erkrankungen oder biologischen Verletzlichkeiten dar und richtet somit das Augenmerk auf normalerweise in sozialen Situationen eher versteckte Aspekte der Lebensgeschichte. Der Patient wird in der psychiatrischen Klinik trotz aller gut gemeinten menschlichen Zuwendung und Unterstützung demzufolge häufig systematisch in eine hilflose, demütige Lage versetzt. Die durch das Bekanntwerden der Klinikeinweisung und durch die im Entlassungsbrief dokumentierten »Befunde« wirksam werdende Stigmatisierung wirkt sich noch lange nach der Entlassung aus. Die Krankengeschichte okkupiert wesentliche Bereiche der Lebensgeschichte.

Zugleich wird erwartet, dass der psychisch Kranke aktiv an seiner Genesung mitwirkt. Besonders »Unterschichts«-Patienten geraten hierdurch leicht in ein unlösbares Dilemma: Sie haben schon vor ihrer Erkrankung nicht gelernt sich gegenüber Situations- und Definitionsmächtigeren durchzusetzen. Ordnen sie sich zu sehr unter, wird ihnen der Genesungswille abgesprochen, wehren sie sich aggressiv oder durch Rückzug, so werden sie zu Behandlungsverweigerern. Hinzu kommt, dass die psychische Erkrankung die mitmenschliche Begegnung brüchig werden lässt, Verunsicherung macht sich breit, die Identität steht in Frage, die Zeit fällt auseinander.

Besonders schwierig gestaltet sich häufig die Begegnung zwischen unruhigen Patienten und Helfern, die mit engen zeitlichen Vorgaben in eine Krankenhausroutine eingebunden sind:

Schwer psychisch kranke Menschen leiden oft unter einer motorischen Unruhe, »die nicht mehr an einen Partner gerichtet ist und von einer Unfähigkeit zeugt, im Augenblick zu ruhen. Die Patienten fühlen sich ständig angetrieben. Es ist ein ungelebtes Leben, das ausgeschlossen ist von jeder Möglichkeit einer Verwirklichung. Dieses drängende, in die Zeit weisende, aber nie empfangende Leben ist es, das jeden Augenblick entwertet, mag der Kranke auch noch so sehr versuchen, ihn mit Inhalten zu füllen. (...) Oft vermag kein Rat, keine Antwort, keine Deutung die Erfahrung mitzuteilen, dass man Zeit hat. Das vermag allein die ›Zeitigung des Therapeuten‹, d.h. seine Art, mit dem Patienten in der Zeit zu sein. (...) Die Entwicklung einer neuen Zeitdimension ist aber, ähnlich wie die Erweiterung des mitmenschlichen Raumes, ein Zeichen der Gesundung. So wie nämlich bei manchen Kranken die psychotische Verkümmerung zu einem ›Stillstehen‹ der Zeit ... führen kann und die dann zusammengeschrumpft tagaus, tagein in einer Ecke sitzen und in einer zeitlosen Leere leben – so zeigt sich umgekehrt die Besserung in greifbaren Formen. Der eine Kranke beginnt zum Beispiel von einem eigenen ›Noch-nicht-Können‹ zu sprechen.«

Derartige Prozesse der Wiederaneignung von Zeit lassen sich jedoch nicht beliebig beschleunigen. Sie benötigen oft die Unterstützung durch Menschen, die sich Freiräume für wesentliche Begegnungen und Beziehungen schaffen, die sich nicht hinter eine Krankenhausroutine zurückziehen. »Die wesentliche Verkürzung des klinischen Aufenthaltes ist heute ein begreifliches Ziel der Psychiatrie. Es drängt sich aber gleichzeitig die Frage auf, wie viele Chancen ...menschlicher Kontaktnahme verloren gehen.« (Benedetti 1980, S. 52-54)

Unruhe oder in Langeweile sich offenbarende Sinnentleerung eines Menschen erzeugt Druck. Unter diesem Druck beginnen Helfer, die Zeit der Patienten zu strukturieren und ein äußeres »Gerüst« aufzubauen, in der Hoffnung, dass dieses Gerüst dem Patienten hilft seine Zeit wieder zu entdecken. Unterstützt durch Medikamente wird in der Klinik versucht gleichmäßige Tagesabläufe und geregelte Beschäftigungen an die Patienten sozusagen heranzutragen.

In diesem Versuch ist ein Sichbesinnen auf zyklische Zeitkonzepte in ihren identitätsstiftenden Möglichkeiten von großer Bedeutung. Das verlässlich Wiederkehrende gibt Sicherheit, eine Sicherheit, die vielleicht an ganz elementare und frühe Erlebnisse anknüpfen kann, die aber vielleicht auch durch früh in der Lebensgeschichte erworbene Defizite im Zeitbezug von manchen psychiatrischen Patienten nur begrenzt erlebt werden kann. Hier gilt es, differenziert nachzufragen und an intakte zyklische Zeitkonzepte des Patienten anzuknüpfen, auch wenn sie lebensgeschichtlich lange zurückliegen.

Zugleich versuchen Helfer sich selbst für die Begegnung mit dem psychisch kranken Menschen und seinem veränderten Zeiterleben offen zu halten, sich einzulassen, empathisch zu verstehen, ohne zu schnell zu strukturieren. Diese beiden Zugangsweisen können in vielfältiger Weise miteinander in Konflikt geraten, so auch in den hierbei zu Grunde liegenden Zeitkonzepten. Der empathisch verstehende Begleiter, der sich beispielsweise auf die veränderte Zeitlichkeit eines dementen Menschen einlässt, mag verspätet zu einer wichtigen Konferenz erscheinen und wichtige Informationen verpassen, zugleich aber vielleicht eine krisenhafte Zuspitzung der Angst und Orientierungslosigkeit dieses Menschen verhindert haben.

Der Zeitdruck der psychiatrisch Tätigen verstellt in vielen psychiatrischen Situationen die Offenheit für die besondere Situation des Klienten. Bei Zeitdruck wird der Klient in ein vorgefertigtes Wahrnehmungsmuster eingeordnet, erhält eine Diagnose und darauf aufbauend wird ein Behandlungskonzept erstellt und schließlich mehr oder weniger planmäßig umgesetzt. Je individueller dieses Behandlungskonzept gestaltet, mit dem Klienten besprochen und mit jedem Behandlungsschritt aktualisiert werden soll, desto mehr Zeit ist hierfür nötig.

Unter Zeitdruck bestehen unmittelbare Handlungsaufforderungen, welche nur mit Hilfe von vorgefertigten – im Idealfall wissenschaftlich fundierten – Wahrnehmungs- und Handlungsschemen erfolgen können, die jedoch in der Regel bei dem Therapeuten und bei dem Klienten nicht identisch sind. Je häufiger ein Therapeut gezwungen ist, unter Zeitdruck zu bestimmten Ergebnissen zu kommen, desto mehr standardisierte Wahrnehmungs- und Handlungsschablonen wird er sich zulegen und desto eher wird es geschehen, dass er diese Schablonen dem Patienten aufzwingt. Der Therapeut wird nach »objektiven« Kriterien aus der wissenschaftlichen Literatur recht schnell zu einer Diagnose kommen und versuchen einen effektiven Therapieplan zu erstellen. Dem Klienten sind die Gründe für dieses Vorgehen in der Regel nicht direkt nachvollziehbar. Er kann sich auf die wissenschaftliche Autorität des Behandlers verlassen, also sozusagen die unmündige Patientenrolle einnehmen oder seine eigenen Sichtweisen zum Ausdruck bringen. Für den Aushandlungsprozess zwischen Therapeut und Klient allerdings fehlt unter Zeitdruck eben: die dafür nötige Zeit. Der

Klient fühlt sich dann nicht als Person ernst genommen. So kommt es, dass selbst aus therapeutischer Sicht »vernünftige« Behandlungen vom Klienten abgelehnt werden, da sie auf wissenschaftlich fundierten oder anderweitig gefestigten Wahrnehmungs- und Handlungsschablonen des Therapeuten beruhen, zu welchen die Klienten keinen direkten Zugang haben oder welche sie aus ihrer individuellen Situation heraus zu Recht oder Unrecht bezweifeln. Befassen sich wissenschaftliche Therapieerfolgsstudien beispielsweise mit der Wirksamkeit von Neuroleptika in der Rückfallprophylaxe bei schizophrenen Erkrankungen, so lassen sich daraus Handlungsmuster für die Zeitdauer und Dosierung der Medikation ableiten. Die Einnahme dieser Medikamente durch den Klienten wird jedoch von vielen anderen Gesichtspunkten beeinflusst und lässt sich mit dem bloßen Ratschlag des Arztes in den meisten Fällen nicht bewirken.

»In der Zeit im Krankenhaus kann ich einem Patienten nur raten, sich unauffällig zu verhalten, da sonst die Medikamentendosis erhöht wird. Danach sollte man sich einen Arzt suchen, der einen nicht bevormundet, sondern als gleichberechtigten Partner akzeptiert. Man ist trotz der Psychose, die man hinter sich hat, ein mündiger Bürger und sollte von diesem Grundrecht Gebrauch machen.« (Claußen 1995, S. 182)

Unter Zeitdruck verengt sich die Wahrnehmung, um schnell zu einer Handlung zu kommen. Sind wir gut auf die Situation vorbereitet, können wir angemessene Wahrnehmungsschablonen einsetzen und die Situation dennoch bewältigen. Wiederholter Zeitdruck fördert standardisiertes Denken. Die Situationen werden weniger vollständig wahrgenommen, die gleichen Wahrnehmungsschablonen werden immer wieder angelegt, Handlungen werden normiert. Hierdurch üben diejenigen, die die Wahrnehmungsschablonen gestalten (z.B. Wissenschaftler) und Handlungskonzepte entwickeln (Menschen in Leitungsfunktionen in Abstimmung mit Kostenträgern), eine enorme Macht aus.

Zeitdruck entmachtet eigenständiges Denken und verfestigt Denkmuster. Therapeuten und Klienten werden durch Zeitdruck entmachtet. Betriebswirte steigern ihren Einfluss. Kostenträger üben Zeitdruck aus, um Behandlungskosten zu senken. Wenn in der gleichen Zeit mehr Patienten behandelt werden, zählt der Einzelne weniger als differenzierte Persönlichkeit, sondern eher als Behandlungsfall. Geschah diese Entwicklung ursprünglich, um die fatalen Folgen von Langzeithospitalisierung psychiatrischer Patienten zu umgehen, so scheint inzwischen die Verkürzung von Liegezeiten in psychiatrischen Kliniken eher dem Ziel zu dienen Kosten zu senken.

Zeitdruck entsteht ebenfalls durch eine krisenhafte Zuspitzung im Erleben der Patienten. Die überschaubare Zeit ist in der Krise extrem verkürzt. Unruhe und die Unfähigkeit, im Augenblick zu ruhen, scheinen nach schnellen Handlungen zu drängen. Auch durch dieses Drängen kann sich die Wahrnehmung psychiatrisch Tätiger verengen. Es scheint dann viele Sachzwänge und wenig Handlungsalternativen zu geben. Dies gilt insbesondere im Umgang mit Notfällen.

Auf einer psychiatrischen Notfallstation müssen Handlungsschritte viel stärker standardisiert werden, um rasch verfügbar zu sein, als anderswo. Hier spielen existenzielle Gefährdungen durch psychiatrische und somatische Notfälle eine wichtige Rolle. Zum Krisenmanagement werden feste Regeln aufgestellt, an die sich jeder Mitarbeiter halten muss. Ein eingespieltes Team wird dann Krisen leichter bewältigen, das heißt in der kurzen zur Verfügung stehenden Zeit einen fatalen Ausgang oder eine dauerhafte Schädigung abwenden. Nicht jeder Mitarbeiter ist gut in der Lage, unter dem in einer Krise entstehenden Zeitdruck angemessen zu reagieren. Andererseits ist auch nicht jeder Mitarbeiter, der gut in einem Krisenteam arbeitet, nach Bewältigung der Krise in der Lage vorgefertigte Handlungsmuster abzulegen und sich neuen Sichtweisen und Handlungsansätzen zu öffnen.

Der Machtkampf an der Zeitfront

Handeln Menschen sehr häufig unter Zeitdruck, so kann dies die Gefahr bergen, dass Handlungsmuster sich einschleifen, die nicht mehr genügend hinterfragt werden, deren wissenschaftliche Begründung ausbleibt, die eher durch Machtverhältnisse begründet sind. Alle tun schnell das vermeintlich Richtige, aber dieses Richtige wird nicht ausreichend hinterfragt, sondern autoritär von Entscheidungsträgern verfügt. In Arbeitsgebieten, in denen viel Zeitdruck herrscht, ist die kritische Frage von großer Bedeutung, ob sich nicht vorrangig autoritäre Machtverhältnisse stabilisieren.

Woran erkennt man autoritäre Machtverhältnisse, oder besser noch: Woran erkennt man autoritäre Menschen? Sie teilen in ihrem Erleben und Handeln die anderen in Mächtige und Machtlose ein; ihr autoritäres Handeln wird durch die Abhängigkeit anderer gestärkt. Diese Abhängigkeit wird zugleich verachtet und weiter vergrößert. Autoritären Menschen liegt wenig daran, in Abhängigkeit befindlichen Menschen zu Kompetenz und Unabhängigkeit zu verhelfen, sondern sie neigen dazu, die eigene überlegene Position durch Informationsvorsprung, Situationsdefinitionen und unterdrückende Verhaltensweisen zu stabilisieren. Aus einem Wunsch nach Kontrolle und sicherer Gewissheit um jeden Preis entstehen, wie H.R. MATURANA (1997, S. 77) betont, »Konversationen des Drängens und der Ungeduld, die sofortiges Handeln fordern und die mit dem Argument des Misstrauens versuchen eine bestimmte, nicht oder noch nicht öffentlich reflektierte Betrachtungsweise aufzuzwingen«. Hierdurch werden »Spielräume gemeinsamer Inspiration« vernichtet und Möglichkeiten einer Übereinkunft, die zu Verstehen und demokratischem Handeln führen können, beschränkt.

Autoritäre Menschen können sehr schwer Unklarheiten aushalten, sie neigen zum Schwarz-weiß-Denken, ihr Denken ist rigide, sie tun sich mit Veränderungen sehr schwer, sie sind anti-intellektuell und mögen es wenig, sich selbst zu hinterfragen, sie neigen zur gesellschaftlichen Konformität, sind oft bis in ihr Sexualleben hinein leistungsbezogen und geltungssüchtig, sie fürchten, schwach zu erscheinen. Autoritäre Menschen kommen aus autoritären Machtverhältnissen und halten diese aufrecht. Auf Arbeitsgebieten, in denen autoritäre Machtverhältnisse dominieren, werden weit reichende Analysen und wissenschaftliche Recherchen wenig willkommen geheißen, dies geschieht nicht selten mit dem Argument, man habe schon so viel zu tun, dass hierfür keine Zeit bleibe, oder mit dem Argument, jede kleine Veränderung vom routinierten Ablauf bringe so viel durcheinander, dass verheerende Folgen entstünden. Letzteres beruht auf der Erfahrung, dass in instabilen Gleichgewichten und prächaotischen Situationen eine kleine Ursache enorm große und unerwartete Folgen haben kann.

Chaotische Situationen sind dadurch gekennzeichnet, dass die Entwicklungsdynamik einer Situation so rasant verläuft, dass die uns bekannten Ursache-Wirkungs-Beziehungen nicht mehr greifen, unsere Voraussagen nicht mehr stimmig sind und unerwartete Entwicklungen auftreten. Im Chaos können wir uns auf unser Wissen nicht mehr verlassen. In der psychischen Krise lassen uns die bekannten Bewältigungsstrategien zunächst im Stich. Die Situation erscheint außer

Kontrolle. Derart chaotische Entwicklungen sucht man in der Medizin zu vermeiden. In Notfallsituationen muss man mit derartigen Destabilisierungen rechnen, die fatale Folgen haben können. Daher sind – wie gesagt – vorhersehbare Abläufe, in denen jeder seine festgelegte Rolle ausübt, von sehr großer Bedeutung. Der klare Befehl in der Notsituation ist ebenso wichtig wie die Bereitschaft, die Gesamtabläufe im Nachhinein bzw. im Vorhinein unter der Einbeziehung *aller* Teammitglieder kritisch zu hinterfragen. Letzteres braucht Zeit. Besonders wichtig erscheint mir die Reflexion der Handlungen aller Teammitglieder, sodass nicht eine Berufsgruppe einseitig ihre Handlungsabläufe zeitlich optimiert, während andere zurückgehalten oder gehetzt werden. In der Medizin lohnt es sich sicherlich an mancher Stelle, genauer hinzusehen, wer die Macht hat, die Zeit einzuteilen, und was diese Einteilung für alle anderen bedeutet.

Zeitfragen sind Machtfragen. Autoritäre Persönlichkeiten neigen dazu, mit ihrer Zeiteinteilung andere zu beherrschen. Die Arbeitszeit der Besserverdienenden kostet mehr als die Arbeitszeit der weniger Verdienenden. Jedoch machen sich diejenigen, die gewohnheitsmäßig die Zeiteinteilung anderer dominieren, häufig zu wenig klar, welche Reibungsverluste entstehen können, wenn man andere Menschen wiederholt aus ihrem Arbeitsrhythmus reißt oder wenn man die Rhythmen von Patienten unbeachtet lässt. Jeder hat seine eigene Zeit. Die persönlichen Eigenrhythmen von Menschen werden viel zu wenig beachtet. Diese Eigenrhythmen werden etwa in der Psychomotorik, in der Sprechweise, in Arbeits- und Ruhe-Rhythmen sowie in Ess- und Schlafgewohnheiten deutlich. Einen Menschen zu unterbrechen, bedeutet, Macht auszuüben. Einen Menschen zu hetzen, bedeutet, Macht auszuüben. Einen Menschen warten zu lassen, bedeutet, Macht auszuüben.

Wer hat in der Psychiatrie die Macht, die Zeit anderer einzuteilen? Wer verfügt über die eigene Zeit? Wer arbeitet im eigenen Rhythmus? Wer ist gehetzt? Wer wird ständig unterbrochen? Sind es wirklich nur die Notfälle, die Zeitdruck erzeugen? Sind es wachsende Ansprüche von Patienten und Angehörigen? Ist es im Krankenhaus die Zunahme diagnostischer und therapeutischer Maßnahmen bei verkürzten Krankenhausliegezeiten und wenig gewachsenen Personalschlüsseln? Oder ist es die Arbeitsorganisation? Mit anderen Menschen zusammen einen guten Arbeits- oder Interaktionsrhythmus zu finden, der die Eigenrhythmen aller in bestmöglicher Weise integriert, erfordert sehr komplexe Abstimmungsleistungen.

> Achten Sie einmal einen Tag lang darauf, wer Sie im Gespräch oder bei Ihren Verrichtungen unterbricht, wie und mit welcher Begründung dies geschieht.
> Achten Sie dann einen zweiten Tag lang darauf, wen Sie unterbrechen, wie und warum Sie dies tun? Wie reagieren Sie und andere auf diese Unterbrechungen? Lassen Sie sich unterbrechen oder wehren Sie sich? Wen würden Sie nie unterbrechen? Wer unterbricht Sie nie? Was bedeutet das?

Unsere Gewohnheiten im Umgang mit Zeit sind zu wichtigen Teilen bereits im Elternhaus geprägt worden. Der Umgang mit Zeit wird jedoch nicht nur im Mikrokosmos des Elternhauses erlernt. Unterschiedliche Menschen haben verschiedene Einstellungen zur Zeit. Diese sind u.a. kulturell geprägt, von Bildung und Einkommen abhängig und verändern sich mit dem Lebensalter. W.J. FRIEDMAN (1990) zitiert Ergebnisse aus amerikanischen Fragebogenuntersuchungen, aus denen sich fünf wichtige, voneinander unabhängige Faktoren zum Umgang mit Zeit herauskristallisieren lassen. Der erste umfasst die Fähigkeit, Belohnungen aufschieben zu können; der zweite beinhaltet eine planend-strukturierende Zukunftsorientierung, d.h. eine Tendenz, den Tagesablauf beispielsweise zu gestalten und sich spezifische Ziele zu setzen. Der dritte und der vierte Faktor haben mit der Gegenwartsorientierung zu tun. Hier kann man den Gegenwartshedonismus vom Gegenwartsfatalismus unterscheiden. Ersterer richtet sich auf das jetzt verfügbare Vergnügen, das man nicht zu Gunsten von Zukunftszielen aufschieben möchte; letzterer beinhaltet eher die Einstellung, dass es ohnehin nicht lohnt, sich über die Zukunft Sorgen zu machen, da es doch kommt, wie es kommt. Der fünfte Faktor hat mit Zeitdruck zu tun und umfasst die Bedeutung, die man der Pünktlichkeit beimisst. Fragen nach diesem fünften Faktor richteten sich etwa darauf, ob man schnell irritiert reagiert, wenn andere sich verspäten.

Menschen, die sich schwer tun, zwischen Situationen zu unterscheiden, die Pünktlichkeit erfordern, und solchen, in denen das Leben nach der Uhr eher hinderlich ist, können sich – wenn für sie Pünktlichkeit von großer Bedeutung ist – sehr leicht ständig unter Druck setzen. Es gibt Hinweise, dass Menschen, die übertrieben auf Pünktlichkeit achten, sich ständig beeilen und keinesfalls Zeit verlieren möchten, eher zu Verengungen der Herzkranzgefäße und demzufolge zum Herzinfarkt neigen. Auf mögliche Zusammenhänge zwischen koronarer Herzkrankheit und einem gehetzten Umgang mit der eigenen Zeit werde ich noch in dem Kapitel zur Psychosomatik zurückkommen. Hierbei geht es jedoch nicht nur um persönliche Bewältigungsstile, sondern ebenso um Einflüsse des gesellschaftlichen Umfeldes, speziell auch um die Arbeitsplatzgestaltung. Für in Gesundheitsdiensten Tätige stellt der Umgang mit Zeit – wie Befragungen von Pflegekräften und Ärzten immer wieder aufzeigen – einen wesentlichen Belastungsfaktor dar.

In einer groß angelegten amerikanischen Fragebogenuntersuchung zeigten die unter 19-Jährigen eine weniger ausgeprägte bedürfnisaufschiebende und planende Zukunftsorientierung, sie hatten die höchsten Antwortwerte in der Kategorie gegenwartsbezogener Hedonismus und – zusammen mit den über 60-Jährigen – die höchsten Werte in der Kategorie Gegenwartsfatalismus. Die unter 19-Jährigen maßen zudem der Pünktlichkeit die geringste Bedeutung bei. Insgesamt zeigten sich höhere Einkommensgruppen stärker planend auf die Zukunft bezogen und die einkommensschwachen Personen maßen der gegenwärtigen Bedürfnisbefriedigung und kurzfristigen Belohnungen eine größere Bedeutung bei. In der westlichen Welt scheint es für den gesellschaftlichen Erfolg und das Erreichen von finanziell gut dotierten Machtpositionen förderlich zu sein, Bedürfnisbefriedigung aufschieben zu können, sich selbst als einflussreich zu erleben und demzufolge die eigene Zukunft aktiv zu gestalten.

Der Privilegierte nimmt auch seine Zukunft in Besitz, bemächtigt sich ihrer Möglichkeiten. Hierin liegt jedoch eine Dialektik: Je mehr die Zukunft vorstrukturiert und verplant ist, desto mehr verengt sie sich zur asphaltierten Straße, desto mehr Seitenwege werden übersehen. Eine zuverlässig verplante Zukunft kann sowohl Sicherheit geben als auch beengen. Auf die Bedeutung kürzer- oder längerfristiger Zukunftsperspektiven werde ich an anderer Stelle noch zurückkommen. Für die eigene Gesundheit scheint es bedeutsam zu sein, zwischen Situationen zu unterscheiden, in denen es hilfreich ist, sich an äußeren Zeitgebern zu orientieren und Termine pünktlich einzuhalten, und Situationen, in denen der eigene Rhythmus und die Möglichkeit spontanen Handelns von größerer Wichtigkeit sind.

Teil I
Theoretische Einführung

Vorbemerkungen

Den Umgang mit Zeit in der Psychiatrie kann man nicht umfassend darstellen und begreifen, ohne ihn vor dem Hintergrund gesellschaftlich einflussreicher Zeitkonzepte zu betrachten.

»Zeit« ist nicht nur in verschiedenen Wissenschaftsdisziplinen, sondern seit einigen Jahren gerade im Gesundheitswesen und insbesondere in psychiatrischen Arbeitsfeldern ein heftig diskutiertes Thema. Es ist eine Unsicherheit entstanden. Einerseits forcieren ökonomische Interessen das klassische naturwissenschaftliche Zeitkonzept. Andererseits werden diese im Alltag wirksamen gesellschaftlichen Vorstellungen von »Zeit« durch philosophische und naturwissenschaftliche Theorien dieses Jahrhunderts nachhaltig in Frage gestellt, obwohl sie im individuellen und gesellschaftlichen Alltag ungeheuer einflussreich sind. Die Psychiatrie steht im Umgang mit Zeit in verschiedenen Spannungsfeldern und Widersprüchen:

Zum einen fließen in psychiatrische Theorien sowohl Alltagsintuitionen als auch postmoderne wissenschaftliche Erkenntnisse zum Thema »Zeit« ein, wobei das eine vom anderen nicht immer scharf abzugrenzen ist. Hier möchte ich den Versuch unternehmen einige Wurzeln von Zeitauffassungen näher zu beleuchten, um die verschiedenen Kontexte, in denen der Begriff »Zeit« thematisiert wird, etwas schärfer hervortreten zu lassen, um so in dem aktuell stattfindenden Paradigmenwechsel der Postmoderne einige Orientierungspunkte für psychiatrisches Handeln herauszuarbeiten.

Zum anderen sind Psychiaterinnen und Psychiater immer wieder mit ver-rückten Zeitvorstellungen ihrer Patienten konfrontiert. Durch den gesellschaftlichen Umgang mit der Zeit selbst verunsichert, begegnen Psychiater den Patienten, deren Zeit stagniert oder chaotisch auseinander bricht, die von Unruhe getrieben sind, drängen und unterbrechen oder die sich in Institutionen mit einem Leben ohne Veränderung abgefunden haben. Was hat die Psychiatrie den Menschen, die in ihrer Zeit »gestört« sind, heutzutage entgegenzusetzen? Trägt sie dazu bei, dass Menschen sich ihre Zeit wieder aneignen, oder verfestigt sie in ihren Institutionen sogar noch Zeitstörungen?

Die Zeit wird in den Mythen aller Kulturen direkt oder indirekt zum Thema, es geht um Ewigkeit und Endlichkeit; Anfänge und Apokalypsen werden angesprochen. Die Zeit gewinnt zwischen den Polen: ewiges Sein und sich veränderndes Werden Gehalt, wird entweder als zyklisch wiederkehrend oder zielgerichtet sich entwickelnd verstanden. Ich werde hier nicht die gesamte philosophische Entwicklung von Zeitkonzepten und die Wurzeln des heutigen Zeitverständnisses in der griechischen Philosophie sowie der jüdischen und christlichen Tradition nachzeichnen, sondern mich mit folgenden Fragen beschäftigen:

Wie verstehen wir Zeit im Alltag? In welchen philosophischen Kontexten und Weltbildern bewegen wir uns bei diesem Verständnis der Zeit? Gehen wir davon aus, dass die Zeit außerhalb unserer selbst objektiv existiert, denken wir an eine außerhalb unserer selbst objektiv gegebene Wirklichkeit? Ein derartiges Weltbild entwerfen die klassischen Naturwissenschaften. Oder sehen wir uns selbst als ständig neue Wirklichkeiten Erschaffende und erhalten in diesem von der Geburt bis zum Tod sich ereignenden Schaffensprozess nur Anregungen aus der für uns wahrnehmbaren Umwelt, welche selber erst mit uns in diesem Schaffensprozess, in dieser ständigen Wechselwirkung zwischen Wahrnehmung und Handlung entsteht? Letzteres Weltbild wird von den Konstruktivisten entworfen.

Welchen Einfluss haben diese Weltbilder auf den Umgang mit Zeit in der Gesellschaft? Wie haben sich diese Weltbilder bereits in der Wahrnehmung und in der Sprache und demzufolge auch in der Wissenschaft niedergeschlagen? Wie spiegeln sie sich in den Medien? Gibt es in der postmodernen Gesellschaft einen bedeutsamen Wandel im Umgang mit der Zeit? Welche Zugangsweisen führen hierbei zu einem tieferen Verständnis unserer selbst und des anderen, dem wir begegnen? Welche Zeitkonzepte lassen therapeutische Offenheit entstehen?

Um die Tragweite der postmodernen Veränderungen im Umgang mit Zeit und deren Konsequenzen für die Psychiatrie ermessen zu können, erläutere ich zunächst das Zeitkonzept der klassischen Naturwissenschaften, welches die Moderne nachhaltig geprägt hat und welches unsere Alltagsvorstellungen von Zeit wesentlich beeinflusst. Eine verengte Zuspitzung dieses klassisch naturwissenschaftlich geprägten Zeitkonzeptes findet sich bei einer Reihe psychischer Krankheiten, welche mit einem Verlust der lebendigen inneren Beziehung zur gelebten Zeit einhergehen. Besonders deutlich tritt dies bei depressiven Menschen hervor. Hierauf werde ich später im praktischen Teil zurückkommen.

Das Zeitkonzept der klassischen Naturwissenschaften

»Es bedarf ... einer Blickwende, die den *konstruktiven* Zugriff der Wissenschaften auf unsere Welt sichtbar macht«, schreibt W. Lippitz (1983, S. 248). Dieser konstruktive Zugriff der klassischen Naturwissenschaften hat sich so sehr in unserer Alltagssprache niedergeschlagen, dass wir ihn als selbstverständlich voraussetzen, obwohl sich die verschiedensten Wissenschaften seit einem Jahrhundert von diesem Zeit- und Wirklichkeitskonzept verabschieden. So ist die heutige Alltagspraxis einerseits maßgeblich von Konzepten der klassischen Naturwissenschaften geprägt, während andererseits in der postmodernen Dienstleistungsgesellschaft zugleich andere Wirklichkeitskonzepte gesellschaftlich wirksam werden.

Die besondere durch die klassischen Naturwissenschaften geprägte Sicht der Zeit erfasst viele Phänomene der »gelebten« und »erlebten« Zeit gar nicht, sondern greift ihnen konstruktiv vor, erklärt und verkürzt.

Die ursprüngliche Zeiterfahrung, welche sich eher »in einer in stetigem Fließen sich durchdringender Mannigfaltigkeit bewegt« (Weiss 1984, S, 204), wird im klassisch naturwissenschaftlich geprägten Zeitbegriff reduziert auf aus Jetzt-Punkten zusammengesetzte Zeitgeraden, welche sich dem Schema der infinitesimalen Teilbarkeit fügen, das der geometrische Raum darstellt.

»Der menschliche Verstand spannt über die Wirklichkeit das Netz der homogenen Raum-Zeit-Vorstellung, um das Kontinuierliche zu zerteilen, das Werden festzuhalten und unserer Tätigkeit Angriffspunkte zu schaffen.« (Weiss 1984, S. 204) Diese homogene Raum-Zeit-Vorstellung dient also einem Zweck, sie ist keine reine, vom handelnden Umgang mit der Welt abgelöste Erkenntnis, sondern entsteht in einem

Prozess der handelnden – und hier insbesondere mit technischen Apparaten umgehenden – Auseinandersetzung mit der Umwelt. So steht am Anfang das kritische Hinterfragen eines Zeitverständnisses, das Zeit – wie Aristoteles – als Maßzahl der Bewegung in Bezug auf das Früher oder Später versteht und somit die Zeit in eine außerhalb des Menschen liegende »objektive« Wirklichkeit verlagert (Schwarz 1984) und das sich uns durch die Allgegenwart von Uhren förmlich aufdrängt.

Dieses Zeitverständnis hat sich in der modernen Welt als ausgesprochen erfolgreich erwiesen und bildet eine wesentliche Voraussetzung für die zunehmende Technisierung von Arbeitsabläufen. Es ist in der Auseinandersetzung des Menschen mit der Technik entstanden und beinhaltet viele Vorstellungsbilder, die sich auf technische Apparate der vorigen Jahrhunderte beziehen. Einer der ersten unsere heutige Zeitvorstellung »kolonialisierenden« Apparate ist das im Mittelalter entwickelte mechanische Uhrwerk (Burckhardt 1997).

Inzwischen hat sich die Technik rapide weiterentwickelt und demzufolge werden die Vorstellungsbilder ständig modifiziert, jedoch findet sich in diesen Zeitkonzepten immer wieder die Tendenz, außerhalb des Menschen liegende technische Apparaturen als Modelle für das menschliche Erleben heranzuziehen. Wir verstehen uns selbst und unsere Zeit oft am Modell der Technik und halten die von uns selbst geschaffenen Apparate objektiv und unabhängig von unserem Schaffensprozess für gegeben. Wenn wir die von uns selbst geschaffene Umwelt wahrnehmen, glauben wir mit einer unabhängig von uns existierenden Wirklichkeit konfrontiert zu sein, die nicht erst von uns im wahrnehmenden und handelnden Umgang mit ihr konstruiert wird. So erscheint uns auch die Zeit als objektiv – von Gott? – gegeben. Durch die Anwendung dieses Zeitkonzeptes und die damit verbundene Weiterentwicklung der Technik haben wir mehr Frei-Zeit, zugleich jedoch – und hierin liegt die Dialektik – sind wir in Gefahr unsere Zeit zu verlieren, und dies trifft psychisch kranke Menschen besonders hart.

Das Zeitkonzept der Newton´schen Physik geht von einer Zeit aus, die an sich verfließt, die im Rückgriff auf Bewegungen erkenn- und messbar wird und die durch Zeitpunkte und eine Zeitachse, eine Zeitgerade oder eine Zeitlinie in mathematischen Diagrammen darstellbar ist. Newton ging in seinem Zeitkonzept zudem von einem unhinterfragten Begriff der Gleichzeitigkeit von zwei Ereignissen aus, welcher später in der Relativitätstheorie A. Einsteins kritisch analysiert wurde.

Die naturwissenschaftlich-technische Betrachtung einer objektiven, außerhalb des Menschen liegenden Wirklichkeit und die Unterwerfung der Natur und der Unvernunft durch die Vernunft mit der damit einhergehenden Manipulierbarkeit und Beherrschbarkeit der Welt ist in der modernen Welt Schritt für Schritt an die Stelle einer religiösen Weltauffassung getreten. Trotz aller Unterschiedlichkeit zwischen dem naturwissenschaftlichen und dem religiösen Weltbild gibt es jedoch auch Gemeinsamkeiten. Bei Newton, für den die Zeit durch Gottes Wirken hervorgebracht wird, scheint sich die Naturwissenschaft noch nicht so sehr wie heute einem religiösen Weltverständnis gegenüberzustellen.

G. Schwarz (1984) vertritt die Auffassung, dass die Naturwissenschaft mit ihrem operationalen Begriff der Zeit als etwas außerhalb unserer selbst kontinuierlich Verfließendem die Illusion der Unsterblichkeit neu aufgebaut hat und ständig weiter nährt. Die Wissenschaft verführe wie die Religionen die Menschen dazu, zu meinen, es gäbe schon vor dem Anfang »Zeit« und es werde auch nach dem Tod »Zeit« (»etwas«) geben. Der einzelne sterbliche Mensch lebt im naturwissenschaftlich geprägten Weltbild nicht nur seine endliche Zeit, sondern er bezieht sich mehr und mehr auf eine objektiv vorhandene, messbare Zeit und hat im Erkennen dieser objektiv vorhandenen Zeit Anteil an einer scheinbar über die eigene Begrenztheit weit hinausreichenden objektiven Wirklichkeit.

Durch die Verlagerung der Zeit in eine außerhalb des Menschen liegende objektive Wirklichkeit wird die Zeit handhabbar und – zumindest in unserer Fantasie – beherrschbar. Es stellt sich jedoch die Frage, ob dieses Zeitkonzept nicht zunehmend uns beherrscht, und wenn ja, in welcher Weise.

Der Zugriff auf die gesellschaftliche Wirklichkeit

»Die Zeitmessung erfolgt mit Hilfe von Uhren. Es handelt sich dabei um Messgeräte, deren Rolle jedes beliebige System erfüllen kann, welches einen zeitlich periodischen Vorgang ausführt und mit dessen Hilfe ein Zeitintervall reproduzierbar dargestellt werden kann. Die Zeiteinheit ist die Sekunde (s).« (Stroppe 1984, S. 20)

Die vorrückenden Zeiger, oder noch deutlicher: die nacheinander angezeigten Ziffern eines digitalen Zifferblattes versinnbildlichen allzu leicht die Vorstellung, dass die Zeit aus linear aneinander gereihten Fragmenten besteht und dass diese von Uhren gemessene Zeit meine eigene Zeit sinnvoll darstellen kann.

Diese Auffassung wird im Alltag in vielen Lebensbereichen nachhaltig vertieft. Durch die Zerteilung unseres Lebens in für den Einzelnen wenig miteinander verbundene Zeitfragmente wird auch das Zeit*erleben* fragmentiert und richtet sich nicht auf den Menschen in seiner personalen Integrität, sondern auf beliebige periodische Vorgänge, die mit Hilfe technischer Vorrichtungen in größtmöglicher Genauigkeit darstellbar sind.

Die Perfektionierung technischer Abläufe wird wichtiger als die ganzheitliche Wahrnehmung des je einmaligen Menschen. Die durch den Einsatz von Technik für immer mehr Menschen verlängerbare Lebenszeit wird für den Einzelnen in Fragmente zerstückelt, trotz eines Zugewinnes an Lebenszeit verliert er leicht die eigene Zeit, verliert sich selbst aus dem Blick und braucht – um sich ganzheitlich wahrnehmen zu können – mehr und mehr Zuspruch von anderen, mehr Selbstbestätigung, mehr Anregung von außen. Besonders im Arbeitsalltag von Menschen unterprivilegierter Schichten, von Menschen, die eventuell in ihrem Selbstwert nicht ernst genug genommen werden, zeigt sich diese Abwertung der personalen Integrität und des eigenen Lebensentwurfes besonders deutlich.

Arbeitsvorgänge in Fabrik und Büro sind häufig zerstückelt, in einzelne Verrichtungen unterteilt, die wenig mit den Arbeitern oder Angestellten zu tun haben und die oft auch miteinander wenig verbunden sind. In der Freizeit bildet dann oft »Amüsement ... die Verlängerung der Arbeit. (...) Es wird von dem gesucht, der dem mechanisierten Arbeitsprozess ausweichen will, um ihm von Neuem gewachsen zu sein. Zugleich aber hat die Mechanisierung solche Macht über den Freizeitler und sein Glück, sie bestimmt so gründlich die Fabrikation der Amüsierwaren, dass er nichts anderes mehr erfahren kann als die Nachbilder des Arbeitsvorganges selbst. Der vorgebliche Inhalt ist nur verblasster Vordergrund; was sich einprägt, ist die automatisierte Abfolge genormter Vorrichtungen.« (Horkheimer/Adorno 1994, S. 145)

Vorgefertigte Massenware zu konsumieren oder sich von Massenmedien reizüberfluten zu lassen, prägt dann das Freizeitverhalten vieler Menschen. Die Freizeit wird kurzweilig; die nicht von außen vorstrukturierte Zeit droht zur Langeweile zu entgleisen, zu einer durch äußere Reize nicht ausgefüllten Zeit, in der uns eine innere Leere entgegenzuspringen droht.

Technologie wird in dieser inneren Leere nun möglicherweise dazu verwendet, »die Arbeit zu vermehren, statt sie loszuwerden, dann wird die Arbeit zu geschäftiger Tätigkeit – einem künstlichen Erzeugnis aus immer sinnloserer Routine, eine endlose Produktion von Dingen, die nicht so sehr Luxusgüter für das körperliche Wohl sind, sondern prätentiöser Plunder. (...) Das menschliche Wesen, das sich dieser Kultur unterwirft, lebt fast wie in Trance. Es ist gelehrig und ›reif‹ im Stil unserer tristen und eintönigen Bourgeoisie, völlig unfähig zu Fröhlichkeit oder Überschwänglichkeit, glaubt zu tanzen, während es in einem Raum herumschlurft, denkt, dass es unterhalten wird, während es passiv zusieht ...« (Watts 1986, S. 192f.)

Psychiatrische Patienten, die zeitweilig oder langfristig aus dem Arbeitsprozess herausgeworfen sind, aber aus einer Berufsbiografie kommen, in der ihr Alltag von automatisierten Abfolgen genormter Vorrichtungen geprägt war und ihre Zeitperspektive die Zukunft auf die jeweils nächste Sequenz von Arbeitstag und Feierabend reduzierte, stehen demzufolge auch in ihrer Freizeit vor dem Nichts, das sich im Gegensatz zu anderen Arbeitslosen noch einmal durch die Brüchigkeit zwischenmenschlicher Beziehungen zuspitzt. Arbeitstherapie, Beschäftigungstherapie, Freizeitgestaltung und tagesstrukturierende Angebote werden eingesetzt, um Reintegration zu ermöglichen.

Diese Wiedereingliederung in den Arbeitsprozess nach einer psychiatrischen Erkrankung birgt jedoch häufig die Gefahr, in genau die gleiche Arbeitssituation oder wegen Leistungseinbußen in ein noch unterprivilegierteres Arbeitsverhältnis zurückzukehren, in der sich die Zerstückelung des Tagesablaufes und der Lebenskontinuität fortsetzt, welche vielleicht nicht unwesentlich zu der psychiatrischen Erkrankung beigetragen hat. Bei Nicht-Wiedereingliederung springt einem nach einer derartigen Berufsbiografie schnell die Leere »ins Gesicht«. Der Alltag scheint sinnentleert und ausgehöhlt. Der Mensch findet sich im Scherbenhaufen seiner Zeitfragmente – unfähig zu arbeiten und nicht in der Lage, mit seiner »freien« Zeit etwas anzufangen.

Auch beim Übergang eines Menschen in den Ruhestand zeigen sich vielerlei Fortsetzungen berufsbiografischer Erfahrungen. Menschen, die im Arbeitsleben ihre eigene Zeit nicht gestalten konnten, weil sie ständig durch andere oder technische Apparaturen in ihrem Zeitbezug fremdbestimmt wurden, haben es beim Übergang in den Ruhestand schwer. Plötzlich sollen sie ihre Freizeit eigenständig gestalten. Sie sind aus mancher berufsbedingter Fremdbestimmung entlassen, ohne gelernt zu haben, wie sie ihre eigene freie Zeit wahrnehmen, ergreifen und gestalten können. Jahrzehntelang hat ihre eigene Zeitgestaltung wenig Bedeutung gehabt. Sie mussten sich ständig anpassen und das kurzfristige Einpassen ihrer Handlungen in langfristige Pläne anderer oder vorgegebene Zeitschablonen war gefragt. Die Freizeitgestaltung hat sich bei vielen mehr und mehr dieser Situation angeglichen.

»Der ›Neuanfang‹ im Ruhestand ist nur denen selbstverständlich verfügbar, deren berufsbiografische Erfahrungen längerfristige Perspektiven erlaubt haben und auch im Ruhestand Handlungsressourcen für den Entwurf und die Realisierung unterschiedlicher Zukünfte bereitstellen.« (Wolf 1988, 200ff.)

Menschen, die bereits während ihres Arbeitslebens so privilegiert waren, dass sie eigene Handlungsperspektiven entwerfen und gestalten konnten, gelingt es viel eher, den Ruhestand als weit angelegtes Gestaltungsfeld zu erleben. Andere sind häufig zwischen den Polen Langeweile und leere Geschäftigkeit gefangen. So kennen wir den »termingeplagten Ruhestandsmanager«. Er tappt in die »Falle der arbeitsgesellschaftlichen Effizienz- und Leistungskriterien«, obwohl er dem Diktat der Arbeitszeit doch gar nicht mehr unterworfen ist. Er betreibt eine »magische Problemlösung hinsichtlich der Irreversibilität der Lebenszeit und des Alterns. Seine Geschäftigkeit ist vergeblich und ihre soziale Anerkennung vielleicht nur Zeichen einer neuen Form der Stigmatisierung des Alters.« (ebd.)

Wenn diese Geschäftigkeit dann auf Grund von Gebrechen nicht mehr möglich ist, bricht das Selbstkonzept zusammen. Wozu dann noch weiterleben, fragt sich mancher alte Mensch. Ist die eigene Zeit nicht schon vor dem Tod abgelaufen bzw. verloren gegangen? Die Selbstmordhäufigkeit bei alten Menschen – und hier insbesondere bei den Männern – spricht eine deutliche Sprache.

In manchen Altenheimen und erst recht in der Gerontopsychiatrie spitzt sich dieser Verlust der eigenen Zeit noch einmal zu. Allein gelassen mit den Erinnerungen, materiell im Rhythmus der Institution versorgt und ohne wesentliche Handlungsmöglichkeiten bleibt dann nur noch die Konzentration auf die unmittelbaren Bedürfnisse und deren Befriedigung sowie das Warten auf den Tod. Es ist schwer, im Altenheim eine eigene Zeitperspektive zu entwickeln oder nur aufrechtzuerhalten.

Während man die verheerenden Auswirkungen der Hospitalisierung bei Heimkindern und psychiatrischen Langzeitpatienten seit langem erkannt hat und dieser Hospitalisierung durch neue Einrichtungen versucht entgegenzuwirken, scheint die mitmenschliche Wahrnehmung in der Gerontopsychiatrie und im Pflegeheimbereich vielerorts noch abgestumpft. Ein Mensch, der seine Zukunftsperspektiven und seine eigenen Handlungsspielräume verliert, der in seinen Handlungen nicht mehr beantwortet wird, der zwar materiell umfassend versorgt wird, jedoch zum passiven Empfänger von Dienstleistungen wird und sich völlig an die Arbeitsrhythmen der anderen, der Jüngeren anpassen muss, der verliert die Hoffnung und mit dieser Hoffnung mehr und mehr von seiner persönlichen Identität.

Obwohl alte Menschen sich nach ihrer langen Biografie mehr als jüngere voneinander unterscheiden, scheinen sich die Menschen im Altenheim immer ähnlicher zu werden. Die Zeit im Pflegeheim fragmentiert in Bruchstücke der Versorgungsdienstleistung, in über die Pflegeversicherung abrechenbare Einzelsequenzen. So viele Minuten braucht das Waschen eines alten Menschen, so viele das Füttern, und das Gespräch ist nicht abrechenbar – die Hinwendung zu dem alten Menschen ist angeblich nicht finanzierbarer Luxus. Der alte Mensch muss sich an die Zerstückelung der Zeit der arbeitenden Generation und der Berufsgruppen im Heim anpassen; vielleicht war er schon sein ganzes Leben lang an eine solche Zerteilung angepasst, vielleicht hatte er aber auch andere Lebensperspektiven, die jetzt nicht mehr gefragt sind.

Im Gegensatz dazu eröffnet die Auseinandersetzung mit den Erinnerungen der alten Menschen ganz andere Chancen: Sie kann helfen, dass der alte Mensch seine Zukunft in den Blick nehmen kann, Perspektiven entwickelt und die eigene Biografie akzeptiert und vollendet. Sie kann verborgene Lebensenergien und Möglichkeiten freisetzen und überholte, untaugliche und behindernde Handlungs- und Konfliktmuster auflösen (Blimlinger u.a. 1996).

Man sollte sich jedoch davor hüten, die Situation alter Menschen in vergangenen Epochen zu glorifizieren. Das Eingebundensein in Mehrgenerationenfamilien war auch früher vielen alten Menschen nicht vergönnt, der Respekt vor alten Menschen und ihrer Lebenserfahrung und Weisheit war keineswegs so verbreitet, wie manche idealisierenden Darstellungen glaubhaft machen wollen, und die materielle Absicherung der Alten war zu früheren Zeiten nicht selbstverständlich.

Von der Fragmentierung zur Flexibilisierung?

Trägt die moderne Gesellschaft mit ihren ständig wachsenden Anforderungen und der Dominanz eines naturwissenschaftlich geprägten Weltbildes nur zur Zerstückelung der Zeit bei oder gibt es eher andere Tendenzen, die es dem Einzelnen zunehmend erlauben, selbstbestimmt über die eigene Zeit zu verfügen, sich jenseits überkommener Muster und Klischees eine wirklich persönliche Zeit zu erschaffen? Hilft die mit der Technisierung einhergehende zunehmende Unabhängigkeit von biologischen und kosmischen Rhythmen dem Einzelnen, eine individuelle Zeit zu finden, oder wird statt »natürlicher« Rhythmen die technische und gesellschaftliche Zeiteinteilung übermächtig? Geraten wir unter den Zwang maschineller und bürokratischer Abläufe oder emanzipieren wir uns zusehends?

L. Boscolo und P. Bertrando (1994, S. 82) sehen in der postindustriellen Dienstleistungsgesellschaft eine neue Strömung mit größerer Komplexität der individuellen und kollektiven Zeit, welche es den Einzelnen häufiger gestattet, über ihre Zeit selbst zu bestimmen. Während früher die Zeit der Mehrheit der Bevölkerung starr differenziert und durch das Geschlecht festgelegt gewesen sei, ersetze heute zunehmend Flexibilität die frühere Rigidität. Jeder könne nun, ungeachtet seines Geschlechtes und Alters, eine bestimmte Zeit der Arbeit widmen, dem Lernen, der Pflege Bedürftiger, dem Ausruhen etc. »In dieser Neuaufteilung sozialer Zeiten, Ergebnis neuer Produktions- und Verteilungsmethoden und der Entwicklung neuer Technologien, haben feministische Bewegungen eine wichtige Rolle gespielt bei der Befreiung der Frauen von der Tyrannei der Fortpflanzung und der Befriedigung der grundlegenden Bedürfnisse anderer, was bedeutet, dass Frauen in der Vergangenheit für sich selbst keine Zeit hatten.«

Trotz dieser emanzipatorischen Entwicklungen im Umgang mit der Zeit prägt die in Arbeit und Freizeit und über das Arbeitsleben hinaus bis in den Ruhestand sichtbar werdende zerstückelte Abfolge von einzelnen Ereignissen unser gesamtes Zeitverständnis nachhaltig. Allerdings differenzieren sich erhebliche soziale Unterschiede heraus. Während privilegierte Menschen ihre Arbeits- und Freizeit in viel größerem Maße selbst gestalten können, werden weniger privilegierte Menschen in ihrer Arbeit häufiger fremdbestimmt und neigen auch in der Freizeit zu mehr passivem Konsumverhalten. Sie sind in viel stärkerem Maße der Zerstückelung der Zeit ausgesetzt.

Schichtarbeiter und Angestellte, die häufig nachts arbeiten müssen oder rasch wechselnd in verschiedenen Zeitzonen tätig sind, sind durch die ständigen Unterbrechungen ihres Tag-Nacht-Rhythmus noch auf eine besondere Weise von einer Zerstückelung der Zeit betroffen. Langfristige Schlafstörungen, innere Unruhe und Angespanntheit sind die Folgen.

Es ist wichtig, sich deutlich zu machen, dass die Emanzipation von kulturellen und biologischen Einbindungen im Umgang mit Zeit auf bestimmten Denkmodellen fußt. Nachdem das klassisch naturwissenschaftliche Weltbild die Zeit aus dem handelnden Umgang mit biologischer und mitmenschlicher Umwelt herausgelöst hat, die Zeit sozusagen dekonstruiert hat, wird sie nun in der Postmoderne neu von Menschen konstruiert. Die gesellschaftliche Zeit wird nicht (mehr) autoritär von wenigen Herrschern oder von Umweltzwängen vorgegeben, aber die Menschen, die an der Neukonstruktion der Zeit beteiligt sind, sind vom klassisch naturwissenschaftlichen Weltbild und der damit einhergehenden Verarmung der Zeit geprägt, sie haben wesentliche Zugangsweisen zu ihrer Zeit aufgegeben. Geschieht nun die Neukonstruktion der Zeit auf dem Boden dieser Verarmung, so ist auch die neu gewonnene Freiheit im Umgang mit Zeit begrenzt. Die Neukonstruktion der Zeit wird reicher, wenn sich das Verständnis von Zeit vertieft. Bevor man in Institutionen – wie zum Beispiel in psychiatrischen Kliniken oder in Altenheimen – Zeitstrukturen schafft und stabilisiert, sollte man genau fragen, wer welche Zeitbedürfnisse mitbringt, und den Einigungsprozess nicht verschleiern, wessen Zeitwünsche im Zweifelsfall vorgehen.

Die »postmoderne Welt« ist durch eine zunehmende Vernetzung von Informationen gekennzeichnet. Die Fähigkeit, vielfältige Informationen zu integrieren, ist eine wesentliche Voraussetzung für effektives professionelles Handeln in den meisten Arbeitsfeldern unserer Dienstleistungsgesellschaft. Kompetenz bezieht sich keineswegs nur auf erworbenes Wissen und erlernte Fähigkeiten, sondern misst sich immer wieder neu an der Offenheit, neue Informationen in Bestehendes zu integrieren. Kommunikation wird wichtiger als Produktion und Reproduktion. Eine Voraussetzung für diese immer wichtiger werdende kommunikative Kompetenz ist die Fähigkeit, fremde Sichtweisen zu würdigen und in eigene Gedankengebäude immer wieder neue Aspekte zu integrieren. Anpassungsfähigkeit bedeutet auch, dass der Einzelne in der Lage ist zwischen sich und den äußeren Zeiten Harmonie herzustellen.

Innerhalb eines kulturellen und sozialen Kontextes »muss ein Einzelner seine innere Zeit ständig mit den Zeiten anderer Einzelpersonen und auch mit einer Reihe von institutionellen Zeiten koordinieren« (Boscolo/Bertrando 1994, S. 84).

Zeitliche Flexibilität ist gefragt.

In dieser Fülle von Anforderungen sind psychisch kranke Menschen, die bereits mit sich selbst um ein stimmiges Selbstkonzept ringen sowie mit ihren Angehörigen und Freunden und deren Erlebnisweisen nur mit Mühe zurechtkommen, schnell überfordert. Auch für die anderen ist es schwer, mit einem Menschen umzugehen, der sich wenig flexibel auf die Zeiten anderer einstellen kann. Beziehungen werden dann disharmonisch. Im therapeutischen Prozess ist es demzufolge von großer Bedeutung, die Flexibilität des Einzelnen im Umgang mit der Zeit zu fördern und die zeitlichen Abstimmungen und Koordinierungen zwischen den Menschen zu unterstützen. Dies geschieht nicht durch willkürliche Fragmentierungen und Unterbrechungen, sondern durch Anpassungsprozesse, die die Rhythmen der beteiligten Menschen sensibel integrieren. Hierfür ist es zunächst einmal wichtig, diese Eigenrhythmen überhaupt wahr- und ernst zu nehmen.

Kommunikation erfolgt vielfach nicht von Angesicht zu Angesicht, sondern bedient sich zu ihrer Unterstützung der verschiedensten Medien.

Die Entwicklung neuer Medien hatte von jeher großen Einfluss auf das Zeitbewusstsein: So galten »die gedruckten Nachrichtenmedien der Frühdruckzeit ... zunächst primär einzelnen Ereignissen« und brachten damit am ehesten ein »occasionales Zeitbewusstsein« zum Ausdruck. »Die Einführung der Periodizität bedeutet eine neue Stufe der Medienevolution. Der Nachrichtenstoff wird jetzt kontinuierlich gesammelt, verarbeitet und weitergegeben. (...) Als ältestes periodisches Druckwerk kann der Kalender gelten«, dessen Bedeutung zur Synchronisierung gemeinsamer Lebensvollzüge bis heute nur selten gewürdigt wird. Periodische Veröffentlichungen repräsentieren gewissermaßen ein »zyklisches Zeitbewusstsein«, wobei sich die Periodizitätssequenzen an den Zyklen der astronomischen Zeit orientieren: Jahr, Monat, Tag. Deutlich ist die Tendenz zu immer kürzeren Erscheinungszyklen. Die ersten wöchentlichen Zeitungen erschienen um die Wende zum 17. Jahrhundert. Das tägliche Erscheinen von Zeitungen war bis ins 19. Jahrhundert hinein noch nicht die Regel. (Hömberg 1990, S. 7f.)

»In unserem Kulturkreis hat das zyklische Zeitbewusstsein schon früh Konkurrenz erhalten durch *lineare* Zeitvorstellungen. Diese wurden vor allem durch das teleologische Denken des Judentums eingeschleust, das mit seiner Annahme eines Ziels der Geschichte im Christentum weiterwirkt.« (ebd., S. 9)

»Mit den neuen Telemedien Hörfunk und Fernsehen, die man statt als Fern- auch als Schnell-, also als Tacho-Medien bezeichnen könnte ..., hat sich eine neue Dimension der Medienzeit aufgetan: Die Simultanität.« (ebd., S. 12) Hierbei ist nicht nur die Zeit, die für das Senden von Botschaften benötigt wird, enorm verkürzt worden. Deutlich wird ebenso eine zunehmende Tendenz zur Zeitraffung. Film und Fernsehen verkörpern wie kein anderes Medium das Fortschrittstempo der Industriegesellschaft (ebd., S. 7ff.).

»Zur linearen und zyklischen Zeitform tritt als dritte die punktuelle hinzu und löst die beiden ersteren ab. Unser Zeithorizont wird durch den Druck der Aktualität bestimmt.« (Nowotny 1994, S. 17)

Schnelllebigkeit und sozialer Wandel sorgen, wie Schnabel (1988, S. 83) ausführt, für ein immer schnelleres Veralten verhaltensstabilisierender Orientierungsmuster »und leisten so einem konsumorientierten Menschentypus Vorschub«, der auch als »der Außengeleitete« beschrieben werden kann. »In ihm werden Konturen eines Psychoneurotikers erkenntlich, der schließlich nur noch Fremdobjekte, seien es Einzelindividuen, Gruppenegos oder Waren libidinös besetzen kann und dahin tendiert, distanzlos mit ihnen zu verschmelzen.« (ebd.) Emotionale Bedürfnisse werden beim konsumorientierten Menschen in einer Weise erzeugt und unterdrückt, dass eine befriedigende Abfuhr psychischer Spannungen verhindert wird. Dies kann zu einem stummen Spannungszustand vegetativer Reaktionsbereitschaft führen, der schließlich die biologisch-regulatorische Leistungsbreite des Organismus chronisch überfordert und in psychosomatische Krankheiten mündet.

Es gibt die Geschichte eines Indianers, der zum ersten Mal mit der Eisenbahn fährt. Am Zielort angekommen, setzt er sich einen Tag lang ins Gras und wartet. Auf die Frage, warum er so dasitze, antwortet er: »Ich warte, bis meine Seele nachkommt.« Dieser Indianer nimmt sich bewusst und ausgiebig Zeit, nach einem für ihn drastischen Kontextwechsel das Neue mit dem Vorbestehenden zu verbinden.

In kapitalistischen Leistungsgesellschaften, in denen ein erheblicher, wechselwirkender Anpassungsdruck herrscht, warten die wenigsten, bis ihre Seele nachkommt, sondern sie haben zumeist schon die nächsten Termine vor Augen. Die industrielle Massengesellschaft erfordert von ihren Mitgliedern erhebliche Verzichtsleistungen, die häufig auch einen Verzicht auf den eigenen Rhythmus und die kreative freie Zeitgestaltung beinhalten. P.-E. Schnabel weist darauf hin, wie häufig die gängigen Erziehungsstrategien und die Erfordernisse der heutigen Gesellschaft ein ängstliches, entspannungsunfähiges und aggressionsgehemmtes Subjekt hervorbringen, welches sich den »überwiegend als Rollenerwartungen manifest werdenden Leistungserfordernissen der … Lebens- und Arbeitswelt gegenüber nur noch rezeptiv und um den Preis zunehmenden körperlichen und psychischen Verschleißes verhalten kann« (1988, S. 139f.).

Schnabel arbeitet hierbei zwar erhebliche schichtspezifische Unterschiede heraus, betont aber, dass auch Menschen in privilegierten gesellschaftlichen Positionen in vielerlei Weise von einer Überfrachtung mit zweckrationalen, affektiv weitgehend entleerten und Kreativität blockierenden Verhaltenstypisierungen betroffen sind. Diese Betrachtungsweise erscheint mir bedeutsam für das Verständnis mancher psychosomatischer Störungen. Auf einige Zusammenhänge zwischen verengten Handlungs- und Erlebnismustern und psychosomatischen Erkrankungen werde ich noch zurückkommen.

Auch alternde Menschen sind – wie J. Améry (1991), der sich knapp 66-jährig 1978 das Leben nahm, ausführt – von dieser auf rasche Fortentwicklung und Veränderung gerichteten gesellschaftlichen Dynamik in besonderer Weise betroffen: »Die Zeitstrecke, auf der wir uns bewegen, ist dem Alternden unfreundlich, wahrscheinlich feindlicher als irgendeine vergangene es war. Die Kernstücke eines jeden kulturellen Individualsystems formen sich in der Jugend, das liegt an der Vitalitäts- und Sensibilitätskurve. Wird nun das Individualsystem überwältigt von einem in unaufhörlicher Dynamik sich erneuernden Suprasystem und tritt diese mit der ganzen Ostentation, die ihm die modernen Informationsmittel verleihen, auf den Plan, so erleidet der Alternde ... einen niemals und durch nichts zu ersetzenden Ich- und Weltverlust.« (ebd., S. 116ff.)

Der alternde Mensch lebt so in dem Spannungsfeld, sich selbst und den gesellschaftlich bereits überkommenen Ordnungsgefügen seiner Jugend und seines frühen Erwachsenenalters treu zu bleiben und zugleich immer wieder zu versuchen, die neuen Systeme zu entziffern. Diese Spannung wächst. Die persönlichen Systeme des alten Menschen sind gesellschaftlich bereits vergangen und verbraucht. J. Améry spricht von »verwesenden Ordnungen«, die der Alternde nicht verlassen kann, ohne sein Ich preiszugeben.

Die gesellschaftlichen Anforderungen an den alternden Menschen sind enorm angewachsen. Die neue Generation der »jungen Alten« stellt sich diesen gesteigerten gesellschaftlichen Erwartungen, unternimmt Fernreisen, engagiert sich in der Politik, übernimmt Beratungen und hat mit dem Eintritt in den Ruhestand kaum noch Zeit. Versucht diese Generation zu sehr die gesellschaftlichen Anforderungen zu erfüllen? Andere bleiben auf der Strecke, werden im Alter depressiv, ziehen sich auf Grund körperlicher Gebrechen immer mehr aus der expandierenden Welt der Jugend zurück, besinnen sich auf die Unumkehrbarkeit der eigenen Lebenszeit und spüren, wie wenige Möglichkeiten ihnen noch verbleiben. Manchen dieser Menschen begegnen wir in der Gerontopsychiatrie.

Der Umgang mit den neuen Medien

Medien setzen an die Stelle der unmittelbar erlebten Wirklichkeit ein berichtete, eine fiktionale Wirklichkeit. Die Wirklichkeit tritt hinter ihre Aufzeichnung zurück. Wenn die Weltöffentlichkeit Kriege am Fernsehbildschirm verfolgt, so wird sie zugleich informiert und manipuliert. Die öffentliche Meinung wirkt dann wieder – ebenfalls medial vermittelt – auf politische Entscheidungsprozesse zurück. Die von den Medien inszenierte Wirklichkeit weist mit der Entwicklung der »Neuen Medien« neue Strukturen auf, die unser Denken und unseren Bezug zur Zeit zunehmend bestimmen. Im Extremfall steigert sich die Fiktionalität der Medien zur Virtualität, zum Leben und Erleben im »Cyberspace«. Einige dieser strukturellen Veränderungen, die die modernen Medien mit sich bringen und die unser Zeiterleben nachhaltig beeinflussen, möchte ich darstellen.

Die begriffliche Fassung der Lebenswelt wird in den modernen Medien ersetzt und ergänzt durch die *bildliche Fassung*, welche emotionaler, mehrdeutiger und schneller auf den Zuschauer wirkt. Hierdurch werden Zusammenhänge anschaulicher, Bilder wirken unmittelbarer und werden als ganzheitlich und realitätsnah erlebt, aber diese Veranschaulichung kann auch dazu verführen, zu vereinfachen und komplexe hierarchische Gliederungen zu reduzieren, die Wirklichkeit in eingängige Teile zu zerlegen.

Die bereits diskutierte Tendenz zur Fragmentierung der Zeit wird im modernen Film besonders augenfällig, wenn Entwicklungen vorwiegend aus der unmittelbar vorausgehenden Situation erfolgen und uns durch witzig gesetzte Schnitte die mangelnde Tragweite größerer Zusammenhänge vor Augen geführt wird. Individuell sinnstiftende Zusammenhänge werden im Aufeinandertreffen mit anderen Sichtweisen ad absurdum geführt. Man muss sich beim Betrachten mancher Videoclips so schnell umstellen, dass Zusammenhänge verloren gehen und Flexibilität zur Fragmentierung zu entgleisen droht. Die große Beliebtheit von Videoclips mit extrem rasch wechselnden Szenenfolgen führt uns die rasante Weiterentwicklung der bereits 1944 von M. Horkheimer und Th. Adorno kritisch analysierten Kulturindustrie vor Augen.

Die Medien entwickeln sich in rasantem Tempo weiter. Sobald man ihren Einfluss auf den Umgang mit der Zeit zu verstehen glaubt, haben sie sich bereits fortentwickelt, stellen in Frage und weisen strukturelle Veränderungen auf. So werden auch im modernen Film ganz andere Tendenzen im Umgang mit der Zeit als die oben beschriebenen reinen Beschleunigungen und Fragmentierungen deutlich: Da durch Überblendung, Zwischenbilder und verschiedene Schnitt- bzw. Montagetechniken erzeugte Szenenwechsel sich immer weniger auf eine linear logische Ereignisfolge beziehen, sondern vielfach den Assoziationen der beteiligten Akteure folgen, orientiert sich die zeitliche Abfolge weniger an externen Zeitgebern, sondern setzt die inneren Bilder, Einfälle oder Vorstellungen der Menschen als Maßstab. Nur sind es für den Zuschauer nicht die eigenen inneren Bilder, sondern die Assoziationen der Akteure, die den Zeitfluss bestimmen. Kann man sich empathisch einfühlen und die Lebenswelt der Akteure verstehen, so wird man als Zuschauer einen am Menschen orientierten Zeitfluss miterleben; kann man sich nicht einfühlen, kann die Zeit leicht fragmentieren, insbesondere da die starke Beschleunigung der Szenenwechsel und Bilderfolgen das empathische Einfühlen leicht abbrechen lässt.

»Der Schnitt ist ›visuell gewordene Assoziation‹, die den einzelnen Filmbildern ihren endgültigen Sinn verleiht.« (KANDORFER 1994, S. 240f.) Die den Ideen und Assoziationen folgenden Schnitte können eine gewaltige demagogische Kraft entfalten, die montierte Wirklichkeit im Film bewegt sich auf einem schmalen Pfad »zwischen Wahrheit und Lüge, Wirklichkeit und Manipulation« (ebd.).

Um wessen Assoziationen geht es hier? Wie wird bereits die Wahrnehmung der Kinder von den im rasanten Tempo sich entwickelnden Cartoons beeinflusst? Wie zerstückelt sind diese Assoziationen? Warum schalten immer mehr Menschen ab, wenn sich das Tempo verlangsamt und Assoziationen vertieft und erweitert werden?

Neben der den Assoziationen der Akteure folgenden Schnitttechnik bietet die Technik der Parallel-Montage im Film, bei der zwei oder mehrere ineinander greifende parallele Handlungsverläufe in einen dramaturgisch entwickelten Kulminationspunkt zusammengeführt werden, die Möglichkeit, die Zeiterfahrung mehrerer Menschen ohne Rückgriff auf Uhren miteinander zu verschränken und so die Verwobenheit menschlicher Erlebnisse unmittelbar anschaulich darzustellen. Der moderne Film bietet viele Möglichkeiten. Die Zeitgestaltung wird flexibel, zugleich liegt in der ungeheuren Beschleunigung jedoch auch immer wieder die Gefahr, dass Flexibilität auseinander bricht und Fragmentierung entsteht. Flexibilität umfasst den ganzen Menschen, fördert Autonomie, freie Zeitgestaltung und Selbstbewusstsein, Fragmentierung lässt den Menschen in Einzelteile zerbrechen, macht ihn manipulierbar und somit schnell zum Objekt, zur leichten Angriffsfläche eingestreuter Werbesendungen, zum Konsumenten von Massenprodukten, zum Verlierer der eigenen Zeit.

Werden verschiedene Dokumentformen oder Medien wie Bild, Bildfolge, Video, Sprache, Text, Grafik und Tonfolge durch digitale Technik verknüpft, spricht man von Multimedia (VOLLBRECHT 1995). Der Zuschauer wird hierbei in der Regel zum »User«, der interaktiv mit den multimedialen Erzeugnissen in Beziehung tritt und die unterschiedlichen Bausteine seiner eigenen Fragestellung entsprechend miteinander vernetzt. Hierzu ist eine besondere Verknüpfungs- und Vernetzungsstruktur zwischen den Multimedia-Elementen erforderlich, welche mit dem Begriff »Hypertext« gefasst wird. Der User (Nutzer) klickt beispielsweise bei der Benutzung eines multimedialen Lexikons in seinem Computer ein Wort oder ein Bild an, welches durch eine in der Hypertextstruktur angelegte Verbindung (durch ein Link) auf ein neues Zieldokument verweist. Durch diese Verknüpfung von Dokumenten kann sich der Nutzer entlang der vorgezeichneten Bahnen in seinem eigenen Tempo bewegen. Durch die Vernetzung und Verknüpfung vieler Computer im Internet multiplizieren sich die Möglichkeiten.

Die Medien zeichnen auf, geben das Aufgezeichnete wieder, speichern und aktualisieren, wobei durch die Vielzahl der uns umgebenden neuen Medien immer neue Kombinationen von Aufzeichnung, Aktualisierung und Reaktualisierung möglich werden. Auf dem Bildschirm werden in einem »gegenwärtigen Welt-Augenblick« Daten und Bilder unterschiedlicher Herkunft vernetzt. Dieses nichtlineare Netzwerk der uns umgebenden Bilderwelten ersetzt zunehmend den scheinbar linear geordneten Fluss der Zeit, die erzählte Zeit, die Anfang, Mitte und Ende besaß (GROẞKLAUS 1994). In immer neu vernetzten Aktualisierungen von Bildern werden lineare Zeitvorstellungen zunehmend ad absurdum geführt, biologische Rhythmen außer Acht gelassen und unsere eigene Endlichkeit (Sterblichkeit) aus den Augen verloren.

Die beruflichen und privaten multimedialen Einflüsse bestimmen zunehmend unser Leben und unseren Umgang mit der Zeit. Die Gameboy- und Computerspiele für unsere Kinder haben ein enormes Tempo; die Reaktion des Computers auf den Knopfdruck erfolgt sofort, das Kind muss nicht eine Antwort des Gegenübers abwarten, es wird sofort mit einer Computerreaktion beantwortet, Belohnungen erfolgen rasch, stimulieren zu immer mehr Einsatz. Nach dem Spiel ist der Spieler nicht selten gestresst. Die Handlungssequenzen sind oft kurz und rasch. Es geht selten darum, weite Handlungsbögen zu überschauen, Komplexes zu integrieren, sondern viel entscheidender ist es, rasch zu reagieren, mit dem Tempo des Spieles, das sich von »Level« zu »Level« steigert, mitzuhalten. Auch diese sich steigernde Geschwindigkeit verbunden mit einer additiv zusammengesetzten Bruchstückhaftigkeit der Spielsequenzen kann einer Fragmentierung der Zeit Vorschub leisten.

Das Gegenüber des Gameboy-Spielers ist der sofort reagierende Automat, der – wenn man das Spiel beherrscht – vorhersehbar reagiert, den man an- und abschalten kann, während der menschliche Spielpartner nach eigener Dynamik, komplex und aus der persönlichen Geschichte heraus reagiert. Nun sind die virtuellen Tiere – die Tamagotchis – auf den Markt gekommen, sie entfalten ein Eigenleben, entwickeln eine kleine eigene Geschichte, haben Wünsche und Bedürfnisse und sind sterblich. Zugleich wird der sinnlich-körperliche Kontakt auf den Knopfdruck reduziert; die Sterblichkeit wird durch neue Leben reduziert und das virtuelle Tier dient als Spielpartner, bis die Endlichkeit der Batterie das Gerät zum Sondermüll werden lässt. Das virtuelle Tier ist ein gewisser Kommunikationspartner, aber es funktioniert außerhalb biologischer Kreisläufe. Man sieht es, man hört es und man stellt über den Tastendruck eine Beziehung zu ihm her. Man riecht und fühlt es (noch?) nicht. Wohin diese Entwicklung noch führt, ist wohl derzeit kaum abzusehen.

Virtuelle Realität löst sich von lebensweltlichen Verankerungen, überwindet so einerseits materielle Begrenzungen und befreit, kann andererseits jedoch einem Zerfall von Erleben in unverbundene Fragmente Vorschub leisten.

Informationen werden immer schneller und immer vielfältiger vernetzt. Es entstehen jedoch nicht nur harmonisch zusammenwirkende Netzwerke, sondern auch fragile, rasch zusammengeflickte und nicht wirklich verwobene Gebilde, die dann störanfällig sind und bei kleinen Anlässen leicht auseinander brechen. Ein durch viele (Lebens-) Bezüge verwobenes Netzwerk lässt sich nur schwer und gegen Widerstände auseinander nehmen, das rasch zusammengekittete Flickwerk bricht leicht auseinander und lässt sich dann neu zusammensetzen. Auf der Datenautobahn tritt man schnell miteinander in Kontakt und tauscht sich aus, ebenso lässt sich aber auch jegliche Kommunikation per Mausklick zu jedem beliebigen Zeitpunkt unterbrechen oder für immer beenden.

Durch die weite Verbreitung des Handys sind viele Menschen fast überall erreichbar. Der Restaurantbesuch wird vom Klingeln des Handys unterbrochen. Beim Autofahren wird telefoniert. Privatleben und Geschäft greifen ineinander. Man telefoniert rasch, komplikationslos und kurz. Vielleicht telefoniert man mehr und hat sich weniger zu sagen. Auch die elektronische Post verändert den Brief. Man setzt sich nicht – in Ruhe nachdenkend – hin, stimmt sich nicht ein und nimmt sich selten die Zeit einen langen Brief zu schreiben, der erst ein oder mehrere Tage später beim Empfänger ankommt; man schickt mal eben eine e-mail mit einer kurzen Nachricht, die sofort an den Empfänger übermittelt wird. Man tauscht Informationen aus und lässt sich hierbei vielleicht weniger auf die persönliche Welt des Empfängers ein, schildert auch die eigene Situation weniger ausführlich, sondern sendet schnell eine Message – kurz, prägnant und vielleicht witzig, in Zukunft sicher häufig durch Bilder untermalt. Man sendet etwas, das sich sozusagen »auf einen Blick« erfassen lässt; so, wie sich in Kurznachrichten im Fernsehen oder in bebilderten Illustrierten Informationen und Klischees leicht und rasch vermitteln lassen, man ist informiert und gleichgeschaltet.

Die Begegnungsmöglichkeiten zwischen verschiedenen Menschen sind in unserer Welt der Massenkommunikation, der Fernreisemöglichkeiten und der telefon-, video- und computergestützten Kommunikation so vielfältig geworden, dass sich der Einzelne einerseits durch den Austausch mit anderen enorm in seinen Sichtweisen erweitern kann, andererseits jedoch gewachsene Zusammenhänge immer wieder in Frage stehen. Kommunikation trägt nicht per se zu Identitätsbildung und Selbstbestimmung bei, sondern kann durchaus überfluten, verwirren oder in Rollenklischees zwängen, die eine ganzheitliche Persönlichkeitsentwicklung verstellen.

K.A. Hörning u.a. (1996) schreiben: »...mit dem zunehmenden Einsatz neuer Kommunikationstechniken im Alltag weitet sich die Komplexität des Kommunizierbaren in ungeahntem und nahezu unkontrollierbarem Maße aus. (...) Gerade mit Blick auf die vielfältigen Speicher-, Modulations-, Variations- und Vernetzungsmöglichkeiten von Kommunikationsinhalten wandelt sich die Kommunikationslandschaft. Die Kommunikation hat an Dichte, Komplexität und Tiefe gewonnen. (...) Dadurch entstehen neue Chancen wie neue Probleme, denn eine durch neue Kommunikationstechniken gestützte Kommunikation ist nicht mehr an zeit- und arbeitsaufwendige Reproduktionsprozesse gebunden.« Verschiedene Kommunikationsformen koexistieren und gehen neue eigenwillige Verknüpfungen ein. Menschen gehen mit diesen neuen Möglichkeiten unterschiedlich um.

Der »technikfaszinierte Wellenreiter« lässt sich von der Technik faszinieren und herausfordern, er möchte die Technik möglichst effektiv nutzen, und »der hohe Stellenwert, den die Technik in diesem Lebensstil besitzt, ist untrennbar verbunden mit einer Zeitpraxis, die streng ökonomisch ausgerichtet ist. (...) Strategien der genauen Zeitplanung und -einteilung dienen der Vermeidung von Leerzeiten und der vorausschauenden Zukunftssicherung.« Der »Wellenreiter« ist Wegbereiter von technischen Innovationen, macht Probleme handhabbar und treibt Entscheidungen voran. Andererseits läuft er Gefahr sich in einer »Nutzungsspirale von Zeit« zu verfangen. »Die eingesparte Zeit wird immer wieder eingesetzt, sodass man letztlich kaum mehr über zeitliche Spielräume verfügt.« (ebd.) Der »Wellenreiter« managt seine Zeit immer besser, hat aber dennoch plötzlich keine Zeit mehr.

Hingegen will sich der »kommunikationsorientierte Skeptiker« mit den aus seiner Sicht fremd gesetzten Zeitnormen der Technik nicht seine selbstbestimmte Werteordnung durcheinander bringen lassen. Für ihn haben die direkte zwischenmenschliche Kommunikation, der persönliche Kontakt und die Pflege sozialer Beziehungsnetze einen hohen Stellenwert. Tempo, Hektik und Eile sind für ihn Erzfeinde, er schätzt Langsamkeit und Beharrlichkeit. Da er aber sehr hohe Ansprüche an die Aufrechterhaltung seiner mannigfaltigen sozialen Beziehungen stellt, kann er in den Konflikt geraten, dass diese Ansprüche ohne Zuhilfenahme von Technik heute kaum noch zu bewerkstelligen sind.

Der dritte Typus ist der »zeitjonglierende Spieler«, der das Ungeplante und die Überraschungen liebt, er ist bestrebt starre Zeitroutinen und festgesetzte Zeitbindungen zu verlassen. Seine Techniknutzung ist – je nach Bedürfnislage – vielfältig und variabel, er greift die sich bietenden Möglichkeiten auf und entdramatisiert die Technik. Er nutzt die vielfältigen neuen Kommunikations- und Vernetzungsmöglichkeiten, ohne dass er sich – wie der kommunikationsorientierte Skeptiker – ständig zur sozialen Kommunikation verpflichtet fühlt. In seiner Ereignisorientierung läuft er jedoch Gefahr, die Beständigkeiten, die trotz aller Dynamisierung den Alltag auszeichnen, zu wenig wahrzunehmen und zu würdigen (Hörning u.a. 1996, S. 7ff.)

Während es unterschiedliche Umgangsformen mit den neuen Medien und ihren Zeitstrukturen gibt, scheint die zunehmende Vernetzung der Menschen miteinander mit sich zu bringen, dass individuelle Zeiterfahrungen in vielen Lebensbereichen mit der Zeiterfahrung vieler anderer in Einklang gebracht werden.

Jedoch hat jeder seine eigene Zeit. Die Zerstörung persönlicher Eigenrhythmen und -tempi kränkt und macht unter Umständen krank (Ciompi 1990).

Psychisch Kranke, die ja gerade unter einem Zerbrechen der Beziehungen zu sich selbst und zu anderen Menschen leiden, sind weniger in der Lage diese vielfältigen Vernetzungen mit Sichtweisen anderer Menschen so konstruktiv zu integrieren, dass sie sich selbst in ihrer eigenen Art und Weise, in der Welt zu sein, nicht aus den Augen verlieren.

»Währenddem menschliches Leiden die Beziehung oft vertieft, lässt psychisches Leiden sie zerbrechen, der Mensch entfremdet sich selbst. Hier liegt die Tragik psychischen Leidens, dass der Kranke gerade *das* vermissen muss, was er im Vergleich zu seinen Mitmenschen am meisten nötig hätte.« (Benedetti 1980, S. 23)

Da psychisch kranke Menschen gerade den Halt in Beziehungen, den sie in ihrer verzweifelten Lage am nötigsten brauchten, schmerzlich vermissen, weil sie selbst nicht mehr in der Lage sind tragfähige Beziehungen aufzubauen und zu halten, werden ihre eigenen sinnstiftenden

Zusammenhänge brüchig oder für andere völlig unverständlich. Beim Zerbrechen elementarer Kommunikationsmöglichkeiten entgleist die millionenfache Vervielfältigung von Kommunikation auf Datenautobahnen zur endlosen Wiederholung missglückter Versuche. Zerstückelte, sinnlos aneinander gereihte Erlebnis- und Zeitfragmente können die Folge sein. Lebensweltliche Verankerungen werden zu Wegwerfprodukten oder zur Manipulationsmasse in virtuellen Realitäten.

Medienkompetenz setzt kommunikative Kompetenz voraus, erst auf dem Boden einer in der Alltagswelt realisierten Fähigkeit zu gemeinsamem Handeln und zur Kommunikation können Medien selbstbestimmt und kritisch genutzt werden. Über Medien zu verfügen, ihre Wirkungen zu durchschauen und mit ihnen umgehen zu können, sie vielleicht auch innovativ und kreativ nutzen zu können ist heutzutage wichtiger denn je und könnte auch ein Ziel psychiatrischer Rehabilitation sein.

Die vernetzten Medien mit ihren rasch sich erneuernden technischen Möglichkeiten setzen sich vielschichtig mit den modernen und postmodernen Zeitkonzepten auseinander und verändern sie ständig, dies geschieht natürlich in Wechselwirkung mit einem in diesem Jahrhundert sich vollziehenden grundlegenden Paradigmenwandel in den Geistes- und Naturwissenschaften, welcher die klassisch naturwissenschaftlichen Zeitkonzepte überwindet.

Zu Grunde liegende Zeitkonzepte der postmodernen Veränderungen

»Wir müssen uns vor allem fragen, wie man den Gedanken haben konnte, so verschiedene füreinander undurchdringliche Welten in *einen* Rahmen einzuschließen. Wir gehen dabei von der Absicht aus, uns ein Bild von der äußeren Welt zu machen, und nur unter dieser Bedingung glauben wir, sie zu kennen. Wir wissen, dass wir dieses Bild niemals besitzen werden, dazu reichen unsere Kräfte nicht aus; aber wir möchten wenigstens einen unendlichen Geist erfassen können, dem diese Vorstellung möglich ist, ein Art großer Seele, die alles sieht und alles *in ihre* Zeit einordnet, so wie wir das Wenige, was wir sehen, *in unsere* Zeit einordnen.« (POINCARÉ 1988, S. 94)

Das von Newton nachhaltig geprägte Zeitkonzept *einer* absoluten, außerhalb des Menschen liegenden linearen Zeit ist zwar gesellschaftlich ungeheuer einflussreich, musste jedoch in der modernen Physik bereits zu Anfang dieses Jahrhunderts relativiert werden.

Bereits ein einfaches Gedankenexperiment von H. Poincaré führt uns vor Augen, dass wir uns beim Beobachten der äußeren Wirklichkeit über zeitliche Abfolgen sehr leicht täuschen können und dass vieles, was wir über die Zeit zu wissen glauben, nicht notwendigerweise objektiv so ist, wie es scheint:

»Wir hören den Schall des Donners erst einige Zeit nach der elektrischen Entladung der Wolke. Kann nicht von zwei Donnerschlägen, wenn der eine fern und der andere nah ist, der erste früher als der zweite sein, wenngleich der Schall des zweiten früher zu uns dringt als der des ersten?« (ebd.)

E. Mach, ein Denker, der auf die Physiker zu Beginn dieses Jahrhunderts einen großen Einfluss ausübte, konstatierte:

»Ebenso wenig können wir von einer ›absoluten Zeit‹ (unabhängig von jeder Veränderung) sprechen. Diese absolute Zeit kann an gar keiner Bewegung abgemessen werden, sie hat auch gar keinen praktischen und auch keinen wissenschaftlichen Wert, niemand ist berechtigt zu sagen, dass er von derselben etwas wisse, sie ist ein müßiger ›metaphysischer‹ Begriff.« (MACH 1988, S. 76)

Auch aus der speziellen Relativitätstheorie A. Einsteins geht hervor, dass Ereignisse, die in einem Inertialsystem (das ist ein Bezugssystem, in dem das Trägheitsgesetz gilt) gleichzeitig stattfinden, von einem anderen, relativ zu diesem System bewegten Beobachter als ungleichzeitig wahrgenommen werden können. Newtons unhinterfragt naive Vorstellung von der Gleichzeitigkeit zweier Ereignisse bedarf bei genauerem Hinsehen durchaus der Analyse, wie man denn überhaupt die Gleichzeitigkeit von Ereignissen feststellen kann. Da die uns bekannten genauesten Verfahren, ein Ereignis in Raum und Zeit zu orten, mit der Ausbreitung des Lichtes in Verbindung stehen und sich das Licht in zwei zueinander geradlinig, gleichförmig bewegten Bezugssystemen mit gleicher Geschwindigkeit ausbreitet, kann eine Zeitmessung in mit großer Geschwindigkeit bewegten Bezugssystemen durchaus nicht mehr von der naiven Vorstellung einer absoluten Zeit ausgehen. Auch Zeitdauern verändern sich mit der Bewegung des Bezugssystems. Paradoxerweise würden zwei mit genügend großer Geschwindigkeit gegeneinander bewegte Beobachter beim jeweils anderen feststellen, dass dessen Uhr nachgeht – wenn sie dessen Uhren ablesen könnten, was sie natürlich nicht können.

A. Einstein bezieht sich jedoch in seiner Theorie nicht auf die erlebte Zeit eines einzelnen Menschen auf der Erde, denn in der Alltagswelt treten derartige Geschwindigkeiten, die zu einer veränderten Zeitwahrnehmung führen würden, gar nicht auf. Einstein bezieht sich überhaupt nicht auf das eigentliche subjektive Erleben der Zeit; die Kategorien Vergangenheit, Gegenwart und Zukunft haben in seiner Zeittheorie keinen Platz.

In seinem Buch *Die Unsterblichkeit der Zeit* führt P. DAVIES (1997, S. 326) aus: »Es ist eine Ironie, dass Einsteins Zeit, nachdem sie den Beobachter in eine zentrale Rolle gebracht hat, keine Vorkehrungen für das persönliche Erleben des Fließens oder des Gefühls für Vergangenheit, Gegenwart und Zukunft trifft. In dieser Hinsicht unterscheidet er sich kaum von der Zeit Newtons oder Laplaces.« Einstein sei im Grunde ein Determinist gewesen. Eine deterministische Welt ist »eine

Welt, in der die Zukunft bereits in der Gegenwart enthalten ist« und in der »niemals etwas wirklich Neues geschieht. In einer solchen Welt ist die Unterteilung der Zeit in Vergangenheit, Gegenwart und Zukunft eine sinnlose Übung, weil der Zustand des Universums in einem bestimmten Augenblick schon alle Informationen über die Zustände in späteren Augenblicken enthält.« (ebd.)

Deterministen verstehen die Welt als starres Geflecht aus Ursachen und Wirkungen. In diesem Geflecht ist das Schicksal der Welt in das Gefüge der Natur eingeprägt, seit es Menschen gibt. Im Grunde genommen ereignet sich also für den Deterministen nichts wirklich Neues, die Welt wird nicht ständig neu erschaffen, sondern ist – von Gott? – erschaffen worden. Die Wirklichkeit ist vorgegeben. Der Mensch kann sie erforschen, aber nicht erschaffen.

Die Quantenphysik geht mit ihrer Kritik weiter als der klassisch naturwissenschaftliche Ansatz.

In der Quantenmechanik werden nicht nur die klassischen Vorstellungen von einer absoluten Zeit, sondern noch grundlegender die Vorstellungen von einer objektiven Wirklichkeit in Frage gestellt. Fundamental betrachtet stehen die offenen Systeme, die wir in den Naturwissenschaften analysieren, mit allen anderen Systemen in Verbindung. Die abgeschlossenen Systeme physikalischer Experimente stellen lediglich Vereinfachungen dar. Wir abstrahieren von der komplexen Wirklichkeit und wählen Einteilungsschemata. Aus den so genannten Fakten, die sich aus den von uns gesetzten Unterscheidungen vor dem Hintergrund unserer Einteilungen der Wirklichkeit ergeben, versuchen wir auf die Zukunft zu schließen. Die Quantenmechanik führt vor Augen, dass es Entwicklungen gibt, die sich aus vergangenen Fakten vorhersagen lassen, und solche, die unvorhersehbar sind. Diese Unvorhersehbarkeit resultiert etwa daher, dass wir mit den zur Verfügung stehenden Messverfahren nur bestimmte Unterschiede erkennen können und anderes uns als unentscheidbar oder genau gleich erscheint. Unterschiede scheinen dann, wenn sie mit den vorhandenen Messverfahren festgestellt werden können, plötzlich entstanden zu sein. Einmal entstandene Unterschiede haben dann neue Unterschiede zur Folge, welche sogar in manchen quantenmechanischen Experimenten zeitlich vor den gemessenen Unterschieden zu liegen scheinen oder an einem anderen Ort lokalisiert sind. Unterschiede schaffen Fakten, die nicht (beliebig) rückgängig gemacht werden können.

Die Messung schafft in der Quantenmechanik Vergangenheit. Das klassische Bild von einer unabhängig von uns verfließenden Zeit wird somit überwunden. Die Vergangenheit entsteht erst durch die von uns gesetzten Fakten, die sich aus unseren Einteilungen der »Wirklichkeit« ergeben. Diese Fakten stehen dann aber in Verbindung mit anderen – für uns im Erkenntnisprozess neu erscheinenden – Fakten und generieren zusätzlich spontan und unvorhersehbar auftretende neue Fakten. Diese ständigen Wandlungen in unserer Betrachtung der Wirklichkeit öffnen die Zukunft. Hier nähert sich die moderne Naturwissenschaft den Geisteswissenschaften, indem die Vorstellung einer objektiven, außerhalb der menschlichen Wahrnehmung liegenden Wirklichkeit kritisch hinterfragt wird.

In den verschiedensten Wissenschaftsdisziplinen – so auch in den Neurowissenschaften und in der modernen Kognitionswissenschaft – geht es um die Frage, ob die Annahme einer außerhalb des Menschen existierenden objektiven Wirklichkeit weiterführt oder ob es nicht hilfreicher ist, uns selber als »autopoietisches« System zu begreifen, das sich ständig selbst erzeugen muss und somit die Wirklichkeit erschafft und konstruiert sowie nicht eine objektiv gegebene Wirklichkeit wahrnimmt oder versteht.

»Eine der grundlegenden Auseinandersetzungen innerhalb der modernen Kognitionswissenschaft geht darum, ob das Gehirn bestimmt werden kann als ein Repräsentationsorgan, ein Organ, das in der Lage ist, vorfindliche Dinge und Strukturen bzw. Ordnungen außerhalb des Gehirnes in irgendeiner Weise innerhalb des Gehirnes darzustellen, oder ob nicht im Gegenteil das Gehirn so funktioniert, dass durch seine Aktivität erst aus der ungeordneten Mannigfaltigkeit von Einflüssen, die aus der Umgebung des Systems Gehirn auf dieses einströmen, Ordnungsstrukturen erzeugt werden, das Gehirn also kein Repräsentationsorgan, sondern viel eher ein Konstruktionsorgan darstellt.« (Weingarten 1996, S. 99) Eine »projektive« Erkenntnistheorie geht von der Auffassung aus, die Physik zeige, wie die Ordnung der Welt »an sich« ist, und die Biologie erforsche, wie solche objektiv gegebenen Ordnungen und Strukturen in einem Subjekt mit Hilfe biologischer Strukturen abgebildet werden können. Demgegenüber »bestreiten in jüngster Zeit konstruktivistische Neurobiologen die ontologische Voraussetzung, dass es beobachterunabhängig eine natürlicherweise vorfindliche Ordnung der Welt« (ebd., S, 101) gebe. Vorgegebene Grobstrukturen im Gehirn werden durch interne Hypothesenbildung und deren Überprüfung bestätigt oder verfeinert; so verfestigen sich im Laufe der Individualentwicklung Erfahrungen zu kognitiven Schemata, die dann die Grundlage weiterer Wahrnehmungen werden. Wahrnehmung ist diesem Paradigma zu Folge »Bedeutungszuweisung zu an sich bedeutungsfreien neuronalen Prozessen, ist Konstruktion und Interpretation« (ebd., S. 111).

Wie kommt es nun in diesem Prozess zur Vorstellung eines Selbst, einer Identität? Ein einzelnes monologisierendes Individuum kann kaum eine Vorstellung von sich selbst entwickeln. Hierzu bedarf es der handelnden und sprachlichen Interaktion mit anderen. Erst durch die Zuschreibungen der anderen und durch die Übernahme dieser Zuschreibungen durch das von anderen beschriebene Individuum kann sich eine Vorstellung eines »Selbst« herausbilden. Wir verstehen uns selber nur im Dialog mit dem anderen (Weingarten 1996).

Oder, um mit M. Heidegger zu sprechen: »*Zunächst* ›bin‹ nicht ›ich‹ im Sinne des eigenen Selbst, sondern die Anderen in der Weise des Man. Aus diesem her und als dieses werde ich mir ›selbst‹ zunächst ›gegeben‹. Zunächst ist das Dasein Man und zumeist bleibt es so.« (Heidegger 1979, S. 129)

Soziologen sprechen von der »gesellschaftlichen Konstruktion der Wirklichkeit« (Berger/Luckmann 1969). Diese Konstruktion ist jedoch innerhalb der Gesellschaft nicht einheitlich. Mit zunehmender Individualisierung der Lebenslagen wird deutlich, wie sehr sich die Wirklichkeitsentwürfe verschiedener Menschen unterscheiden.

Der objektiven Wirklichkeit steht eine Vielzahl individueller Lebenswelten gegenüber, welche sich auf immer neue Arten miteinander vernetzen. Auch die Zeit ist nicht mehr objektiv gegeben, aber gleichzeitig nicht mehr oder noch nicht tief genug subjektiv verankert. Verunsicherungen sind entstanden. Zeitfragmente werden intersubjektiv vernetzt. Es entstehen für den Einzelnen zerbrechliche Gebilde, die es immer wieder neu auszubalancieren gilt; zugleich wächst bei vielen Menschen die Sehnsucht nach Ganzheitlichkeit und Kontinuität, während man in einem Job auf Zeit arbeitet, Intimität mit einem »Lebensabschnittspartner« teilt und Kinder in Zweit- und Drittfamilien heranwachsen.

»Die Zeit ist auch nicht mehr das, was sie einmal war. (...) keine Kontinuität, die zumindest von ewig wiederkehrendem Neuanfang entlastet, und keine Geschichte, die Identität vermittelt und Entscheidungsräume anbietet.« (Nassehi 1993, S. 369) Solche Funktionen kann die kulturell dominante Zeit der modernen Gesellschaft nicht mehr erfüllen.

Die allgemein verbindliche Einigung, wie denn Zeit qualitativ zu bestimmen sei, geht nicht mehr über eine chronologische Synchronisationszeit hinaus. Allgemein verbindliche Sinnvorgaben haben kein Fundament mehr. Man einigt sich lediglich auf eine abstrakte Referenzzeit, die jedoch auch nicht den Anspruch erhebt, bei der persönlichen Identitäts- oder Sinnfindung behilflich zu sein.

Einflüsse konstruktivistischer Zeitkonzepte auf die (familien)therapeutische Praxis

L. Boscolo und P. Bertrando (1994) weisen darauf hin, wie wichtig es für Familien ist, dass sich die individuellen Eigenzeiten der Familienmitglieder und die individuellen Erzählungen (Geschichten) miteinander verbinden und wechselseitig durchdringen. Die einzelnen Mitglieder können sehr unterschiedliche Zeiten haben. Während sich die einen entwickeln und verändern, kann ein anderer in der Zeit stehen bleiben oder sich gar rückwärts entwickeln (regredieren). Ein Mann kann zum Beispiel an dem Bild, das er sich von seiner Partnerin in der Anfangsphase der Beziehung gemacht hat, rigide festhalten und Schwierigkeiten bekommen, wenn die Partnerin sich verändert. Ein anderes Familienmitglied mag von einer traumatischen Erfahrung so gefesselt sein, dass es schwierig wird, sich weiterzuentwickeln. Wieder ein anderer ist vielleicht durch Vermächtnisse der Großeltern oder zugeschriebene oder echte Ähnlichkeiten mit verstorbenen Familienmitgliedern und den damit zusammmenhängenden Familienmythen in seiner eigenen Entwicklung blockiert. Durch solche unterschiedlichen zeitlichen Entwicklungen der einzelnen Mitglieder können vielseitige familiäre Spannungen entstehen, welche zu typischen Frustrationen und wechselseitiger Kritik führen.

»In solchen Fällen versucht der Therapeut, die verschiedenen zeitlichen Perspektiven der Familienmitglieder unparteiisch zu akzeptieren und führt neue zeitliche Wechselbeziehungen und eine neue Koordination ein.« (ebd., S. 256) Auch versucht er immer wieder, die Gegenwart zur Zukunft hin zu öffnen und Sätze wie »Wir stecken zeitlich fest« mit »Ihre Entwicklung ist eine Frage der Zeit« zu erwidern. Deterministische Vorstellungen werden in der systemischen Familientherapie in Frage gestellt. Die Zukunft wird geöffnet, wobei auch plötzliche, sprunghafte Veränderungen in Betracht gezogen werden. Ist ein System im Ungleichgewicht, so kann eine ganz kleine Ursache eine sehr große Wirkung entfalten. Bekannt geworden ist das Bild vom Flügelschlag eines Schmetterlings, der über eine komplexe Kette von Folgewirkungen schließlich am anderen Ende der Welt einen Orkan auslöst.

Bei dem Versuch, festgefahrene Vorstellungen und deterministische Sichtweisen zu einer neuen Zukunft hin zu öffnen, kann es sehr hilfreich sein, auf die genaue Wortwahl der Klienten zu achten. Dies wird auch beim neurolinguistischen Programmieren betont. Viele Klienten neigen zu statischen Zuschreibungen, welche häufig noch durch diagnostische Beurteilungen von Experten verfestigt wurden. Sätze wie »Mein Sohn ist schizophren«, »Ich bin dumm« oder »Ein Jugendlicher ist delinquent« stellen einen zeitlosen Aspekt des Charakters einer Person dar, während die Beschreibung schizophrener Verhaltensweisen, die Erläuterung von Schwierigkeiten bei der Bewältigung bestimmter Anforderungen oder die Schilderung strafbarer Taten Handlungen in der Vergangenheit und der Gegenwart beschreiben, welche jedoch nicht notwendigerweise in der Zukunft fortbestehen müssen. Spricht man mehr von dem, was ein Mensch getan hat oder unter bestimmten Umständen tut, und schildert die damit verbundenen Gefühlsreaktionen und die Folgen der Handlung, so entsteht im Gegensatz zu statischen Zuschreibungen eine größere Offenheit für eine neue Zukunft.

J. O'Connor und J. Seymour (1993) erläutern eine ganze Reihe von sprachlichen Mustern, welche statisches Denken zum Ausdruck bringen und Handlungen und Prozesse in den Hintergrund treten lassen. So wird bei der Nominalisierung ein Verb in ein statisches, meist unspezifisches Substantiv verwandelt. So beklagen Menschen zum Beispiel ihr schlechtes Gedächtnis, anstatt zu schildern, wann Schwierigkeiten auftreten, etwas zu behalten, und wie sie es anstellen, sich besser oder schlechter zu erinnern. Spricht man vom Gedächtnis, so kann schon durch die Wortwahl etwas Statisches entstehen, es wird suggeriert, man habe entweder ein gutes oder ein schlechtes Gedächtnis, während, wenn wir vom Erinnern und Behalten sprechen, das Gespräch eher auf Veränderungsmöglichkeiten gelenkt wird und mehr persönliche Eigenarten zum Vorschein kommen.

Auch Worte wie »immer«, »nie« oder »jedes Mal« und andere Generalisierungen fixieren eine Situation und können durch Fragen wie »Gibt es Ausnahmen?« oder »Was wäre, wenn er sich anders verhielte?«

oder »Können Sie sich vorstellen, was Sie tun würden, wenn es eine Ausnahme gäbe?« hinterfragt werden. Schon die Vorstellung von Ausnahmen kann den Blick für mögliche Veränderungen schärfen. Das Hinterfragen von Sprachmustern und statischen Denkgewohnheiten kann zu neuen Sichtweisen beitragen und die Zukunft für Handlungsmöglichkeiten öffnen. Manche Menschen neigen sehr schnell zu Verallgemeinerungen und ziehen aus Einzelerfahrungen scheinbar allgemein gültige Schlussfolgerungen, sie benutzen dann oft verallgemeinerte Substantive und unspezifische Verben oder ordnen ihre Erfahrungen rasch in allgemeine Kategorien ein.

Menschen, die deterministisch denken, verwenden häufig die Worte »müssen«, »dürfen« und »sollen«, sie sehen eher Notwendigkeiten als Möglichkeiten. Sie hinterfragen weniger und halten vieles für selbstverständlich und koppeln statisches Wissen von lebendiger Erfahrung ab. L. Wittgenstein (1996) schrieb dazu: »Es muss so sein, heißt nicht, es wird so sein. Im Gegenteil: ›Es wird so sein‹ wählt eine aus anderen Möglichkeiten. ›Es muss so sein‹ sieht nur *eine* Möglichkeit.« (ebd., S. 287) »Ein Mensch ist in einem Zimmer *gefangen*, wenn die Tür unversperrt ist, sich nach innen öffnet; er aber nicht auf die Idee kommt zu *ziehen*, statt gegen sie zu drücken. (S. 291)

Ein Therapeut hilft die Gefangenschaft zu überwinden, indem er die Möglichkeit einführt an der Tür zu ziehen, indem er die Suche nach Alternativen unterstützt und Sätze wie »Ich muss« verändert. Der Weg hinaus führt durch die Tür und nicht durch die Wand.

Ein Sprachgebrauch, der von statischem Denken zeugt und deterministische Vorstellungen zementiert, verstellt Zukunftsperspektiven und fesselt und knebelt die eigene Zeit. Es gibt viele Möglichkeiten, statische Vorstellungen, festgelegte Kausalitäten und festgefahrene Zuschreibungen von Klienten zu hinterfragen. Man kann sich danach erkundigen, welche Bedingungen zu einem bestimmten Verhalten führen und welche Folgen das Verhalten für den Betroffenen und seine Umwelt hat, dies wird beispielsweise in der Verhaltenstherapie systematisch betrieben. Hierbei wird unterschieden, welche belohnenden und welche unangenehmen Folgen ein bestimmtes Verhalten hat. Verstärkungssysteme werden genau analysiert und gegebenenfalls verändert, um Verhaltensweisen, die immer wieder in dieselben Sackgassen führen, nicht mehr zu belohnen und neues Verhalten zu unterstützen. Belohnungen erfolgen nicht selten von wichtigen Bezugspersonen.

Ein Beispiel ist die Aufmerksamkeit, die ein Mensch in seiner Familie erhält, wenn er krank ist. Manche Familien widmen jeder Befindlichkeitsverschlechterung eine enorme Aufmerksamkeit, während sie Zufriedenheit oder Glück kaum beantworten. In solchen Familien lernen die Kinder sehr früh sich auf körperliche Beschwerden zu konzentrieren und entwickeln vielleicht ein Reihe psychosomatischer Befindlichkeitsbeeinträchtigungen.

Ein anderes Beispiel ist die Aufmerksamkeit, die ein Psychiatriepatient in der Klinik für das Zur-Sprache-Bringen eines Symptoms erhält. Die Erwartung bestimmter Reaktionen kann auf die Wahrnehmung des Symptomes großen Einfluss nehmen.

In der systemischen Familientherapie wird danach gefragt, welche Reaktionen ein bestimmtes Verhalten des einen Familienmitgliedes bei einem anderen auslöst. So wird das Verhalten nicht einer Person allein als Charaktermerkmal zugeschrieben, sondern es wird als ein sich in einem familiären Kontext ereignendes Verhalten gesehen, das in einem anderen Kontext vielleicht anders aussähe. Zuschreibungen an eine Person werden vermieden und Wechselbeziehungen zwischen den Familienmitgliedern in den Blick genommen. Hierbei kann man Wechselbeziehungen wahrnehmen, die dazu tendieren, Veränderungen rückgängig zu machen und einen bestimmten Zustand der Familie zu stabilisieren. Zum Beispiel können Verlustängste der Eltern die Entwicklung von Jugendlichen verlangsamen oder Kinder können Scheidungstendenzen der Eltern zu unterbinden suchen. Auch können Wechselbeziehungen zwischen Familienmitgliedern dazu ermutigen, sich zu verändern, und Entwicklungsprozesse fördern und verstärken.

»Alle Familientherapeuten sind sich darüber einig, dass man die dysfunktionalen Aspekte der Familienhomöostase herausfordern muss. (...) Der *strukturelle Ansatz* sieht die Familie als einen Organismus, als ein komplexes System, das seine Möglichkeiten nicht ausschöpft. Der Therapeut erschüttert die bestehende Homöostase und schafft Krisen, die das System in die Richtung einer besser funktionierenden Organisation drängen.« (Minuchin/Fishman 1992, S. 95f.) Die bisherige Organisation wird herausgefordert. Der Begriff *Herausforderung* lässt bereits erkennen, »wie dieser dialektische Kampf zwischen Familie und dem Therapeuten innerhalb des therapeutischen Systems beschaffen ist. Das Wort impliziert nicht etwa schroffes Vorgehen oder Konfrontation, obwohl zuzeiten beides durchaus angezeigt sein kann. Vielmehr lässt es an die Suche nach neuen Mustern und an den Umstand denken, dass – wie im Tun des Shiva, des Gottes der Zerstörung, die alte Ordnung erst einmal unterhöhlt werden muss, damit die neue überhaupt zustande kommen kann.« (ebd., S. 98f.) Hierbei gibt es in der strukturellen Familientherapie drei Hauptstrategien: sie Herausforderung des Symptoms, die Herausforderung der Familienstruktur und die Herausforderung der »Realität der Familie«.

Zeitweilige Entwicklungsstillstände und Rückschritte können dazu dienen, die Vergangenheit aufzuarbeiten und in der Vergangenheit liegende Konflikte zu bewältigen sowie sich eine neue Lebensgeschichte zu erschaffen; sie können aber auch zu langfristigen Fixierungen führen, die die eigene Entwicklung und das zeitliche Zusammenspiel der Familie empfindlich stören. Manchmal ist es wichtig, mit Veränderungen warten zu können, bis der »rechte Augenblick« gekommen ist, wo schon kleine Ursachen große Wirkungen tätigen können. Manchmal »verschreiben« Familientherapeuten sogar den Stillstand, indem sie dazu raten, möglichst nichts zu verändern, entweder weil sie glauben, dass der rechte Zeitpunkt noch nicht gekommen ist, oder weil durch den von außen gegebenen Rat, alles beim Alten zu lassen, der Wunsch der Klienten selbst mobilisiert werden kann, eben doch Veränderungen herbeizuführen.

S. Minuchin und H.C. Fishman (1992) achten in ihren Therapiesitzungen sehr genau auf kleine nichtverbale Signale der Familienmitglieder, die beispielsweise aussagen: »Wir haben einen gefährlichen Punkt, eine unbekannte Kreuzung oder einen selten benützten Pfad erreicht. Gebt Acht, bewegt euch langsamer oder hört auf.« Derartige Signale »erfolgen so automatisch, dass die Familienmitglieder darauf eingehen, ohne überhaupt zu bemerken, dass sie verbotenes Terrain erreicht und die Zügel des Familiensystems sich gestrafft haben. Sie reagieren wie ein Dressurpferd, noch bevor sie die Zügel und damit den Schmerz tatsächlich spüren. Zu den Techniken des Therapeuten, mit denen man mehr Intensität erreichen kann, gehört die Aufforderung, die augenblickliche Transaktion fortzusetzen, nachdem die Regeln des Systems rotes oder gelbes Licht gegeben haben. (...) Ähnliche Ergebnisse kann man auch dadurch erzielen, dass die Zeitspanne verkürzt wird, die die Beteiligten gewöhnlich für eine bestimmte Transaktion brauchen.« (ebd., S. 174) Das Ausdehnen ungewohnter oder verbotener Transaktionen und das Verkürzen anderer Wechselbeziehungen, das Eingreifen in das Tempo und die Dauer des »Tanzes« der Familie fordern die Familie heraus und intensivieren die Therapiesitzungen.

Des Weiteren wird dem *Ritual* in der systemischen Familientherapie eine wichtige Bedeutung beigemessen. L. Boscolo und P. Bertrando (1994) weisen auf die Ähnlichkeiten zwischen systemischen Therapiesitzungen und Übergangsriten hin und machen auf die Ähnlichkeit zwischen der Funktion der Psychotherapie in unserer Gesellschaft und der Funktion von Übergangsriten in primitiven Gesellschaften aufmerksam.

> Betrachtet man die Krankenhausroutine in der westlichen Welt, so fällt auf, dass der Patient bei Einweisung in die Klinik eine ganz besondere Aufmerksamkeit erhält. Um die genaue Diagnose zu finden, sind meist erhebliche Anstrengungen erforderlich, die durch den Einsatz umfangreicher Technologien unterstützt werden. Auch die Behandlungsphase ist meist zu Beginn der Erkrankung besonders intensiv. Kurz vor der Entlassung erhält der Patient – falls keine Anschlussbehandlung oder Rehabilitationstherapie geplant ist – im stationären Behandlungssetting dagegen meist viel weniger Aufmerksamkeit.
> Bei der psychiatrischen Behandlung in manchen afrikanischen Ländern ist es genau umgekehrt. Hier hat die Entlassungszeremonie eine ganz besondere Bedeutung. Der zu entlassene Patient wird in einer rituellen Feier, an der sich das ganze Dorf beteiligt und die manchmal mehrere Tage dauert, wieder in die Gemeinschaft der nicht psychisch Kranken reintegriert. Die westliche Medizin widmet der Krankenhausaufnahme eine erhebliche Aufmerksamkeit, sodass – betrachtet man das Ritual – der Übergang von der Gesundheit zur Krankheit eine besondere Würdigung erhält, während der Übergang von der Krankheit zur Gesundheit, der ja eigentlich viel wünschenswerter ist, fast in Vergessenheit gerät. Übergangsrituale von der Krankheit zur Gesundheit zu entwickeln, wäre vielleicht eine lohnende Aufgabe in der westlichen Medizin.

In der systemischen Familientherapie wird einerseits dem rituellen Aspekt der Behandlung selbst Aufmerksamkeit geschenkt, andererseits wird auch die wichtige Rolle von bestehenden oder zu entwickelnden Familienritualen gewürdigt. Der gemeinsame Sonntagsmittagstisch oder jährlich begangene Familienfeiern haben eine wichtige rituelle Bedeutung.

Rituale werden den Familien sogar »verschrieben«, um außerhalb der gewohnten Gleise gemeinsame Kontakt- und Übereinstimmungspunkte zu finden, wobei die Form des Rituals oft wichtiger als ihr Inhalt ist. Ein solches verschriebenes Ritual, welches etwa darin bestehen kann, dass sich die Familie an einem bestimmten Wochentag zusammensetzt, um über ein bestimmtes Thema zu sprechen, setzt eine deutliche Zäsur zwischen alltäglicher und ritueller Erfahrung und ermöglicht so unter Umständen eine diskontinuierliche Entwicklung. Am Ritual sind alle Familienmitglieder beteiligt und werden bei der eigentlichen Ausführung auf dieselbe Ebene gestellt. Das Ritual synchronisiert so die individuellen Zeiten, indem es an bestimmten Tagen gemeinsam ausgeführt wird. Neben der aktiven Entwicklung neuer Rituale ist es ebenso hilfreich, festgefahrene ritualisierte Interaktionsmuster zu erkennen und die Familie bei der Veränderung von entwicklungshemmenden Ritualen oder »Teufelskreisen« zu unterstützen.

Melges (1982) beschreibt eine recht ausgefeilte *zukunftsorientierte* Therapie, auf die ich an anderer Stelle noch zurückkommen werde. Diese spezifisch sich mit zeitlichen Perspektiven der Klienten auseinander setzende Behandlungsmethode lässt sich sehr gut in familientherapeutische Sitzungen integrieren: Zunächst geht es darum, in den Familieninteraktionen typische Teufelskreise aufzuspüren. Ein häufiger Teufelskreis besteht darin, dass die Mitglieder Nähe nur bis zu einem gewissen Grad zulassen können, weil sie befürchten bei zu großer Nähe von anderen dominiert, kontrolliert oder abrupt fallen gelassen zu werden. Diese Ambivalenz von Nähe und Distanz führt dann zu Verhaltensweisen, die Nähe untergraben, indem man beispielsweise beginnt, im anderen Fehler zu suchen, oder anfängt, sich selbst als Opfer des anderen zu erleben. Oft stabilisiert ein weiteres Familienmitglied oder eine außenstehende Person derartige Interaktionen weiter, indem sie dem »Opfer« zu Hilfe eilt und sich mit ihm gegen den »bösen Angreifer« verbündet. Die neue Koalition ist aber auf Grund der oben beschriebenen Ängste und Ambivalenzen ebenso wenig stabil und so kommt es zu neuen Distanzierungen und Veränderungen der Bündnisse.

Spürt man in familientherapeutischen Sitzungen derartige Kreisläufe auf, kann man die Familienmitglieder unterstützen neue Formen der Annäherung und Abgrenzung zu finden und die gegenseitigen Kränkungen und Zuschreibungen aktiv zu meiden. Jedes Familienmitglied kann im weiteren Verlauf die eigenen Zukunftswünsche unabhängiger von den Nähe-Distanz-Erwartungen der anderen in den Familiensitzungen äußern. Die Familie wird dann als Ganzes angehalten ein »Experiment« durchzuführen: Jeder soll sich mit geschlossenen Augen in entspanntem Zustand vorstellen, wie denn die von Teufelskreisen befreiten Familienbeziehungen, in denen jeder seine Zukunftswünsche besser verwirklichen kann, in beispielsweise drei Monaten aussehen könnten. Durch Fragen des Therapeuten unterstützt, kommt die Familie dann darüber ins Gespräch, wie sich jeder die wechselseitige Unterstützung, Kommunikation, Abgrenzung und Machtverteilung in dieser in die Zukunft projizierten eigenen Familie vorstellen würde.

Diese Wünsche und Ziele der Familienmitglieder werden dann Schritt für Schritt mit wirklichen familiären Interaktionen aus Vergangenheit und Gegenwart (d.h. mit bereits bestehenden Ressourcen) und mit notwendigen Veränderungsschritten in Verbindung gebracht. Hierbei ist die Technik der Familienskulptur recht hilfreich, bei der die Familienmitglieder einerseits so aufgestellt werden können, wie es den gegenwärtigen Beziehungen entspricht, und andererseits jedes Familienmitglied Veränderungen im Hinblick auf die eigenen Zukunftswünsche direkt für die anderen sinnlich erfahrbar vornehmen kann. Wichtig ist, Zukunftsprojektionen nicht einfach nur als irreale Wunschgebilde wahrzunehmen, sondern die große Bedeutung von Zukunftserwartungen für gegenwärtiges Handeln immer wieder herauszuarbeiten. Hierauf werde ich noch einige Male zurückkommen.

Die Zukunft ist nicht einfach nur eine Wegstrecke, die vor uns liegt. Wie wir uns in unserer persönlichen Zukunft entwerfen, bestimmt unser gesamtes Selbstbild und unser gegenwärtiges Handeln. In der existenzphilosophischen Sichtweise wird besonders betont, wie bedeutsam das »Vorlaufen« bis zum eigenen Tod, das Sichentwerfen in eine eigene Zukunft für das Selbstverständnis und die eigene Selbstvergewisserung ist.

Neuere neurowissenschaftliche Erkenntnisse

Geht es um die Frage, ob zeitliche Strukturierungen beliebig manipulierbar sind oder ob verändernde Interventionen rasch an Grenzen stoßen, so scheint es hilfreich, einen Blick auf neurowissenschaftliche Forschungen zu richten. Gibt es biologisch vorgegebene zeitliche Muster? Wodurch werden sie bestimmt? Können wir hieraus etwas für die therapeutische Praxis lernen?

Die modernen Neurowissenschaften setzen sich intensiv mit dem Begriff der Gegenwartsdauer auseinander. Wie H. Bergson (1988, S. 104f.) in seiner zu Beginn des Jahrhunderts publizierten Einführung in die Metaphysik ausführt, drückt der Begriff der Dauer zugleich eine abstrakte Vielheit und eine abstrakte Einheit aus. Er sieht die Dauer wie eine Vielheit von Momenten, die miteinander durch eine Einheit, welche wie ein Faden durch sie hindurchläuft, wieder verbunden sind. Im physikalischen Zeitkonzept existieren in einer noch so kurz gewählten Dauer beliebig viele Momente, denn rein mathematisch kann man zwischen zwei Punkte immer noch andere legen, bis sich die Dauer in einen »Staubwirbel von Momenten« (ebd., S.106) verflüchtigt, von denen keiner dauert, da jeder ein augenblicklicher ist. Betrachtet man nun andererseits die Einheit, so wird sie, wenn man sich in ihr Wesen vertieft, als ein unbewegliches Substrat des Sichbewegenden erscheinen, »als irgendeine unzeitliche Wesenhaftigkeit der Zeit: als das, was ich die Ewigkeit nenne ...« (ebd., S. 106)

Die im Folgenden skizzierten neurowissenschaftlichen Untersuchungen versuchen nun die Dauer zwischen den Polen infinitesimale Teilbarkeit und ewige Einheit genauer einzugrenzen, sie suchen nach einer biologisch zu definierenden Gegenwartsdauer, indem sie zeitliche Strukturierungen im Gehirn erforschen und der Frage nachgehen, ob man hieraus Rückschlüsse über die Entstehung von Zeitkonzepten ziehen kann, ob das Gehirn sich seine Zeit selber konstruiert – und wenn ja, wie.

»Das Erleben von Zeit setzt ... eine ganze Hierarchie psychophysischer Systeme voraus, welche es im Alltag ermöglichen und begrenzen.« (HEIMANN 1990, S. 38)

Neuere neurophysiologische und neuropsychologische Forschungsergebnisse bringen sehr interessante Erkenntnisse zur Wahrnehmungsorganisation zu Tage. Im visuellen System werden etwa 20-30 Millisekunden (ms) benötigt, um die auf der Netzhaut registrierten Signale in die für die visuelle Wahrnehmung zuständigen Gehirngebiete zu leiten und dort die entsprechenden neuronalen Aktivitätsmuster zu erzeugen. Im auditiven System wäre eine viel kürzere Überleitungszeit der im Innenohr eingehenden Signale in die Gehörzentren des Gehirnes möglich, dennoch werden Hörinformationen nicht schneller als visuelle Informationen verarbeitet. Alle eingehenden Sinnesinformationen werden, den Erkenntnissen aus ganz verschiedenen Wahrnehmungsexperimenten zufolge, innerhalb von 20-30 ms andauernden Wahrnehmungsfenstern so zusammengeführt, dass das wahrnehmende Subjekt innerhalb dieser 20-30 ms zeitliche Abfolgen nicht erkennen kann. Sinneseindrücke werden also zunächst zeitlos verarbeitet. Diese zeitlosen »Momente« sind keine unausgedehnten Jetzt-Punkte, sondern – von außerhalb gemessen – Zeitintervalle von 20-30 ms Dauer. (PÖPPEL 1997)

Unsere Zeiterfahrung lässt sich also nicht aus der unmittelbaren Sinneserfahrung ableiten; auf einer ersten Integrationsstufe ist die Wahrnehmung atemporal. Diese atemporalen Wahrnehmungsmuster werden nun vor dem Hintergrund unseres Erfahrungshorizontes gedeutet. Hierbei werden aktuelle Sinneseindrücke, die Impulse zur Steuerung des Bewegungsapparates und die emotionalen Tönungen vor dem Hintergrund von Gedächtnisinhalten zu einem komplexen Gesamtbild verwoben. Gedächtnisinhalte können sprachliche Bedeutungsbildungen, emotionale Erinnerungen, Wahrnehmungsbilder (Sinneserinnerungen) oder erlernte Fertigkeiten (Handlungsmuster) sein.

Diese Integration aktueller zeitloser Wahrnehmungen in das lebensgeschichtlich entstandene Gedächtnis ist eine aktive Leistung des Kurzzeitgedächtnisses, durch die die Zeitlichkeit der Wahrnehmung erst entsteht. Man darf sich das Kurzzeitgedächtnis nicht als dem Langıtgedächtnis vorgeschaltet vorstellen, Informationen werden nicht erst ı Kurzzeitgedächtnis und dann im Langzeitgedächtnis gespeichert, ndern das Kurzzeitgedächtnis ermöglicht filternd eine Integration tueller Eindrücke in die Erinnerungskontinuität. Hierbei scheinen ꞉itintervalle von 2-3 Sekunden Dauer von besonderer Bedeutung zu in. Ganz unabhängig von den entstehenden sprachlichen Deutun- n werden innerhalb dieser »Sekunden-Fenster« Wahrnehmungen im urzzeitgedächtnis miteinander vernetzt. Hierbei entstehen bereits itliche Beziehungen. Die Folge zeitloser Momentaufnahmen ist vor ꞉m Hintergrund der Lebenserfahrung zu Bedeutungseinheiten ver- ꞉tzt worden. Alle 2-3 Sekunden oder manchmal auch früher werden ꞉ue nichtsprachliche und sprachliche Bedeutungseinheiten zusam- engefügt. (Pöppel 1997)

»Somit scheint, zumindest was die einfache Reizerkennung, besser ꞉izunterschiedserkennung und Verarbeitung, angeht, die ›Gegenwart‹ ler der ›Augenblick‹ bestimmbar zu sein: Sie oder er ist drei Sekun- ꞉n lang. Die von den Philosophen gestellte Frage nach der Länge des ıgenblicks wird also von der Physiologie beantwortet.« (Retzer 94, S. 39)

Hält man beispielsweise eine Rede, so wird sie dann vom Zuhörer ıt verstanden, wenn alle 2-3 Sekunden eine kleine Pause beim Spre- en gemacht wird und wenn die Teilsätze bzw. Inhaltseinheiten in- ꞉rhalb von 2-3 Sekunden abgeschlossen werden.

Betrachtet man ein Bild, das zwei miteinander unvereinbare Sicht- ꞉isen zulässt, wie zum Beispiel den perspektivisch gezeichneten Würfel Abbildung 1 (S. 68), so wird häufig jeweils eine Sichtweise des Bil- ꞉s für 2-3 Sekunden aufrechterhalten, danach ist es möglich, diese chtweise oder Bedeutungseinheit abzuschließen und sich der Alter- tive zu öffnen, um dann diese Alternative für (mindestens) 2-3 Se- ınden zu bewahren.

Bedeutungsstabilisierende Zeiträume, welche durch eine rhythmische rganisation aller Wahrnehmungs- und Handlungsprozesse entstehen, heinen von fundamentaler Bedeutung zu sein. Hier werden wieder klische Zeitkonzepte berührt, wie sie etwa in der östlichen Philoso- ıie viel stärker verankert sind (Dalenoort 1997).

Die von E. Pöppel konstruierten Zeitfenster für die psychologische egenwart wurden von anderen Autoren wiederum kritisiert. Unter- hiedliche Forscher postulierten verschiedene Zeiträume, die sich

Abbildung 1: Der perspektivisch gezeichnete Würfel

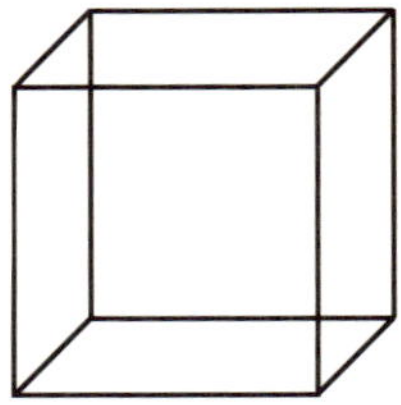

zwischen 100 ms und 10 s bewegten. In einem weiteren Ansatz wird eine geometrische Reihe vorgeschlagen, nach der sich psychologische Zeitquanten entwickeln lassen, aus denen sich psychologische Gegenwartsdauern ermitteln lassen. Gemeinsam ist allen die zu Grunde liegende Annahme, dass innere Repräsentationen nicht kontinuierlich gebildet werden, sondern aus einzelnen (diskreten), voneinander abgrenzbaren syntaktischen und semantischen Einheiten bestehen, dass wir uns an zusammenhängende Situationsbilder, Gedanken und Ereignisse erinnern und nicht etwa die zweite Hälfte des einen Bildes mit der ersten Hälfte des nächsten Bildes verschmelzen.

Die genaue Zeitdauer, die derartige Bedeutungsbildungen erfordern, kann sich bei der Untersuchung verschiedener Menschen und von Situation zu Situation als jeweils unterschiedlich erweisen. Nehmen wir einmal an, wir würden uns ständig eine neue Gegenwart erschaffen, indem wir die Wahrnehmungen und Interpretationen der Welt vor dem Hintergrund spezifischer Zukunftserwartungen zu einem einheitlichen Ganzen integrieren und dies dann als sinnvolles Ganzes im Gedächtnis aufbewahren, dann würde unsere Gegenwartsdauer in einer stimmigen und verlässlich-bekannten Umwelt eine typische Zeitdauer einnehmen, könnte jedoch auch durch plötzliche, nicht mehr integrierbare Eindrücke oder Erinnerungen unterbrochen werden (Michon 1994). In Extremsituationen oder bei schweren psychischen Störungen könnte sich die Gegenwartsdauer demzufolge verändern.

Neurophysiologische Modelle vermuten, dass das Kurzzeitgedächtnis auf neuronalen, sich selbst wieder erregenden Kreisprozessen beruht. Diese Kreisprozesse sind nicht unabhängig von anderen körperlichen und mentalen Rhythmen. So können beispielsweise in der Regel sechs oder sieben voneinander unabhängige Silben oder Lautfolgen mühelos vorübergehend im Kurzzeitgedächtnis »behalten« werden. Handelt es sich jedoch um Lautfolgen, deren Aussprache länger dauern würde, so fällt das Behalten schwerer. Die Gedächtnisspanne des Kurzzeitgedächtnisses für sprachliche Informationen umfasst in der Regel nur so viele Lautfolgen, wie der Betreffende innerhalb von zwei Sekunden aussprechen kann. Das heißt, dass das Kurzzeitgedächtnis für sprachliche Informationen in seiner Rhythmik an den Sprechrhythmus gekoppelt ist.

Hierin zeigt sich meiner Meinung nach, dass Gedächtnisprozesse sich nicht aus der Rhythmik und Zeitlichkeit des gesamten Menschen herauslösen lassen, dass wir den Menschen nicht in unabhängige Teilbereiche wie Bewegungssystem, Wahrnehmungssystem, Gedächtnis usw. unterteilen können und dass wir unser Gedächtnis nicht einfach mit einem in uns befindlichen Computer, der Informationen speichert, vergleichen können. Die rhythmische Vernetzung unserer Denk-, Wahrnehmungs- und Handlungsprozesse darf nicht vernachlässigt werden, und die Abtrennung der Denk- und Gedächtnisvorgänge von motorischen Prozessen ist künstlich. Wenn ein Geruch plötzlich lebhafte Erinnerungsbilder hervorruft oder das Gedächtnis eines dementen Menschen durch den Vollzug häufig ausgeübter Tätigkeiten beflügelt werden kann, dann werden derartige Verflechtungen ansatzweise erkennbar.

Neurobiologisch scheint es so zu sein, dass das Zusammenwirken verschiedener Hirnregionen für Aufgaben notwendig ist, die die genaue zeitliche Einordnung von Bewegungen und die Wahrnehmung von Zeitdauern beeinhalten. E. Hazeltine u.a. (1997) beschreiben in diesem Zusammenhang das Kleinhirn, die Basalganglien und die kortikalen (Hirnrinden-)Strukturen. Das Kleinhirn mit seinen wichtigen Aufgaben in der Bewegungskoordination scheint hierbei insbesondere bei Zeitdauern unter einer Sekunde von elementarer Bedeutung, jedoch gibt es experimentell wenig Hinweise darauf, dass es gewissermaßen wie ein Schrittmacher oder wie ein Oszillator, d.h. wie eine innere Uhr funktioniert. Eher scheint eine *nicht* auf einer Vergleichsschwingung beruhende Art der Erfassung von Zeit wahrscheinlich, das kann bedeuten, dass das Modell einer quasi unabhängigen inneren Uhr vermutlich nicht stimmig ist, sondern eher zeitliche Prozesse und Intervalle miteinander verglichen werden, wobei verschiedene Hirnregionen aufeinander abgestimmt werden.

Die Basalganglien haben ebenfalls eine bedeutsame Funktion bei der Wahrnehmung von Zeitdauern und bei der Produktion zeitlich genau bemessener Bewegungen. Dies zeigen Experimente mit Parkinson-

Kranken, die Bewegungen einer genau bemessenen Zeitdauer ausführen sollten. Beteiligt scheinen innerhalb der Basalganglien sowohl die Substantia nigra – welche bei der Parkinson´schen Erkrankung geschädigt ist – als auch das dorsale Striatum, welches möglicherweise eine Rolle bei der Verknüpfung kleinerer zu größeren (im 60-Sekunden-Bereich liegenden) Zeitintervallen spielt. Eine solche Verknüpfung kann nur sinnvoll gelingen, wenn verschiedene innere Prozesse miteinander verknüpft werden und zugleich Reize, die von außen kommen, integriert werden.

Bei der genauen zeitlichen Einordnung und der Koordination innerer und äußerer Vorgänge spielen natürlich auch Zeitgedächtnis- und Aufmerksamkeitsprozesse eine Rolle, welche anatomisch mit der Hirnrinde in Verbindung gebracht werden. Das alles zeigt, dass es wohl eher um ein Netzwerk von Koordinationsprozessen als um das Auffinden einer inneren Uhr, welche unabhängig eine Referenzzeit vorgeben könnte, geht.

Bei der Wahrnehmung von Zeitdauern scheinen ähnliche Mechanismen eine Rolle zu spielen wie bei der motorischen Produktion von Zeitdauern. Letzteres wird in Experimenten untersucht, bei denen die Versuchspersonen mit den Fingern, Händen oder Füßen in gleich bleibenden zeitlichen Abständen klopfen sollen. Menschen mit einer Kleinhirnschädigung schneiden bei derartigen Experimenten, die eine genaue zeitliche Abstimmung von Skelettmuskelbewegungen beinhalten, schlechter als Gesunde ab. Auch sind sie bei Geschwindigkeitsschätzungen beeinträchtigt (Ivry 1993).

Ebenso erlernten kleinhirngeschädigte Patienten eine klassische Konditionierungsreaktion kaum, bei der es darum ging, auf einen Ton (konditionierter Stimulus), der mehrfach kurz vor einem auf die Augen gerichteten Luftzug (unbedingter Reiz) präsentiert wurde, bereits vor Einsetzen des Luftzugs mit schützenden Augenlidbewegungen zu reagieren. Sowohl bewusste als auch unwillkürlich ablaufende zeitliche Abstimmungsprozesse scheinen bei kleinhirngeschädigten Menschen beeinträchtigt. Ist die bewusste Zeitwahrnehmung ein Epiphänomen unwillkürlicher motorischer Koordinationsprozesse oder bedient sie sich nur zur Erhöhung der Genauigkeit einiger Vergleiche mit Bewegungsabläufen? Die kleinhirngeschädigten Patienten schätzten Zeitdauern zwar ungenauer, aber standen bei derartigen Aufgaben nicht vor einem völligen Rätsel; dies scheint mir eher darauf hinzuweisen, dass das Kleinhirn bei Zeitaufgaben gewissermaßen als »Experte in Genauigkeit« zu Rate gezogen wird.

Zur weiteren Klärung der Frage, ob wir quasi eine innere Uhr in uns tragen oder ob zeitliche Strukturen erst in komplexer Vernetzung von Lebensprozessen entstehen, ist auch das Phänomen der Scheinbewegungen hochinteressant (die Beispiele entnehme ich Retzer 1994, S. 40ff.).

»Wenn zwei Punkte in einer Distanz von 1,4 Grad voneinander in einem Zeitintervall zwischen 10 und 45 Millisekunden nacheinander kurz beleuchtet werden, sieht der Beobachter einen einzelnen Punkt, der sich von der zuerst beleuchteten Position zur zweiten bewegt.«

Abbildung 2: Zwei beleuchtete Punkte

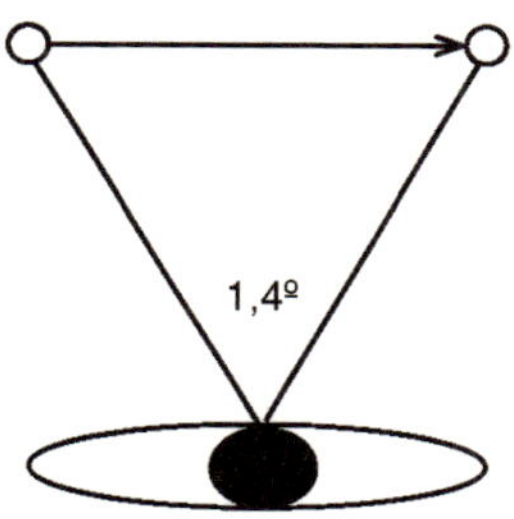

Wenn zwischen den beiden Orten, an denen die Punkte kurz beleuchtet werden, eine Schranke in Form eines weißen Feldes auftaucht, so sieht der Beobachter sogar einen Punkt, der um die Schranke herumwandert.

Abbildung 3: Der wandernde Punkt

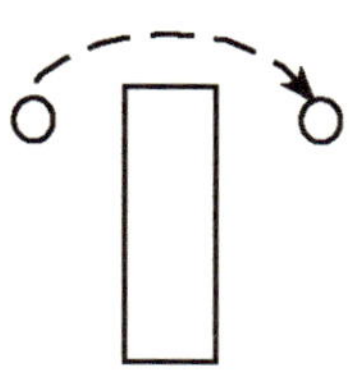

»Wird ... die Form des beleuchteten Gegenstandes verändert und lässt man beispielsweise zuerst einen Kreis und dann ein Quadrat aufleuchten, verändert sich der Kreis in seiner Bewegung, um als Quadrat anzukommen.«

Abbildung 4: Der Kreis wird zum Quadrat

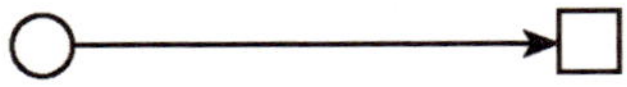

»Werden nach einem Kreis (1), der zuerst beleuchtet wird, vier Kreise (2-5), die sich in unterschiedlichen Richtungen davon befinden, beleuchtet, teilt sich der Kreis in der Mitte in vier Kreise auf, die sich einzeln und gleichzeitig in die vier Richtungen fortbewegen.«

Abbildung 5: Sich wegbewegende Punkte

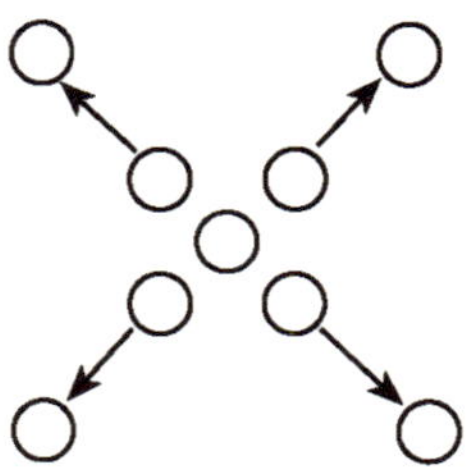

Ein ähnliches Experiment – das so genannte Phi-Phänomen – zitiert P. Davies (1997, S. 312ff.): Werden in einem abgedunkelten Raum in schneller Folge (im Abstand von 50 ms) kurz zwei kleine Punkte beleuchtet, die geringfügig auseinander liegen, so sehen Versuchsteilnehmer einen hin und her springenden Punkt. Ist in einem modifizierten Experiment der erste Punkt rot und der zweite grün, so wechselt der Punkt in der Wahrnehmung der Versuchsteilnehmer in der Mitte der imaginären Bahn abrupt die Farbe. Dies bedeutet, dass die Versuchsperson bereits die grüne Farbe zu sehen scheint, bevor der grüne Punkt beleuchtet wird.

Aus derartigen Experimenten geht hervor, dass wir im Bereich der Wahrnehmung aktiv zeitliche Zusammenhänge herstellen. Das Phi-Phänomen kann erklärt werden, wenn wir annehmen, dass Personen aus den vielen eingehenden Informationsströmen eine Geschichte von der Welt aufbauen. Die Informationsströme werden ständig überarbeitet und manchmal sogar – bevor sie Eingang in die bewusste Wirklichkeitsverarbeitung erhalten – zurückgezogen. Jeder Strom kann seine eigene »Zeitlinie« haben und sogar Rückwärtsschleifen bilden. Erst aus der Zusammenschau verschiedener Informationsströme entsteht in einem verfeinerten Bearbeitungsprozess aus verschiedenen Entwürfen die subjektive Wirklichkeit.

Wie später in dem Abschnitt über die Verhaltenswissenschaften noch weiter ausgeführt wird, sind Zeitlichkeit und Bedeutungsbildung eng miteinander verwoben, jedoch nicht so, dass Bedeutungen innerhalb einer von außen vorgegebenen Zeit gebildet werden, sondern eher dadurch, dass Zeitlichkeit erst durch die Art und Weise, wie mit Hilfe des Gedächtnisses Wahrnehmungen gedeutet werden, entsteht. Das heißt, die Zeit wird uns nicht von außen vorgegeben, sondern liegt in uns und unserer Weltsicht begründet und ist gleichzeitig eine Bedingung für diese Art und Weise, in der Welt zu sein. Die objektive, außerhalb des Menschen verfließende Zeit der klassischen Naturwissenschaften scheint demgegenüber eine eindimensionale Abstraktion zu sein, welche dem Ordnen und Vereinfachen von Ereignissen zu bestimmten Zwecken dient, aber nicht den Anspruch erheben kann, Zeitlichkeit umfassend zu erklären, und zwar insbesondere in ihrer subjektiven Bedeutsamkeit. Als Taktgeber für den Umgang mit psychischen Krisen und Krankheiten scheint sie gänzlich ungeeignet.

H.R. Maturana (1997, S. 114ff.) vertritt eine ähnliche Auffassung; er zeigt, »dass in jedem Bereich die Biologie des Beobachters die Grundlage für den Begriff der Zeit bildet und nicht die Physik ...« Zeit stelle eine Abstraktion unserer Erfahrungen von Prozessabfolgen dar, und da sich menschliches Leben in der Sprache vollziehe, könnten wir die Zeit nur mit unseren sprachlichen Möglichkeiten erfassen. Diese sprachlichen Möglichkeiten entstehen in einem Interaktionsfluss der Beteiligten. Sprachhandeln ist eine Weise lebendigen gemeinsamen Handelns, ein Abstimmungsprozess, im Laufe dessen Verhalten koordiniert wird. »Der Beobachter ist keine physikalische Entität, sondern eine Art und Weise des Handelns oder Operierens menschlicher Wesen in der Sprache.« (ebd.) Da der Begriff der Zeit eine Abstraktion unserer Erfahrungen darstellt, kann es viele Formen von Zeit geben. Es gibt verschiedene Formen, Abstraktionen der Regelmäßigkeit von Erfahrungen vorzunehmen, und in den Interaktionsflüssen, in denen sich sprachliches Handeln vollzieht, können ganz verschiedene Auffassungen von Zeit entstehen.

Psychosomatik: Die Einbeziehung des Körpers

»Es ist ... nicht auszuschließen, dass die gewalttätige Zerhackung unserer natürlichen zeitlichen und räumlichen Rhythmen noch weit verheerendere psychische Folgen hat, als man heute schon nachzuweisen vermag«, schrieb L. Ciompi (1990, S. 19). In unserem Zeiterleben sind wir nicht nur von unserem bewussten Zeitkonzept geprägt, sondern ebenso durch (teils bewusste, teils unbewusste) körperliche Rhythmen. Besonders zuwenden möchte ich mich zunächst dem Atemrhythmus.

Der Atemrhythmus und zyklische Zeitkonzepte

Wie wichtig der gute Körperbezug über das Atmen sein kann, haben zuletzt auch Psychose-Erfahrene herausgestellt, und zwar insbesondere zur Vorsorgearbeit (Bellion 1997 und 1998).

Bei vielen Entspannungsverfahren und in der Meditation nimmt die Hinwendung zum Atemrhythmus einen wichtigen Platz ein, denn über den Atem können wir uns in unserer Beziehung zu unserem Körper in besonderer Weise erfahren: »Das Merkwürdige beim Atmen liegt ... darin, dass es sowohl als eine willkürliche als auch eine unwillkürliche Handlung angesehen werden kann. Sie können fühlen, wie Sie es tun, und andererseits, wie es mit Ihnen geschieht (...). Denn wenn Sie sich Ihres Atmens allmählich bewusst werden, kann Ihnen klar werden, wie künstlich die scharfe Grenzlinie ist, die wir zwischen dem, was wir tun, und dem, was mit uns geschieht, ziehen.« (Watts 1984)

> Legen Sie sich auf den Rücken, sorgen Sie dafür, dass Sie bequem und warm liegen, schließen Sie, während Sie so angenehm und entspannt daliegen, die Augen und lassen Sie Ihre Gedan-

ken, ohne sie aufzuhalten, vorbeiziehen. Gedanken kommen und gehen, Sie halten keinen fest. Legen Sie dann nach einer Weile Ihre Hände auf den Bauch und spüren Sie, wie sich Ihr Bauch hebt und senkt wie eine große, weite Welle, und lassen Sie mit dieser Welle die Atemluft in Ihren Körper hinein- und wieder herausströmen. Vielleicht strömt die Luft ganz frei und ungehindert durch Ihren Körper, vielleicht wird sie auch an der einen oder anderen Stelle noch etwas aufgehalten. Das macht nichts. Mit der Zeit werden Sie vielleicht spüren können, wie sich leichte Anspannungen, die den Luftstrom kontrollieren, langsam lösen und wie die im Heben und Senken der Hände auf dem Bauch spürbare Welle Ihren Körper durchwogt.

Beenden Sie diese kleine Übung, wann Sie wollen. Sie können Sie auch unterbrechen und wieder aufnehmen und erweitern, wann immer Sie wollen. Die Atemwelle begleitet Sie ohnehin, gebremst oder frei, ganz gleich ob Sie sie bemerken und Ihre Aufmerksamkeit ihr zuwenden oder nicht.

Zur weiteren Vertiefung kann die hypnotherapeutische Kassette *Atemlust* von H. v.d. WERTH (1991) dienen.

In der Hinwendung zum Atemrhythmus lösen wir uns von äußeren Zeitgebern, es ist bedeutungslos, wie viele Minuten vergehen, während wir uns dem Atem zuwenden, oder wie viele Sekunden ein Atemzug dauert. Im Auf und Ab der Atemwoge besinnen wir uns auf unsere körperliche Gegenwart, während sich in der Wiederholung der Rhythmus vertieft. Diese Wiederholung ist kein bloßes Nacheinander von Ereignissen, sondern eine sich wiederholende Wahrnehmung der *körperlichen Identität*, einer Identität, die sich nicht durch rigide räumliche Abgrenzung von der Außenwelt bestimmt, sondern sich in ihrem rhythmischen Vollzug findet. Im Ein- und Ausatmen sind wir durch den Luftstrom in besonderer Weise mit der Außenwelt verbunden.

Bei der Beschäftigung mit körperlichen Rhythmen treffen wir auf ein zyklisches Zeitkonzept. Die zyklische Wiederkehr ist ein wesentliches Element unseres Zeitbezugs, sie stiftet Identität und bettet die Gegenwart ein in größere Bezüge. So gewinnt beispielsweise die Wiederkehr der Jahreszeiten mit zunehmendem Lebensalter bei den meisten Menschen an Bedeutung, das Aufblühen der Landschaft im Frühling, ein warmer Sommertag, die wilden Farben des Herbstes oder ein sonnig weißer Wintertag wecken Erinnerungen und Vorstellungsbilder, rufen tiefe Gefühle wach und symbolisieren sowohl verlässliche Wiederkehr als auch Vergänglichkeit. Im Umgang mit dementen Menschen werden in vielen Institutionen derartige Zeitbezüge stark vernachlässigt. Zyklische Zeitkonzepte verweisen auf Zusammenhänge zwischen Werden und Vergehen, Geburt und Tod, Wiederkehr und Endlichkeit.

Erinnern wir uns an markante Ereignisse und versuchen wir sie zeitlich einzuordnen, so benutzen auch wir in der westlichen Welt zyklisch wiederkehrende Anhaltspunkte aus unserem unmittelbaren Erleben. Es ist oft leichter, die Tageszeit oder die Jahreszeit eines Ereignisses zu erinnern (zyklische Zeitkonzepte), als anzugeben, wie lange das Ereignis zurückliegt (lineares Zeitkonzept) (Friedman 1990).

Zyklische Zeitkonzepte spiegeln sich auch in Ritualen. Indem Rituale in regelmäßigen Abständen wiederholt werden, symbolisieren sie Kontinuität und Wiederkehr, sie schaffen Sicherheit und ein Zusammengehörigkeitsgefühl einer sozialen Gruppe und synchronisieren die einzelnen Mitglieder. Das Ritual steht gewissermaßen außerhalb der linear sich entfaltenden Zeit und schafft wiederkehrende Bezugspunkte.

Übergangs- und Veränderungsriten stehen zwischen einem zyklischen und einem linearen Zeitkonzept. Das Ritual symbolisiert eine Veränderung, eine Entwicklung, zugleich ist diese Entwicklung eingebunden in eine außerhalb der Zeit stehende Ordnung. Im Übergangsritus wird eine Vergangenheit abgeschlossen, es findet ein Sprung in eine neue Zukunft statt, wobei sich dieser Sprung nicht linear aus der individuellen Vergangenheit entwickelt, sondern Bestandteil einer allgemeinen, feststehenden Ordnung ist. Wandel und Bleibendes vereinigen sich im Übergangsritus. Während des Ritus ist die Zeit gewissermaßen außer Kraft gesetzt. Sie macht einen diskontinuierlichen Sprung.

In chinesischen Zeitkonzepten ist der Augenblick weniger ein Zeitpunkt, sondern viel eher eine Fläche. Vergangenheit, Gegenwart und Zukunft fließen ineinander; der Augenblick ist weniger scharf abgegrenzt, zwar als Zentrum erkennbar, zugleich aber mit allem verwoben.

In diesem Zusammenhang kommt dem von dem altgriechischen Sophisten Gorgias geprägten Begriff »kairos«, »rechter Augenblick«, eine besondere Bedeutung zu, welcher nur in der Verwobenheit von Vergangenheit, Gegenwart und Zukunft verstehbar wird. Die Gegenwart ist hierbei nicht deterministisch aus der Vergangenheit bestimmt, sondern der »rechte Augenblick« eröffnet Möglichkeiten kreativen Handelns. Den Augenblick wahrzunehmen bedeutet, die besondere Gelegenheit zu ergreifen das immer Gleiche und schon Gesagte zu überwinden und die Zukunft als Möglichkeit von unvorhersehbarer Veränderung zu begreifen (SCHMIDT-GLINZER 1984; WHITE 1994).

Die vegetativen Körperprozesse und ihre Bedeutung für die Psychosomatik

Das Sich-Einlassen auf die weniger bewusst steuerbaren körperlichen Prozesse und Rhythmen vertieft die Körpererfahrung und hilft, bewusstes und unbewusstes Erleben miteinander zu verbinden. Ein ganzheitliches Zeiterleben ist gekennzeichnet durch die Zusammenschau eines auf den Menschen bezogenen bewussten Zeitkonzeptes, das Befindlichkeit und Gefühle nicht außen vor lässt, und eines Gewahrwerdens der eigenen körperlichen Rhythmen. Diesen Rhythmen kann man sich zum tieferen Verständnis auf verschiedene Weise nähern. Einerseits bewirkt die Hinwendung zum eigenen Körper unter Einbeziehung aller Sinne, die etwa in Entspannungsübungen, beim Sport, durch körperorientierte Psychotherapie-Verfahren oder anderes vertieft werden kann, ein ganzheitlicheres Verständnis der eigenen Zeitlichkeit; andererseits hilft auch die theoretische Analyse des autonomen (oder auch »vegetativen«) Nervensystems weiter.

Das vegetative Nervensystem, das weitgehend unabhängig von willentlicher Kontrolle Körperprozesse steuert und moduliert, ist hierarchisch aufgebaut: Die übergeordneten Zentren greifen regulierend in niedrigere ein, ohne Letztere außer Kraft zu setzen. Die entwicklungsgeschichtlich jungen Bereiche der Gehirnrinde, die für die differenzierten geistigen Aktivitäten des menschlichen Bewusstseins hauptverantwortlich sind, stellen in dieser Hierarchie das höchste Zentrum dar. Von hier aus kann eine Feineinstellung der vegetativen Funktionen je nach aktueller Umweltsituation erfolgen. Das limbische System, das enge Beziehungen zum Geruchssinn unterhält, dient einer von Gefühlen und Erinnerungen modulierten Umweltanpassung, wobei unter dem Einfluss von Emotionen typische Reaktionen zustande kommen (z.B. bei sexueller Erregung, bei Angst und Wut). Im weiter unten in der Hierarchie stehenden Hypothalamus-Hypophysen-System werden die einströmenden Signale zu starren elementaren Verhaltensweisen integriert, die – einmal in Gang gesetzt – nur noch sehr begrenzt beeinflussbar sind. Weitere Hierarchiebestandteile sind Hirnstamm und peripheres Nervensystem. Man kann das vegetative Nervensystem in zwei anatomisch voneinander abgrenzbare, sich in ihren Überträgerstoffen unterscheidende und in ihrer Funktion entgegengesetzte Subsysteme unterteilen, den Sympathicus und den Parasympathicus. Ersterer dient eher der Vorbereitung zur Aktivität ..., Letzterer fördert eher die Organe, die in Ruhe die Dauerbedürfnisse des Körpers befriedigen. (Jost 1990, S. 17ff.)

Betrachtet man die gehirnphysiologischen Kenntnisse über das vegetative Nervensystem, von denen hier nur einige Aspekte in einer vereinfachenden Zusammenfassung dargestellt werden, so wird deutlich, wie sehr vegetative Prozesse mit kognitiven und emotionalen verwoben sind, dies natürlich in beiden Einflussrichtungen, sodass es auch von dieser Warte her nicht sinnvoll erscheint, eine starre Trennung zwischen kognitiver, emotionaler und körperlicher Zeitlichkeit zu vollziehen.

Unsere körperlichen Rhythmen sind uns nicht per se erschlossen. Zählen wir die Atemzüge in der Minute oder messen wir den Puls, so erheben wir nur eine kleine Teilinformation. Die Vernetzung zwischen verschiedenen Rhythmen wird auch etwa durch die Messung bestimmter Hormonspiegel zu bestimmten Tageszeiten nur punktuell erfasst. Körperliche Rhythmen sind nicht nur miteinander in Wechselwirkung, sie sind zudem mit unserer belebten und unbelebten Umwelt vernetzt. Sie sind in weit über den Einzelnen hinausreichende physikalische und soziale Kontexte eingebunden. Diese Eingebundenheit ist in einer persönlichen Lebensgeschichte entstanden. »Die individuelle Physiologie kann nur biografisch, d.h. auf Grund der Geschichte verstanden werden, in der über die Situationen berichtet wird, in denen Bedeutungskopplungen entstanden oder nicht entstanden sind.« (Uexküll/Wesiack 1988, S. 156f.)

Zunächst differenziert das Neugeborene nicht zwischen sich und seiner (»Mutter«-)Umwelt, es erlebt sich und die nächste Bezugsperson als eine symbiotische Einheit, die entweder weich und warm ist, gut riecht, beruhigend tönt, angenehm schmeckt und schaukelt oder hart, stumm und abweisend gegenübertritt. Im weiteren Entwicklungsverlauf differenzieren sich die Wahrnehmungen und Äußerungen des Kindes und es beginnt sich als von anderen getrennt zu erleben. Die

Kommunikation wird komplexer und in unserer Gesellschaft mehr und mehr vom verbalen Austausch geprägt.

Wenn das Kleinkind beginnt Körpergefühle zu artikulieren, wird es von den Eltern oder nahen Bezugspersonen nonverbal und verbal beantwortet und lernt dabei, den eigenen Körper zu verstehen. Oft gehen in diese Antworten der Erwachsenen jedoch Interpretationen der kindlichen Körpergefühle ein, die wenig mit dem kindlichen Körpererleben zu tun haben. Besonders augenfällig wird diese Diskrepanz zwischen den kindlichen »Äußerungen« und den »Antworten« seiner Eltern, beispielsweise in Familien mit einer magersüchtigen Tochter. In diesen Familien lässt sich häufig die folgende Verwirrung beobachten:

Das Kind erlebt ein Bedürfnis und sendet ein Signal aus, die Eltern benennen jedoch in ihrer Antwort ein anderes Bedürfnis und schreiben dieses andere Bedürfnis dem Kind zu, was dazu führt, dass die Begriffsbildung des Kindes hinsichtlich seiner eigenen Körperreize und seines Körperbewusstseins verwirrt wird. (Selvini-Palazzoli 1992)

Wird etwa Langeweile als Hunger gedeutet oder eine Frustration, die aus einer Zurückweisung herrührt, als körperlicher Schmerz und geschieht dies immer wieder, so verlieren die heranwachsenden Menschen in vieler Hinsicht den Bezug zu ihren Körpersignalen und Gefühlen, erleben unangenehme Körperbotschaften an Stelle seelischer Spannungen. Sie wenden sich dem leidenden Körper zu, obwohl es doch eher darum ginge, seelische Spannungen zu lösen und Beziehungen zu klären. Der Körper wird zum Ersatzschauplatz und die eigentlichen Körperbotschaften treten in den Hintergrund. Anstatt den Körper wahrzunehmen, werden Mythen und Geschichten gebildet, die irgendwann eine solche Überzeugungskraft gewinnen, dass wir sie von den urprünglichen Körperbotschaften gar nicht mehr unterscheiden können. Der Körper wird *kolonialisiert.* Wir fühlen den Hunger wirklich, wenn wir uns langweilen, und entwickeln vielleicht Kopfschmerzen in seelischen Spannungssituationen. Gleichzeitig brauchen wir mehr und mehr extreme körperliche Erfahrungen, um den Körper ursprünglicher zu erleben, um uns überhaupt in unserem Körper zu erleben.

In der Erfahrung des eigenen Körpers und der eigenen Gefühle bedienen wir uns zunächst der Sprache der anderen, der Eltern, der eigenen Kultur.

Der Familientherapeut F.B. Simon (1991, S. 224) sieht einen Zusammenhang zwischen der Bildung psychosomatischer Symptome und einer sozialen Wirklichkeit, die von einem – wie er es nennt – »harten« Weltbild geprägt ist. In einer solchen Konsens-Wirklichkeit gibt es nur eine eindeutige, ambivalenzfreie Wahrheit; das Handeln ist von Sachzwägen beherrscht, der Aufmerksamkeitsfokus in der Kommunikation ist eng, auf das »wirklich« Wesentliche gerichtet und die Sprache ist scheinbar eindeutig. Man versucht Harmonie zu bewahren, indem sich der Einzelne rigide in ein Gesamtkonzept einfügt. Individuation und eigene Rhythmen sind nicht gefragt. Jeder blockiert jeden bei der Nutzung seiner Fähigkeiten.

Körperliche Rhythmen in ein »eigentliches« (d.h. auf die Besonderheit der menschlichen Zeitlichkeit ausgerichtetes) Zeiterleben zu integrieren setzt voraus, dass diese Rhythmen uns in einer eigentlichen Weise erschlossen sind. Hier hilft die oben skizzierte neurophysiologische Betrachtung des vegetativen Nervensystems nicht mehr viel weiter, weil sie sich an dem physikalischen Zeitbegriff orientiert und Körper-Rhythmen in ihrer durch Uhren messbaren zeitlichen Periodik in den Blick nimmt.

Auch der in unserer Kultur normalerweise gelernte Bezug zum eigenen Körper kann – wie oben bereits erläutert – hier nicht unkritisch als Maßstab gelten. Dass sich das Baby an einen regelmäßigen Schlaf-Wach-Rhythmus gewöhnt, ist in erster Linie ein Bedürfnis der Eltern, die verständlicherweise nachts schlafen möchten. Was jedoch hier mit »nachts« gemeint ist, richtet sich weit weniger nach natürlichen Rhythmen – wie beispielsweise dem Sonnenauf- und -untergang –, sondern vielmehr nach dem Arbeitsplatz und anderen kulturell geprägten Lebensgewohnheiten. Direkt nach der Geburt beginnen die Anpassungsanforderungen an die Rhythmen der Kultur, welche sich immer mehr von biologischen – und so auch körperlichen – Rhythmen entfernen. Die Eltern sind oft unter Zeitdruck und können dann die Langsamkeit ihrer Kinder immer schwerer ertragen. Kinder werden beim Essen gedrängt und in vielen elementaren Lebensvollzügen unterbrochen.

In der Psychiatrie wird die Bedeutung der Mutter-Kind-Beziehung erst zögerlich gewürdigt. Frauen mit Wochenbettpsychosen werden zum Beispiel vielerorts noch von ihren Säuglingen getrennt psychiatrisch behandelt und nach der Therapie mit ihren Schwierigkeiten, einen gemeinsamen Rhythmus mit ihrem Kind zu entwickeln, allein gelassen. Menschen, die ihre eigene Zeitlichkeit nicht mehr lebendig erfahren, sind in besonderer Weise überfordert einen harmonisch abgestimmten Rhythmus mit ihren Kindern zu finden. Unterstützungsangebote für psychisch kranke Eltern und ihre Kinder sind daher von großer Bedeutung und sollten auch den zeitlichen Abstimmungsprozessen ihr Augenmerk widmen.

Die Entwicklung unserer Leiblichkeit und die Entstehung typischer Organbewegungen und ihrer Rhythmen ist – wie tiefenpsychologisch ausgerichtete Psychosomatiker betonen – eng mit seelischen Antriebserlebnissen und den dazu gehörigen Gefühlen verwoben. Körperprozesse sind vollständig nur vor dem Hintergrund der gesamten Lebensgeschichte verstehbar.

Am Anfang steht ein »rezeptiv einverleibendes Erleben und Verhalten« des jungen Säuglinges, der sich bei glückender Entwicklung vertrauensvoll dem anderen öffnet, der passiv aufnimmt, gefüttert wird, mit dem Mund wahrnimmt und erlebt sowie in seiner weiteren Entwicklung zunehmend aktiv aufnimmt, zupackt und festhält. Er saugt und beginnt aggressiv zu beißen. Die Fähigkeit, sich zu öffnen, beeinflusst wohl lebenslang den Atemvollzug, das passive und aktive Aufnehmen ist bedeutsam für unser Essverhalten (BRÄUTIGAM/CHRISTIAN 1981, S. 55f.).

Lassen wir uns Zeit, um zu schmecken und wohlig zu genießen, oder schlingen wir hastig die Nahrung herunter? Funktionieren wir nach äußeren Zeitgebern oder lassen wir uns Zeit für sinnliche Erfahrungen? Nehmen wir die Gefühle von Hunger und Sättigung wahr oder lassen wir uns in unserem Essverhalten vornehmlich fremdsteuern? Da wir in der westlichen Welt in einem Überangebot von Nahrungsmitteln, umgeben von zahllosen Werbespots mit hohem Aufforderungscharakter leben und unser Essverhalten nicht mehr von der Verfügbarkeit von Nahrungsmitteln begrenzt wird, ist das Essen für viele Menschen zum Problem geworden. Magersucht, Bulimie und Fettsucht sind Ausdruck dieses Kampfes um ein selbstbestimmtes sowie körperlichen, psychischen und sozialen Erfordernissen Rechnung tragendes Essverhalten.

Ebenso wie das Einverleiben haben Berühren und Berührtwerden von der Geburt an eine elementare Bedeutung für die Entwicklung unseres Körpers und seines Kontaktes zu anderen Menschen. Eine »erlebnisfähige« Haut ist zugleich Grenze und Kontaktzone, bewahrt

Identität und öffnet sich neuen Beziehungen. Frühe Störungen in diesen Erfahrungen, wie zum Beispiel fehlende zärtliche Zuwendung der Eltern, werden in der Psychosomatik mit juckenden Hautekzemen in Verbindung gebracht.

Mit der Ausscheidungsfunktion und der Kontrolle der Stuhl- und Harnentleerung stehen sowohl Zurückhalten und Festhalten als auch Eliminieren und Ausstoßen in Verbindung. Das Ausstoßen kann stark aggressive Komponenten enthalten, was bereits umgangssprachlich in Ausdrücken wie etwas »zum Kotzen finden« oder »auf etwas scheißen« klar angesprochen wird. Auch das Zurückhalten kann aggressiv getönt sein und mit einer Verweigerung in Zusammenhang stehen. In der frühkindlichen Entwicklung verweben sich hier das Erlernen der Stuhl- und Urinkontrolle mit der Ich-Entwicklung und der Fähigkeit protestierend »nein« zu sagen. Zur gleichen Zeit nimmt die Beweglichkeit zu und das Kind entwickelt mehr und mehr Fähigkeiten seine Willkürmotorik zu steuern. Leibliche und psychische Identität setzen voraus Fremdes ausstoßen und sich abgrenzen zu können, sich zugleich jedoch der Beziehung zum anderen zu öffnen.

Die Grenzziehung ist jedoch nicht nur eine räumliche Fähigkeit, sondern setzt auch eine zunehmende Stabilisierung eigener Rhythmen und die zeitliche Vernetzung körperlicher, psychischer und sozialer Prozesse voraus. Desynchronisationen können in diesen Bereichen psychosomatische Probleme anbahnen, was jedoch bisher kaum untersucht wurde. Lediglich aus der Stress-Forschung gibt es zahlreiche Hinweise darauf, dass beim Erwachsenen ein unterbundener Wechsel zwischen Aktivierung und Entspannung, zwischen Energiebereitstellung und ihrer Abfuhr zu Überaktivierungen und dauerhaften Bereitstellungen führen kann und etwa mit erhöhtem Blutdruck, gestörtem Gleichgewicht der Blutfette und reduzierter Immunabwehr in Verbindung steht. Die Anpassungserfordernisse unserer Leistungsgesellschaft mit ihren vielfältigen Zeittakten erfordern eine enorme zeitliche Flexibilität, zugleich ist unser Körper in vielfältiger Weise von biologischen Rhythmen geprägt, sodass körperliche, psychische, geistige und soziale Rhythmen und Zeittakte auf komplexe Art und Weise miteinander verwoben werden müssen, um einen Eigenrhythmus zu entwickeln. Besonders verbreitete Störungen des Eigenrhythmus sind heutzutage Schlafstörungen, unter Umständen mit daraus resultierender Benzodiazepinabhängigkeit.

In der Entfaltung der Persönlichkeit lernen ältere Kinder und Jugendliche sich in der sozialen Umwelt zu entfalten, zu expandieren und sich einordnend zurückzunehmen. Auch hier geht es – wie zum Beispiel in der Sexualität – um das Finden gemeinsamer psychosomatischer Rhythmen, um das zeitlich koordinierte gemeinsame Handeln. Menschen, die bereits in früher Kindheit ein sensibles Eingehen auf ihren Rhythmus erfahren haben, werden sich leichter tun sexuell auf den Rhythmus eines anderen Menschen einzugehen, werden in gemeinsamen Verrichtungen harmonischer zeitliche Abstimmungen erreichen. Andere werden autoritär dominieren oder sich in einer Opferrolle wiederfinden, werden unterbrechen oder unterbrochen werden, werden drängen oder sich gedrängt fühlen, werden den Eigenrhythmus anderer vernachlässigen und ihren eigenen Rhythmus in Stress-Situationen verlieren.

Es deutet einiges darauf hin, dass Situationen, in denen sich Menschen immer wieder unter Zeitdruck gesetzt fühlen und in denen sie selbst die Abläufe wenig kontrollieren können, in denen sie immer wieder aus ihrem Rhythmus geworfen werden und mit ihren Entscheidungen wenig bewirken können, krank, insbesondere herzkrank machen. A. Huber (1999, S. 59) weist auf die Bedeutung psychosozialer und biografischer Faktoren bei der Entstehung der koronaren Herzkrankheit hin und erläutert, wo das sich am Durchschnitt großer Stichproben orientierende Risikofaktorenmodell zu kurz greift. Meiner Meinung nach könnte es hilfreich sein, den Umgang mit zeitlichen zwischenmenschlichen Abstimmungsprozessen bei Herzinfarktpatienten genauer zu analysieren.

In der psychosomatischen Forschung spielt die Typ-A-Persönlichkeit im Zusammenhang mit Bluthochdruck und koronarer Herzkrankheit eine wichtige Rolle, hierbei handelt es sich um Menschen, die häufig in Stress-Situationen stehen. P. Richter u.a. (1996) sehen hier einen Zusammenhang mit typischen Beeinträchtigungen der Handlungsstruktur: Das Typ-A-Verhalten zeichnet sich in der Zielbildung durch unscharfe Zielformulierung, hohes Anspruchsniveau und Selbstüberforderung aus. Durch inadäquate Zeitplanung wird Zeitdruck erzeugt; die Tätigkeitsausführung ist geschwindigkeitsorientiert, oft werden parallel mehrere Handlungen auf einmal ausgeführt. Die Erholungsphasen sind ungenügend und während der Arbeit werden Wahrnehmungen von Befindlichkeitsstörungen nicht genutzt, um Veränderungen vorzunehmen. Die Kooperation mit anderen Menschen ist durch Aggressivität und Dominanzstreben erschwert.

In der »Personenbezogenen Therapie« kann man demzufolge ein Training realistischer Tätigkeitsorganisation mit klarer Zielformulierung, selbst gesetzten Prioritäten und sequenzieller Aufgabenbewältigung durchführen. Entspannungs- und Biofeedback-Techniken fördern die Selbstwahrnehmung und Entspannungsfähigkeit. Erholungspausen sind förderlich. Ebenso wichtig wie die individuelle Therapie sind jedoch in diesem Zusammenhang Interventionen zur Veränderung der Arbeitsbedingungen: Hier wäre die Förderung konfliktlösender Aussprachen etwa in Stationsteams ebenso zu nennen wie eine langfristige Arbeitsplanung mit individuellen Freiheitsgraden und Tätigkeitsspielräumen. Der Einzelne sollte vollständige – nicht zu fragmentierte – Tätigkeiten ausführen und eine schnelle, qualitativ orientierte Leistungsrückmeldung erhalten; dem Team sollten Selbstorganisationsspielräume zugestanden werden. Diese Aspekte gesundheitsförderlicher Arbeitsorganisation sind am Arbeitsplatz Krankenhaus für die Mitarbeiter und die ihnen anvertrauten Patienten von großer Bedeutung.

Weiterhin scheint es mir – will man Herzinfarkte besser in ihrem zeitlichen Zusammenhang verstehen – von Bedeutung zu sein, eine ernste koronare Herzerkrankung biografisch einzuordnen und dabei sowohl die Ursachen als auch die Folgen für die Biografie – Klinikaufenthalte, Frühberentung und die forcierte Auseinandersetzung mit der eigenen Sterblichkeit – in den Blick zu nehmen. Ohne an dieser Stelle die ganze Komplexität des Themas darstellen zu können, möchte ich aus einem Gespräch zwischen Huber und Bardé zitieren: »Unsere klinischen Erfahrungen zeigen, dass die generell indizierte biografische Integration der durch den Herzinfarkt ausgelösten Traumatisierung nur gelingt, wenn der Todeskomplex – als eine ständig untergründig bestehende, alles Erleben und Wahrnehmen abschattende Todesdrohung – bearbeitet und ertragen werden kann.« (Huber 1999, S. 59)

Unsere Sinne

Wenn wir unsere eigene Zeitlichkeit ganzheitlich erschließen wollen, kommen wir nicht umhin, vieles in Frage zu stellen und auch unseren Körper neu zu erfahren. Insbesondere erscheint es wichtig, die Dominanz von bei der Hinwendung zur erlebten Zeit weniger hilfreichen visuellen Vorstellungen zu hinterfragen. Die visuellen Vorstellungen scheinen mir besonders eng mit dem naturwissenschaftlich-technischen Weltbild verwoben. Dieses Weltbild fußt sehr ausgeprägt auf der visuellen Erfassung der Wirklichkeit. Wie diese geistigen Vorstellungsbilder zur Natur des Sehens und zur realitätsgerechten Abbildung der Wirklichkeit in der Renaissance entstanden sind, zeichnet M. Burckhardt (1997) nach und betont dabei, dass man damals systematisch begann die biologischen Grundlagen des Sehens auszublenden und sich statt dessen am Leitbild des Spiegels, der die optische Wirklichkeit objektiv abzubilden schien, orientierte. Man interessierte sich weniger für den Menschen und seine Augen, sondern mehr für den Gegenstand Spiegel, der ein allgemein verbindliches, mechanisches Regelsystem zur Abbildung von Wirklichkeit zu liefern schien.

Kann uns das Sehen – so wie wir es heutzutage normalerweise verstehen – eine vertiefte Zeitvorstellung näher bringen? Wir müssen uns klarmachen, dass in unserem von der klassischen Physik geprägten Raumkonzept alle Begriffe der Raumstruktur im Zusammenhang mit der Lichtausbreitung definiert sind (Olivier 1995, S. 50f.).

Die (Vakuum-)Lichtgeschwindigkeit stellt mit 300.000.000 m/s die obere Grenze aller Geschwindigkeiten für die Ausbreitung einer beliebigen Wirkung, d.h. von Teilchen und Wellensignalen jeglicher Art dar. Der Lichtstrahl definiert die Geraden im optischen Raum.

Unsere Möglichkeit, die Wahrnehmungen beider Augen zu einem Gesamtbild zusammenzuführen, bedingt unser dreidimensionales Bild vom optischen Raum.

Zeit wird im optischen Raum aus (im Vergleich zur Lichtgeschwindigkeit langsamen) Bewegungen im Raum erschlossen, das heißt darüber, dass die Sinneswahrnehmungen im Auge nacheinander an verschiedenen Orten der Netzhaut auftreten. Dieses Nacheinander bezieht sich wieder auf das physikalische Zeitkonzept.

Das Auge wird oft mit einem Fotoapparat verglichen. Wir machen uns dabei selten klar, dass es sich bei diesem Vergleich um ein Modell handelt, mit dessen Hilfe der Gegenstand, über den geredet wird, erst konstituiert wird. Die technische Realisierung des Fotoapparates machte das Modell erst möglich. Dieses Modell hat dann jedoch seinerseits unsere Vorstellung von der Funktionsweise des Auges so nachhaltig geprägt, dass wir zu meinen geneigt sind, dieses Modell beschreibe unser Auge objektiv. Mit der Weiterentwicklung der Technik wird nun das Auge auch mit einer Fernsehkamera mit automatischer Nachführung verglichen. Aber auch bei dieser Modellbildung prägen die technischen Möglichkeiten unser Verständnis. Wir beschreiben nicht das Auge, sondern vergleichen mit technischen Errungenschaften (WEINGARTEN 1996).

Im herkömmlichen Verständnis des Sehens spielen technische Modelle eine große Rolle. Wir halten einen technisch versteh- und reproduzierbaren Aspekt der Wahrnehmung schnell für ein ganzheitliches Verständnis und hören dann auf zu hinterfragen, bevor weitergehende Fragen überhaupt gestellt geschweige denn beantwortet sind.

Der scheinbar sofort entstehende visuelle Gesamteindruck eines wenig bewegten Bildes lässt gerade die Zeit nicht in herausgehobener Weise in Erscheinung treten. Die ständigen Augenbewegungen, die für die visuelle Wahrnehmung unerlässlich sind, sind uns nicht bewusst. Sie sind jedoch für die Wahrnehmung von großer Bedeutung. Ein fixiertes Auge nämlich sieht gar nichts mehr.

Die Raumvorstellung ist in unserem herkömmlichen Verständnis des Sehens viel eindrucksvoller als die Zeit- und Bewegungsvorstellung. Schon das zeitlose Foto vermittelt uns scheinbar einen »lebhaften« Eindruck von der optischen Wahrnehmung. Mit den Augen erfassen wir dann zeitliche Abläufe häufig über räumliche Bewegungen der Außenwelt, so lesen wir bei der analogen Uhr die Zeit aus dem Vorrücken des Zeigers vom Zifferblatt ab.

Beschäftigt man sich allerdings eingehender mit den Möglichkeiten des Zeitbezuges etwa im Film, so wird deutlich, dass die optische Zeiterfahrung durch die Medien Film und Fernsehen nachhaltig verändert und erweitert wird. Dennoch erscheinen mir die rein optischen Bilder der Zeit – solange wir hierbei unsere Eigenbewegung ausblenden und die Aktivität unserer Vorstellungswelt vergessen – die Zeiterfahrung wesentlich zu verengen und zu einer Sequenz von Zeit-Punkten zusammenschrumpfen zu lassen.

Hingegen ist die Zeitlichkeit beim Hören von anderer Bedeutung. Musik ist nur in ihrer Zeitlichkeit erleb- und vorstellbar. Auch bei anderen Körpersinnen wird die Zeit sinnlich deutlicher fassbar. Dies wurde bereits im Nachdenken über den Atemrhythmus deutlich. Singend, tanzend oder musizierend wird unsere Zeitlichkeit sinnlich in besonderer Weise erfahrbar – sie lässt sich nicht von unseren eigenen

Bewegungen abstrahieren. Hiermit deutet sich bereits der Stellenwert entsprechender therapeutischer Verfahren an.

A. Watts hebt die Bedeutung des musikalischen Empfindens für die menschliche Spontanität besonders hervor. Wenn sich Melodie und Rhythmus entfalten und im Tanz das Empfinden vorherrscht, dass das Handeln aus sich heraus geschieht und nicht erzwungen, erübt oder ersonnen ist, dann könne das Leben als reiner Prozess erfahren werden; man sei nicht mehr in Selbstrechtfertigungen gefangen und müsse nichts beweisen, die Musik sei dann Leben.

»Der befreiende Künstler spielt die Rolle des Orpheus, indem er in der Welt der Musik und nicht in der Welt der Sprache lebt. Seine ganze Aktivität besteht aus Tanzen, aus Rhythmus um seiner selbst willen, und auf diese Weise wird er zu einem Strudel, der andere in sein Muster hineinzieht. Durch seinen Zauber lenkt er ihre Aufmerksamkeit vom Dann auf das Jetzt und nimmt sie in einem Rhythmus gefangen, in dem das Überleben seinen entscheidenden Wert verliert. Auf Grund dieser seiner Anziehungskraft – und nicht weil er Anweisungen gibt und Gebote aufstellt – ist er zum Lehrer des Weges zur Befreiung auserwählt.« (Watts 1986, S. 208f.)

Nicht nur die Zeiterfahrung ist bei anderen Sinnen eine andere als die der optischen Wahrnehmung, sondern auch der Tast-Raum beispielsweise ist ein ganz anderer als der optische Raum; er definiert sich durch Nachbarschaftsbeziehungen.

Die Vorstellungswelt insgesamt ist bei verschiedenen Menschen mehr oder weniger stark visuell geprägt, bei manchen Menschen stehen auditive oder kinästhetische Vorstellungsbilder stärker im Vordergrund. Hinweise können zum Beispiel im häufig benutzten Vokabular gesucht werden. Worte wie: Einsicht, Anblick, »Ich sehe, was du meinst«, sichtlich, knisternde Spannung, hörig, mitmenschliche Kälte, »Ich kann jemanden nicht riechen«, eine heiße Liebesnacht, fühlbar usw. verweisen auf ganz verschiedene Sinne. Auch wenn man sich an einen Menschen erinnert, mag der eine das Gesicht oder auch den Po vor sich sehen, ein anderer die Stimme im Ohr haben, ein Dritter die Berührung nachspüren, ein Vierter sich an den Geruch erinnern usw.

Das Baby, dessen visueller Gesichtssinn zu Beginn wenig differenziert ist, wird völlig anders wahrnehmen als die erwachsenen Eltern, aber vermittelt durch die Beantwortung seiner Äußerungen durch die Eltern wird es die Welt zunehmend in visuellen Kategorien interpretieren. Das eigentliche, stärker körperorientierte Zeiterleben des Kleinkindes wird nicht nur wenig gefördert, sondern zumeist durch das Vorherrschen visueller Vorstellungen und die Hinwendung zu externen Zeitgebern verstellt. Zeigen wir dem Baby ein Bild, so greift es danach, steckt die Gegenstände in den Mund, schmeckt und riecht sie, bewegt sie und horcht auf die Laute, während die Eltern den Gegenstand ansehen und benennen. Sie sprechen weniger über die vielfältigen Sinneserfahrungen mit den Dingen der Außenwelt und wenig über die mit den Bewegungen verbundenen Körpererfahrungen, es sei denn, es handelt sich um Schmerz, Müdigkeit oder Hunger- und Durstgefühle. Manches tritt ganz in den Vordergrund, während viele Erfahrungen des Babys kaum angesprochen und beantwortet werden. Der Erfahrungsraum verengt sich zum kommunizierten, d.h. verstehbaren Wirklichkeitsbild, einem Wirklichkeitsbild, das von bestimmten Sinneseindrücken oder vielmehr den Erklärungen dieser Sinneseindrücke dominiert ist. Dies wirkt sich nachhaltig auf unser Zeiterleben aus und wird bereits in der Kindheitsentwicklung durch die Möglichkeiten der Massenkommunikation potenziert.

»Für die Bildung ... von Körperbewusstsein scheint es wichtig zu sein, dass mit dem Prototyp aller Symbole, dem Wort ›Mama‹, möglichst viele, über ein differenziertes und befriedigendes Interaktionsangebot der Mutter vermittelte Erfahrungen aus den Bereichen der Sinne (Hören, Schmecken, Riechen, Tasten, Sehen) und Empfindungen (Wärme, Vertrauen, Geborgenheit) assoziiert werden.« (SCHNABEL 1988, S. 126f.) Erst auf dem Boden solcher in früher Kindheit angelegter Sinnstrukturen kann sich eine gehaltvolle Sprache über den Körper entwickeln, welche auf eine ganzheitliche und befriedigende Körpererfahrung verweist und nicht in sinnleere Zeichen zerfällt. Werden jedoch im Laufe der Sozialisation leib-seelische Ganzheitsempfindungen und Körpersignale systematisch unterdrückt, so verfügen die Menschen über immer weniger gehaltvolle Körpersymbole, und die Körpersprache verliert so sehr an Bedeutung, dass sie uns erst wieder über Spezialwissenschaften nahe gebracht werden muss.

Wie sehr normalerweise das Sehen und die Bildung von Wahrnehmungskategorien ineinander greifen, zeigt sich auch in den Erfahrungen von blind geborenen Menschen, die durch einen medizinischen Eingriff später im Leben ihr Augenlicht erlangen konnten. Sie schildern zunächst ein entsetzliches Chaos ihrer Wahrnehmungen.

Wenn wir im Alltag einer naiven, vornehmlich an der optischen Wahrnehmung orientierten Zeitvorstellung verhaftet bleiben und die Zeit unabhängig vom Menschen mit Hilfe von (visuell abzulesenden) Uhren messen, dann bleiben wesentliche Bereiche menschlicher Zeitlichkeit unerschlossen.

Vergangene Zeit ist mit dem klassisch physikalischen Zeitbegriff gut darstellbar, die gelebte Zeit wird jedoch erst in einer persönlichen Wiederaneignung deutlich, Letztere lässt Identität entstehen. Erinnerungsbilder einer vergangenen Zeit sind zum Beispiel Fotos, während Tranceerlebnisse, visuelle Träume oder Vorstellungsbilder Gewesenes – d.h. Durchlebtes – wiederholen können, wenn sie sich ganzheitlich mit anderen Sinneseindrücken verbinden und Identität und Sinn stiften. Für diese Art der Wiederaneignung, die in der Existenzphilosophie auch mit dem Begriff der Wieder-Holung ausgedrückt wird, ist es nicht unbedingt wichtig, Erinnerungen zusammenzufügen, die sich auf – von außen betrachtet – gleichzeitig oder unmittelbar nacheinander geschehene Ereignisse beziehen, die Wiederholung geschieht in einem eigenen Kontext, der Gefühle, Befindlichkeiten und sinnstiftende Zusammenhänge miteinander vernetzt. Es geht nicht um eine Abfolge visueller Bilder, die nacheinander betrachtet werden, sondern um die Einbettung des Augenblicks in eine Lebenskontinuität. Um diesen Aspekt der menschlichen Zeitlichkeit noch schärfer herauszuarbeiten, möchte ich in Teil II existenzphilosophische Zeitkonzepte vertiefen.

Die visuelle Wahrnehmung allein ist nebenbei bemerkt selten (und wenn, dann nur partiell) auf mich selbst gerichtet, ich schaue vielmehr zumeist meine Mitmenschen oder etwas außerhalb meiner selbst Liegendes an. Erst wenn ich zusammen mit der visuellen Wahrnehmung meine Gefühle und Körpersensationen spüre und vielleicht noch hinhöre, wird der Eindruck vollständig und lebendig.

Der gegenwärtige Blick auf die Uhr sagt etwas über den jetzigen Zeitpunkt, während ich mich im Augenblick meiner selbst entschlossen, eigenständig und mit wachen Sinnen vergewissere. Das Erste ist eine fragmentierte Jetzt-Erfahrung, Letzteres die Erfahrung meiner eigentlichen Zeitlichkeit.

Zukunft als Zeitgerade, die mein Leben abmisst und mir beispielsweise die durchschnittliche Lebenserwartung (einer Frau in meinem Kulturkreis) vor Augen führt, ist eine durch optische Vorstellungsbilder rigide verengte, aus vergangenen Zeiterfahrungen extrapolierte Vorstellung, die wenig zu tun hat mit meiner ureigensten Möglichkeit über mich, wie ich geworden bin, hinauszuwachsen, mich zu entwerfen, mich überhaupt erst lebendig zu verstehen.

Die Vorstellung, wir würden im visuellen System wie mit einer Kamera eine physikalische Umwelt abbilden, wird schon durch die neurale Organisation des visuellen Systemes widerlegt. Auf jeder Verarbeitungsstufe nimmt die Zahl der an der Informationsverarbeitung beteiligten Nervenzellen erheblich zu. »Handelt es sich in der Retina pro Auge um etwa eine Million Retinaganglienzellen, welche die erste wesentliche visuelle Verarbeitung leisten, so sind es im Thalamus jeweils etwa zehn Millionen in jedem der beiden seitlichen Kniehöcker. In der linken und rechten primären Sehrinde sind es dann bereits einige Milliarden visueller Neuronen. Die Zahl der in unserem Gehirn an einem Sehvorgang beteiligten Nervenzellen dürfte mindestens ein Drittel aller in ihm überhaupt vorhandenen Neuronen umfassen.« (Köck 1996, S. 85f.) Die Außenwelt wird mit Hilfe des Auges nicht abgebildet, sondern im visuellen System konstruiert.

Diese Konstruktion geschieht nun gerade nicht in einem vom Körper isolierten visuellen System, sondern – wie Rosenfield (1996) erläutert – durch eine Integration der visuellen Reize in Bewegungs- und Tasterfahrungen. I. Rosenfield deutet die Beobachtung, dass ein Junge, der durch einen angeborenen grauen Star von Geburt an erblindet war und nach einer im Kindesalter erfolgten Korrekturoperation Entfernungen und die Größe von Bildern nicht abschätzen konnte und durch zweidimensionale Bilder verwirrt wurde, dahingehend, dass wir Räumlichkeit, Abstand und Größe nur dann erkennen lernen, wenn die visuellen Reize mit unserem Tast-Raum verwoben werden, was in der Regel eine Bewegung erfordert.

Dies würde bedeuten, dass unsere Vorstellungen vom visuellen System und die Vergleiche mit Fotoapparaten oder Videokameras einer gründlichen Überarbeitung bedürften und dass demzufolge auch die mit diesen Vorstellungsbildern in Zusammenhang stehenden Zeitkonzepte an Boden verlören.

Überlegungen zur Entwicklung von Zeitkonzepten

Lange bevor sich beim Kind eine verbalisierbare Vorstellung von Zeit und Geschwindigkeit bildet, sind zeitliche Synchronisationen von Wahrnehmungs- und Handlungsprozessen bereits im ersten Lebensjahr an praktisch allen Lernleistungen beteiligt. Verschiedene Sinneswahrnehmungen werden synchronisiert, die Abstimmung zwischen diesen Wahrnehmungen und motorischen Handlungen erfordert genaue zeitliche Abstimmung, Handlungen werden immer komplexer koordiniert und Sinneswahrnehmungen und vegetative Prozesse treten in Wechselwirkung. Bereits im ersten Lebensjahr greifen beispielsweise die visuellen Wahrnehmungen, der Gleichgewichtssinn, die Oberflächen- und Tiefensensibilität und die Bewegungen auf hochkomplexe Weise ineinander, wenn das Kind lernt, sich zum freien Stand zu erheben. Dies erfordert eine unbewusste zeitliche Abstimmung, die sicherlich um einiges komplexer ist als der viele Jahre später erlernte erste bewusste Begriff von Zeit und Geschwindigkeit.

Handlungsfähig zu sein bedeutet, hochkomplexe zeitliche Strukturen zu bilden, in denen verschiedene Sinnes- und Körpererfahrungen integriert werden und auf die Zukunft bezogene Gesamthandlungen entstehen. Neurowissenschaftliche Forschungen konnten in jüngerer Zeit nachweisen, dass Handlungsentwürfe bereits im Gehirn nachweisbar sind, bevor wir eine Handlung bewusst intendieren, Das heißt, der Bewegungsentwurf im Gehirn entsteht vor der bewussten Absicht, die Bewegung auszuführen; der Entwurf entsteht durch ein vielschichtiges Zusammenwirken körperlicher Prozesse, welche aufs Genaueste zeitlich koordiniert werden müssen, Demgegenüber erscheint die bewusste Handlungsplanung lediglich ein Epiphänomen zu sein, ein Epiphänomen, welches wir nachträglich für den die Handlung bestimmenden Faktor halten. Welche Überschätzung der bewussten Handlungsplanung liegt dem doch zu Grunde! Welche Überschätzung der linearen Zeitvorstellung geht hiermit einher! Vielleicht dienen rhythmisch wiederkehrende Prozesse, die durch komplexe Lernerfahrungen miteinander verwoben werden, dieser schwierigen zeitlichen Abstimmung.

Um einen Rhythmus zu erfassen, kann man die Zeit nicht in beliebig kleine Fragmente zerteilen. Ein einzelner Zeitpunkt erfasst die rhythmische Wiederkehr nicht. Um aufeinander abgestimmte Schwingungen erkennen zu können, müssen wir uns an biologischen Rhythmen orientieren und können nicht die Quarzuhr, den Sekunden-, Minuten- oder Stundentakt zum alleinigen Maßstab nehmen. Menschen zu verstehen bedeutet, ihren Eigenrhythmus kennen zu lernen.

Das Vorschulkind erlebt die Zeit vorwiegend rhythmisch (HEIMANN 1989). Der Wechsel von Tag und Nacht, der Wochenrhythmus und wiederkehrende Festtage und Feiern spielen für das Kind eine sehr wichtige Rolle. Die Wiederkehr des Gleichen gibt Sicherheit, Halt, Vertrautheit und rundet Erfahrungen ab. R. Heimann betont die Wichtigkeit, die physische und psychische Verwurzelung des Menschen in die Rhythmen der Umwelt bei pädagogischen und heilpädagogischen Maßnahmen ernst zu nehmen und zu fördern. Besonders geistig behinderte oder autistische Kinder, die durch ihre Behinderung immer wieder mit einer Entfremdung der Umwelt konfrontiert sind und deren Beziehungen wenig harmonisch verlaufen, können von der Hinwendung zu eigenen Rhythmen und ihrer Einbettung in die Rhythmen der Umwelt sehr profitieren:

- Rhythmische Wiederholung – sei es in der Musik oder auch in der Wiederkehr der Geburtstagsfeiern – unterstützt das Gefühl von Sicherheit und Zugehörigkeit.
- Der rhythmische Wechsel zwischen verschiedenen Polen – zwischen Tag und Nacht oder zwischen Anspannung und Entspannung – unterscheidet und verbindet die polaren Gegensätze; die dynamisch rhythmische Bewegung fließt von einem Pol zum anderen, vermeidet Einseitigkeit und integriert die Gegensätze.
- Der Eigenrhythmus ist zudem in seiner vielfältigen Einbettung in andere Rhythmen beweglich, durch kleine Veränderungen passt er sich merklich und unmerklich an, hebt Isolation auf und fördert den Wandel. Diese Anpassung und unmerkliche Veränderung kann besonders für autistische Kinder, die an starren Wiederholungen festhalten und bei kleinsten Veränderungen in Panik geraten, von großer Bedeutung sein.

Die Hinwendung zur rhythmischen Lebensgestaltung in Pädagogik und Heilpädagogik fördert den Bezug zum eigenen Körper, hilft Sinneseindrücke zu integrieren und miteinander zu vernetzen und unterstützt die Fähigkeit zum sozialen Miteinander.

Die Kommunikation mit anderen Menschen erfordert feinste zeitliche Abstimmungen, welche enorm störanfällig sind. Hier finden wichtige Lernerfahrungen bereits in den ersten Lebensjahren statt. Beginnt das Kleinkind sich auszudrücken, so wird es nach einer bestimmten Zeit beantwortet werden. Wie lange warten Eltern, bis sie antworten? Beantworten sie kurze Äußerungen und antworten sie schnell oder warten sie, ob das Kind noch mehr sagen will und lassen Zeit verstreichen, bis sie auf eine Äußerung reagieren? In welchem Rhythmus sprechen die Eltern? Nehmen die Eltern ihren eigenen Körperrhythmus ernst oder sprechen sie gehetzt oder stockend? Nehmen die Eltern den Rhythmus des Kindes sensibel wahr? Gibt es Machtkämpfe, wer wem seinen Rhythmus aufzwingt, oder gibt es ein flexibles Aufeinandereingehen? Lässt jeder dem anderen Zeit oder unterbricht man sich oder treibt man sich zur Eile an? Wird durch Verzögerung, durch Wartenlassen Macht ausgeübt? Passen Worte und Gesten zeitlich zueinander? Wird verbal und nonverbal im gleichen Rhythmus kommuniziert? Kommt die Atmung mit dem Sprechen mit? Werden Worte sorgfältig betont oder huscht man über Nuancen hinweg?

Das kognitive Verständnis des klassisch naturwissenschaftlich geprägten Zeitbegriffes stellt angesichts dieser enorm differenzierten Zeiterfahrung nur eine eindimensionale Abstraktion dar, welche wie J. Piaget aufzeigt, im Grundschulalter gelernt wird und mit der Entwicklung des operationalen Denkens zunehmend selbstverständlicher wird.

Bereits im Vorschulalter gibt es manifeste Zeitstörungen. Nennen möchte ich das hyperkinetische Syndrom, auch Hyperaktivität genannt. Die Kinder fallen durch ihren gesteigerten Bewegungsdrang auf, sie verletzen sich häufig, sie haben Schwierigkeiten zu warten und innezuhalten, können schlecht bei einer Sache bleiben, sind ablenkbar und haben Konzentrationsschwierigkeiten, sie wirken impulsiv, können Gefühle und Handlungsimpulse schwerer kontrollieren und haben im Kontakt mit anderen Menschen große Probleme, weil sie nicht bis zum Ende einer Botschaft zuhören können, weil sie andere unterbrechen und Kommunikationsprozesse durch ihren Bewegungsdrang stören. Die Kinder sind so sehr in Bewegung, dass sie sich nicht innehaltend auf andere Menschen einstellen können, sie stören und werden demzufolge häufig abgelehnt, was wiederum zu Selbstwertproblemen oder Kontaktvermeidungsstrategien führen kann.

Das hyperkinetische Syndrom ist meiner Meinung nach eine Zeitstörung. Die Kinder fallen mit ihrer überhöhten motorischen Geschwindigkeit aus dem Rahmen. Die zeitliche Abstimmung mit anderen Menschen gelingt ihnen weniger als anderen Kindern. Dies führt leicht zu sozialer Ausgrenzung, welche wiederum weniger Gelegenheiten zur zeitlichen Abstimmung mit anderen Menschen zur Folge hat – ein entmutigter Rückzug kann die Folge sein. Hyperaktive Kinder bringen andere aus ihrem Rhythmus. Der Umgang mit ihnen erfordert viel Geduld sowie Menschen, die ihre eigene Zeit wahrnehmen. Die hyperaktiven Kinder müssen nach und nach lernen ihre impulsiven Bewegungen zu verlangsamen, ohne zu abrupt abzubremsen.

Meditation

Um den zuvor dargestellten Einbezug des Körpers und der Sinne für sich selbst auf eine andere Weise zu vertiefen, schlage ich vor, sich von jemandem die folgende Meditation langsam und mit ruhiger Stimme vorlesen zu lassen, denn ich halte es für wichtig, sich deutlich zu vergegenwärtigen, dass wir die Zeit nicht nur rational kognitiv betrachten, sondern auch emotional und körperlich erleben. Ein meditativer Zugang verbindet diese Erlebnisebenen auf intuitive Weise und lässt Zusammenhänge erahnen, welche zuvor theoretisch diskutiert wurden. Da ich annehme, dass Sie sich diese Meditation von einem Freund, einer Freundin oder einem Verwandten vorlesen lassen, habe ich sie in der Du-Anrede geschrieben. Lesen Sie jetzt bitte nicht selbst weiter, sondern lassen Sie sich die folgende Meditation vorlesen:
(Alternativ können Sie die Meditation auch selbst vorlesen und dabei auf Kassettenrekorder aufnehmen, im Anschluss daran – d.h. genauer gesagt, bevor die Anweisung zum Aufwachen erfolgt – vielleicht noch ein ruhiges Musikstück, das Sie besonders mögen, überspielen, nun die Passage nach der letzten Pause lesen und sich dann die Meditation, nachdem Sie es sich bequem gemacht haben, anhören. Wenn Sie manchmal unter Nackenverspannungen leiden, ist es hilfreich, einen Sessel für die Meditation zu wählen, der mit einer Kopfstütze Kopf und Nacken ausreichend Halt gibt.)
Regieanweisung: Bitte sprechen Sie langsam, ruhig und mit eher tiefer Stimme, horchen Sie beim Lesen auch in sich selbst hinein, um das richtige Tempo zu finden. Für den Zuhörer wird die Meditationserfahrung noch tiefer, wenn es Ihnen möglich ist, die

Passagen über die Atem- und Wellenbewegungen an den Atemrhythmus des Zuhörers anzupassen. Setzen Sie sich hiermit jedoch nicht unter Druck, es wird Ihnen schon gelingen, einen guten Sprechrhythmus zu finden. Sie dürfen auch hin und wieder eine Pause machen. In den Pausen wird der Zuhörer seine Vorstellungswelt genießen. Die allerletzten Anweisungen zum Aufwachen sollten Sie etwas lauter vortragen.
Sie können jetzt mit dem Vorsprechen beginnen.
»Ich möchte dich zu einer Meditation über die Zeit einladen, und wenn du dich darauf einlassen magst, dann versuch jetzt, dich bequem hinzusetzen, deine Füße nebeneinander auf den Boden zu setzen, etwa fußbreit auseinander, den Grund unter den Füßen zu spüren ... (Pause) Boden unter den Füßen zu spüren und es dir bequem zu machen.
Mit dem Rücken kannst du dich anlehnen oder, wenn das nicht möglich ist, kannst du auch ohne Lehne Halt in deinem entspannt aufrechten Rücken spüren, die Wirbelsäule gibt dir Halt und trägt Kopf und Schultern; die Schultern hängen entspannt herab und die Hände ruhen auf den Oberschenkeln. Vielleicht lehnt sich der Kopf an eine Rückenlehne an, vielleicht ruht er auch ohne Lehne und, ohne zu weit nach vorne zu fallen, angenehm auf Hals und Schultern, ohne besondere Anstrengung.
Gedanken kommen und gehen, du spürst deinen Atem und wie sich mit der Atemwelle dein Bauch weitet, wie er sich vergrößert und wieder zusammensinkt. Das geschieht ganz von allein. Und wenn du dich jetzt entspannt genug fühlst, kannst du die Augen schließen und den Blick nach innen wenden und dort Ruhe spüren, angenehme Ruhe. Vielleicht kannst du diese Ruhe jetzt schon genießen. Du bist ruhig und entspannt, angenehm ruhig und entspannt.
Wenn du jetzt deine rechte Hand auf dem Oberschenkel spürst, ist sie schwer und entspannt, schwer und entspannt ruht die rechte Hand auf dem Oberschenkel, schwer und entspannt. (Pause) Und vielleicht kannst du auch bereits spüren, wie angenehm strömend warm sie ist, angenehm strömend warm, angenehm strömend warm. Die rechte Hand ist strömend warm. Du bist ganz ruhig und entspannt. (Pause) Auch die linke Hand ist schwer, schwer und entspannt ruht die linke Hand auf dem Oberschen-

kel, schwer und entspannt. Vielleicht kannst du jetzt auch spüren, wie angenehm strömend warm die linke Hand ist. (Pause) Beide Hände sind jetzt schwer und angenehm strömend warm, schwer und angenehm strömend warm. Du bist ganz ruhig und entspannt. Die Hände sind schwer und angenehm strömend warm.

Das weite Universum hat mit seiner unendlichen Geschichte diesen Augenblick und dieses Ereignis hervorgebracht, hat dich hervorgebracht, du bist so alt wie das Universum, das vielleicht einmal ganz in sich zusammengezogen war und sich seither ausdehnt, ausdehnt und vielleicht einmal wieder zusammenzieht. Vor langer Zeit haben sich die Sterne und die Planeten entwickelt, und unsere Erde ist entstanden, die die Pflanzen und Tiere hervorgebracht hat. Tiere leben von Pflanzen, und Tiere bringen andere Tiere hervor, sie entstehen und vergehen, werden geboren, entwickeln sich zu prächtiger Schönheit, blühen und verwelken, wachsen auf und sterben, neue Tiere werden geboren und aus Tieren haben sich Menschen entwickelt, unter denen deine Vorfahren sind, die lange Reihe deiner Ahnen, bis hin zu deinen Großeltern und deinen Eltern ...

Vielleicht kannst du dich gerade jetzt an deine Großeltern erinnern, Oma und Opa, Großmutter und Großvater, (Pause) und an deine Eltern, an deinen Vater und an deine Mutter, die dich geboren hat; und vom Augenblick deiner Geburt an hat der niemals endende lebenslange Rhythmus deiner Atmung begonnen, die Einatmung und die Ausatmung, die Luft strömt herein und heraus, herein und heraus, und dieses Ein- und Ausatmen durchzieht dein ganzes Leben wie das ewige Auf- und Abwogen des Meeres, wie die Meereswellen am Strand, die du sicher schon gesehen und gerochen und gehört und gefühlt hast, vielleicht an einem Sommertag, als du am Strand entlanggingst und unter deinen Füßen den Sand spürtest, fühltest, wie die Füße in den Sand einsanken, dort, wo der Boden feucht ist, sinken sie weniger ein und im trockenen Sand sinken sie mehr ein, und das Gehen wird fühlbar anstrengender. Du spürst deine Beine und deine Füße, den Sand unter deinen Füßen, den trockenen, warmen Sand, der hier und da etwas fester und feuchter und kühler wird. Deine Füße sind mit dem sandigen Boden in Kontakt, du spürst den nachgebenden und doch tragenden Boden, hast Grund unter den Füßen, du bist geerdet. Zugleich schweift dein Blick frei umher, frei wie ein Vogel, der sich von den Meereswinden tragen lässt, leicht wie die Möwen im Wind, die dahingleiten über dem Meer, sich erheben und wieder hinabsegeln. Sie sind schön anzusehen über dem Wasser und über dem Strand. Du siehst auch den Sand und die Wellen des Meeres, wie sie heranfluten und sich zurückziehen, in einem ewigen Vor und Zurück den Strand überspülen und wieder zurückweichen, hin und her, du hörst das Rauschen der Wellen, den Rhythmus des Meeres, das beruhigende ewige Rauschen, den Klang der heranflutenden und sich wieder zurückziehenden Wellen, die Wellenbewegung ist wie der Rhythmus deines Atems, der dich seit deiner Geburt begleitet, und du spürst, wie dein Atem herein- und herausströmt, herein und heraus, dich anfüllt und wieder ausströmt, dein sanfter Begleiter, und du schmeckst die salzige Meeresluft, die feuchte salzige Luft, und spürst einen leichten Wind auf deinem Gesicht, wie er die Wangen entlangstreicht und erfrischt.

Das Bild des Meeres mit den ewig wogenden Wellen wird dein Tempo ein wenig verlangsamen, und du wirst die wahre Geschwindigkeit deines Zeitflusses spüren und deinen eigenen Rhythmus wahrnehmen, sensibel deine eigene Zeit spüren, und du wirst dir deine Zeit zu eigen machen, und wenn deine Zeit deine eigene Zeit ist, dann wirst du für immer viel Zeit haben (Pause), und du kannst dieses Wissen um deinen eigenen Zeitreichtum jetzt mitbringen, wenn du jetzt aufwachst, (Stimme erheben) frisch und munter aufwachst, hole jetzt tief Luft und beuge und strecke dann die Arme (kleine Pause) und atme noch einmal tief durch und öffne jetzt die Augen.

Der weibliche Zyklus, die Schwangerschaft und das Leben vor der Geburt

Viele Frauen erleben ausgeprägte Befindlichkeitsschwankungen im Laufe ihres Hormonzyklus, welche sogar unter dem Namen »Prämenstruelles Syndrom« Eingang in die psychiatrische Diagnosenklassifikationen gefunden haben. Auch mit der Pubertät, mit Schwangerschaft, Entbindung, Stillzeit und Menopause gehen einschneidende emotionale Veränderungen einher, die einerseits psychosoziale und andererseits biologische Wurzeln haben. Die Frau unterliegt diesen zyklischen Wechseln und lebensphasentypischen Veränderungen in scheinbar viel größerem Maße als der Mann und widmet diesen Rhythmen auch eine größere Aufmerksamkeit. Bei manchen Frauen, die nahe zusammenleben, gleicht sich der Menstruationsrhythmus sogar an den der anderen Frau an. Auf Reisen verschieben sich häufig Eisprung und Regelblutung. Auch bei Kinderwunsch kann es zu vielfältigen Veränderungen kommen. Manche Frauen, die bei starkem Kinderwunsch unfruchtbar geblieben sind und dann ein Kind adoptiert haben, erleben plötzlich eine Veränderung ihres Monatszyklus und bekommen dann vielleicht noch zusätzlich ein leibliches Kind. Der weibliche Zyklus also steht mit vielen psychosozialen Erfahrungen in Wechselwirkung.

Während der Schwangerschaft wird das ungeborene Kind stark von den mütterlichen Rhythmen beeinflusst. Das Ungeborene hört monatelang den rhythmischen Herzschlag der Mutter, und Neugeborene lassen sich im Allgemeinen gut durch das Vorspielen eines Tonbandes mit regelmäßig rhythmischen Herzschlägen beruhigen, während sie bei abrupten Unterbrechungen des Tonbandes oder bei sehr schnellen oder unregelmäßigen Herzschlagfolgen beunruhigt reagieren. Die meisten Mütter tragen ihr Neugeborenes instinktiv auf ihrer linken Seite, um es zu beruhigen, dort, wo das Baby den mütterlichen Herzschlag wahrnehmen kann. Auch der Rhythmus des mütterlichen Ganges und die mütterliche Stimme werden bereits im Mutterleib sensibel wahrgenommen. Das Ungeborene reagiert positiv auf ruhige, entspannte Musik. Eine während der Schwangerschaft gelassene, entspannte Mutter, die in ihrem eigenen Rhythmus lebt, wird ihrem Kind bereits vor der Geburt Sicherheit durch gleichmäßig rhythmische Wiederkehr der Sinneseindrücke vermitteln können (Heimann 1989).

Der amerikanische Arzt F. Schwartz, der so genannte Bauch-Musik komponierte, verwendete hauptsächlich die aufgezeichneten natürlichen Geräusche im Mutterleib samt Frauenstimmen (Schulte-Strathaus 1997). Diese »Bauch-Musik« (Transitionsmusik) wurde mittels Kassettenrekorder auf einer Frühgeborenenstation eingesetzt. Die mit einer Lautstärke, die dem Geräuschpegel im Mutterleibe angepasst war, vorgespielte Musik konnte die Säuglinge beruhigen, die Sauerstoffversorgung verbessern, Blutdruck und Herzfrequenz senken und die Zeitdauer, die die Frühgeborenen im Brutkasten verbringen mussten, verkürzen.

Th. Verny und P. Weintraub (1992) schlagen schwangeren Frauen eine ganze Reihe von Entspannungs- und Imaginationsübungen vor, die sich positiv auf die Mutter und das Ungeborene auswirken können. Die entspannte Hinwendung der Mutter zu den eigenen körperlichen Rhythmen und das Einbeziehen des Ungeborenen bereiten einer Beziehung zum Neugeborenen den Weg, die das Hineinfinden des Kindes in die eigene Zeit fördert und unterstützt.

Eine rhythmische Lebensweise vermittelt im Gegensatz zur Starrheit eines eintönigen (Maschinen-)Taktes nicht nur die in der Wiederholung liegende Sicherheit, sondern ebenso Elastizität und Variabilität. Biologische Rhythmen sind nicht starr, sondern stehen flexibel mit ihrer Umwelt in Verbindung. Der Einklang mit den menschlichen Rhythmen fördert Geborgenheit und Weltoffenheit, Identität und die Bereitschaft zum Wandel.

R.D. Laing geht in seinem Nachdenken über die Kontinuität zwischen vorgeburtlichen Erfahrungen und späteren Erlebnissen, Träumen, Fantasien und psychosomatischen Reaktionen noch wesentlich weiter. Er schildert in seinem Buch *Die Stimme der Erfahrung* zahlreiche Analogien zwischen Mythen, Träumen, »normalen«, »psychotischen« und Drogenerlebnissen einerseits und der vorgeburtlichen Entwicklung andererseits. Er kommt zu der Schlussfolgerung: »Wenn meiner eigenen Erfahrung zu glauben ist, sind es lange vor der Geburt liegende Erfahrungen, die ich in meinem Erwachsenenleben ins Gedächtnis zurückgerufen und noch einmal durchlebt habe und immer wieder durchlebe. Wie viele andere habe ich in einem Zustand völlig subjektiver Klarheit und Gewissheit Ereignisse und Dramen erlebt, die vor der Geburt, vor der Empfängnis und vor der Inkarnation liegen. Bewertet man sie nach ihren eigenen Kriterien, ist diese Erfahrung genau, was sie zu sein scheint. Aber das wissenschaftliche Vernunftdenken akzeptiert diese Kriterien nicht und kann deshalb einem fötalen Organismus nicht einmal im Ansatz mystische Zustände, Visionen und kosmische Dramen und Abenteuer zutrauen.« (Laing 1983, S. 143)

Beginnt die eigene Zeit erst mit der Entwicklung eines Zeitbewusstseins, beginnt sie mit psychosomatischen und von körperlichen Rhythmen geprägten Erfahrungen oder beginnt sie lange vor der Geburt?

Teil II
Andere Zeitkonzepte denken lernen

Existenzphilosophische Zeitkonzepte in ihrer Bedeutung für den Umgang mit psychisch kranken Menschen

Um die Bedeutung existenzphilosophischer Überlegungen für die psychiatrische Praxis herauszuarbeiten und zu nutzen, möchte ich auf einige zentrale Aspekte des Zeitkonzeptes M. Heideggers in *Sein und Zeit* hinweisen.

Das existenzphilosophisch geprägte Zeitkonzept stellt sich in ein Spannungs- und Ergänzungsverhältnis zu dem bereits diskutierten konstruktivistisch geprägten Zeitverständnis. Die existenzphilosophische Zugangsweise fußt auf einem Verständnis von Zeit und Zeitlichkeit, das beim menschlichen Dasein und nicht bei externen Zeitgebern ansetzt. Diese beim menschlichen Erleben ansetzende Zugangsweise hat in der Philosophie seit Augustinus eine lange Tradition. Wesentlich für diesen Zugang ist die Auseinandersetzung mit den Begriffen Zukunft, Gegenwart und »Gewesenheit«. Für das spätere Verständnis psychoanalytischer Zeitkonzepte und für die daseinsanalytische Auseinandersetzung mit psychotischen Menschen möchte ich noch einmal etwas theoretisch auszuholen.

»Das Dasein existiert nicht als Summe der Momentanwirklichkeiten von nacheinander ankommenden und verschwindenden Erlebnissen.« (Heidegger 1979, S. 374) Ein Verständnis von Zeit als anfangs- und endlose Jetzt-Folge verstellt gerade das Wesentliche, welches sich in den Phänomenen Zukunft, Gewesenheit und Gegenwart zeigt. Die Gegenwart ist hier bewusst zuletzt genannt. Vorrang hat die Zukunft: »Das primäre Phänomen der ursprünglichen und eigentlichen Zeitlichkeit ist die Zukunft.« (ebd., S. 329)

Mit Zukunft ist hier gerade nicht ein in einer linearen Reihenfolge später liegender Zeitabschnitt gemeint, sondern ein Sich-vorweg-Sein, ein Auf-sich-Zukommen und sich dadurch überhaupt erst zu verstehen; letztlich auch ein Gewahrwerden der Möglichkeit der Vernichtung, ein Verstehen der eigenen Endlichkeit. Nur dieses Auf-sich-Zukommen, das die Augen vor der eigenen Endlichkeit nicht verschließt, lässt den Menschen zu sich selbst finden, ermöglicht überhaupt erst entschlossenes, eigenständiges Handeln in der Gegenwart. So eröffnet sich ohne Zukunft gar keine lebendige Zeitlichkeit; ganz besonders deutlich und unmittelbar anschaulich wird dies bei der später noch ausführlich zu thematisierenden Depression. Zukunft ist bei M. Heidegger überhaupt erst die Voraussetzung, sich selbst in seiner Zeitlichkeit verstehen zu können, ohne Zukunft könnten wir uns der Gegenwart gar nicht verstehend bewusst werden, wir wären gefangen in Notwendigkeiten.

Darüber hinaus gehört es zum Wesen des menschlichen Lebens, »dass im Dasein immer noch etwas *aussteht,* was ... noch nicht ›wirklich‹ geworden ist. Im Wesen der Grundverfassung des Daseins liegt demnach eine *ständige Unabgeschlossenheit.*« (Heidegger 1979, S. 236)

Dass es über das Gewordene und Gegenwärtige hinaus, solange wir leben, das noch nicht Wirkliche gibt, macht unsere Lebendigkeit erst aus. Ohne Zukunft gäbe es keine Hoffnung und keine Lebensmöglichkeit, ja überhaupt kein menschliches Leben. Ohne Zukunft würde sich uns die Gegenwart gar nicht erschließen. Ich könnte mich als Einzelne mit mir eigenen Möglichkeiten gar nicht wahrnehmen, wäre hoffnungslos und gedankenlos einer festgelegten Gegenwart verfallen.

Hoffnung kann man in verschiedener Weise verstehen, zum einen wird sie oft als Antizipation von Ereignissen, als Wunsch, dass etwas auf uns zukommt, aufgefasst, als Vorwegnahme von etwas, das nicht notwendigerweise, aber doch möglicherweise mit uns geschehen wird. Was konkret erhofft wird, hängt vom Einzelnen ab. Für den daseinsanalytischen Begriff der fundamentalen Hoffnung ist jedoch ein unauswechselbarer Gehalt charakteristisch. »... sie ist ein Akt der personenhaften Existenz, ein personaler Grundakt, eine Tugend; sie ist der verbindlichste Ausdruck der Selbstbejahung, die das Sein konstituiert. Die Zukunft dieser Hoffnung ist die Zukunft der Verwirklichung der eigenen Person; (...). Dagegen ist die Zukunft, auf die die gemeinen Hoffnungen zugehen, die Zukunft der Welt, in der Ereignisse und Geschehnisse erwartet werden.« (Plügge 1980, S. 95)

So wie wir uns als Person in die Zukunft entwerfen und in diesem Prozess die eigene Identität entwickeln, so entwerfen wir auch bei jeder Handlung ein Gesamtbild in die Zukunft, und dieses Gesamtbild der Handlung bestimmt die Gegenwart. Aus diesem Entwurf heraus wird erst die gegenwärtige Abfolge von Einzelschritten verständlich, der Zukunftsentwurf bildet den Rahmen oder den Hintergrund, vor dem das Bild sichtbar wird. Der Entwurf bestimmt die Struktur der Handlung, er ordnet und gibt Sinn. Eine Unterbrechung der Handlung oder – weiter gefasst – ein unerwartetes Hindernis macht eine Korrektur des Entwurfes erforderlich, die Handlung wird neu ausgerichtet. Es verändern sich nicht nur die einzelnen Handlungsschritte, sondern der Rahmen wird ein anderer, die Handlung erhält einen neuen Sinn. Ohne Zukunftsentwurf wird die Gegenwart ausgehöhlt. Hier deutet sich bereits an, wie wichtig für (psychisch) kranke Menschen die Erhaltung einer Zukunftsperspektive ist. Zu denken ist hier ganz besonders an chronisch kranke Menschen.

Je starrer die Handlungsentwürfe sind, desto schwieriger ist es, sich an neue Situationen anzupassen. Ist die Zukunft verplant oder leben wir in einer sich wenig verändernden Umwelt, welche vielleicht von kultureller Konformität geprägt ist, so sind die Handlungsentwürfe weitgehend festgelegt. Dann fällt es uns schwer, flexibel auf Neues zu reagieren. Andererseits wird unser Weltbild weniger leicht ins Wanken geraten. Die Identität erscheint subjektiv gesichert, ist jedoch objektiv durch Veränderungen in der äußeren Wirklichkeit viel bedrohter. Der starre Fundamentalist, der überzeugt ist, dass sein Entwurf der einzig gültige ist, findet schneller den Tod. Er bäumt sich auf, weil er sich nicht anpassen mag oder kann. Seine Identität ist nur unter bestimmten Bedingungen aufrechtzuerhalten.

Leben wir hingegen in einer unvorhersehbaren, von Überraschungen geprägten Welt, so lernen wir die Handlungsentwürfe viel häufiger zu korrigieren, wir lernen dann, dass zu weit gefasste und weit reichende Entwürfe weniger sinnvoll sind als kurzfristig korrigierbare. Die Lebensperspektiven werden kurzfristiger, das Leben beschleunigt sich, die Zukunft wird bunter, und die eigene Identität zu finden wird angesichts vieler kurzfristiger Perspektiven schwieriger. Wir haben plötzlich viele Hoffnungen, aber die fundamentale Hoffnung droht zu entgleiten. Hierdurch sind viele Menschen in der heutigen, von kultureller Vielfalt und vielfältig vernetzter Kommunikation geprägten Zeit sehr verunsichert. Wenn sie diese Unsicherheit und diese komplexe Anstrengung, ihre eigene Identität zu finden, nicht mehr aushalten, suchen sie vielleicht Zuflucht bei Sekten oder fundamentalistischen Religionen, sehnen sich nach charismatischen Führern oder Erlösern oder lassen sich süchtig und konsumierend dahintreiben.

Die eigene Zukunft ist gesellschaftlich nicht mehr verbindlich vorgegeben, die eigene Identität zu finden ist eine immer wieder neu zu gestaltende Herausforderung. Wir müssen uns unsere eigene Zeit aneignen. Wenn es nicht mehr die eine, in linearer Abfolge vor uns liegende Zukunft gibt, auf die sich alle mit Hilfe von Uhren einigen, wenn wir aus dem klassisch naturwissenschaftlich geprägten Paradigma herausgehen und jedem Menschen und jeder Kultur eigene Zukunftsentwürfe zugestehen, dann ist es ganz wichtig zu fragen, worin sich denn Zukunftsentwürfe gleichen und unterscheiden. Die fundamentale Hoffnung eines Menschen wird genauso differenziert sein wie die gesamte Persönlichkeit: Je mehr Individualität gelebt und erfahren wird, desto eigener wird die Hoffnung auf Verwirklichung der eigenen Person werden.

Demgegenüber werden sich in normierten Handlungsmustern – wie etwa in der klar definierten Wechselwirkung zwischen Mensch und Maschine – die Zukunftsentwürfe angleichen. Die heutige Zeit scheint mir von einer Vielzahl normierter Handlungsentwürfe mit kurzfristiger Perspektive geprägt zu sein, während die Menschen zugleich in der Gestaltung ihrer langfristigen Perspektiven viele Freiräume und viele Unsicherheiten besitzen. Die Normierung kurzfristiger Handlungsentwürfe wird mehr und mehr zur Selbstverständlichkeit, fällt dem Einzelnen weniger auf, bleibt zum Teil unausgesprochen und unbewusst, während über die langfristigen Perspektiven gesprochen und hierdurch die Individualität der Lebensentwürfe bewusst wird.

So scheint die heutige Zeit dem Einzelnen eine große Freiheit zu gewähren, Individualität scheint gefordert, der Einzelne erscheint autonom und selbstbewusst, während zugleich dem außenstehenden Beobachter auffällt, dass die einzelnen Handlungsentwürfe deutlicher von Sachzwängen und Maschinentakten fremdbestimmt werden, dass der Bezug zur Wahrnehmung des eigenen Körpers und der eigenen Lebensgeschichte in den einzelnen Handlungen abnimmt, dass die Menschen sich im Alltag von den eigenen Körperwahrnehmungen entfremden und sich von den Zeittakten der Medien und den technisch bestimmten Rhythmen vereinnahmen lassen.

Eine sorgfältige Analyse der Zukunftsperspektiven sollte beides berücksichtigen: das Zur-Sprache-Bringen des eigenständigen Lebensentwurfes und die zum Teil unbewusste Fremdbestimmung im Detail. Es erscheint mir sehr wichtig, die wenig bewussten perspektivischen Ausrichtungen unserer Alltagshandlungen näher ins Auge zu fassen, da sie für den Bezug des Einzelnen zu seinem Körper und damit für seine Gesundheit eine herausragende Rolle spielen und zugleich in der zwischenmenschlichen Interaktion eine bisher noch wenig analysierte Bedeutung haben. Unterbricht ein anderer unsere unbewussten Ausrichtungen einzelner oder komplexer Handlungen, so empfinden wir dies häufig als Irritation, weil es aufwendig ist, den Entwurf neu zu gestalten. Je mehr wir an normierte Handlungsentwürfe etwa in psychiatrischen Einrichtungen gewöhnt sind, je mehr wir davon ausgehen, dass alles funktionieren muss, desto schwerer fällt uns die Begegnung mit einem (auch kulturell) anders geprägten Menschen. Je stärker der Handlungsentwurf in »Fleisch und Blut« übergegangen ist, desto selbstverständlicher erscheint er uns und desto schwerer wird es, mit einem Menschen zusammenzuarbeiten, der diese Selbstverständlichkeit nicht teilt, sondern für den ganz im Gegenteil etwas ganz anderes selbstverständlich ist.

Dies ist eine wichtige Quelle interkultureller Irritationen und Missverständnisse. Ebenso zeigt sich diese Irritation in der zunehmenden Schwierigkeit der Menschen verschiedener Generationen miteinander zu leben. Auch sind viele Ehe- und Partnerschaftsprobleme Ausdruck normierter Handlungsentwürfe. Psychisch kranke Menschen irritieren besonders häufig die Handlungsentwürfe anderer. Diese Schwierigkeiten werden durch lange Aufenthalte in Institutionen noch einmal potenziert.

In der Berufswelt entstehen Handlungsmuster, die immer selbstverständlicher die einzelnen Handlungen nach »Sachzwängen« ausrichten, die die Lebensgeschichte und den Körper häufig außen vor lassen. Die sinnlich-emotionale wie die sinn-volle Begegnung »funktioniert« nicht nach den Mustern der durch Uhren zeitlich normierten Handlungsperspektiven. Der im Berufsleben funktionierende Mensch kommt nach Hause und ist irritiert. Die Ausrichtung der Handlungen nach Uhren, Zeittakten von Maschinen oder durch Medien vorgegebenen Rhythmen hat zu einer Zurückdrängung der Körperwahrnehmung, der Sexualität und vieler persönlicher Gefühle geführt. Die Hoffnung, all dies zu Hause nahtlos wieder zu finden, erweist sich als trügerisch. Der Mensch blickt beim Geschlechtsverkehr auf die Uhr.

Er plant einen durchstrukturierten Urlaub in ein exotisches Land, um sich dort über die Verspätung der Flugzeuge oder Züge zu ärgern. Er versteht seine Kinder nicht mehr und fühlt sich beim Spiel mit ihnen ungeduldig und gereizt. Er fühlt sich in der Freizeit ausgelaugt und leer, weil ihm immer weniger Handlungsentwürfe und Zukunftsperspektiven zur Verfügung stehen, die sich auf die sinnliche Wahrnehmung und auf die persönlichen Gefühle beziehen.

Einen Menschen zu verstehen bedeutet seine Zukunftsperspektiven kennen zu lernen. Das gilt gerade für Menschen in psychischen Krisen. Alle Handlungen sind wesentlich auf die Zukunft bezogen, wobei sie jedoch oft unbewusst durch gesellschaftlich normierte Handlungsentwürfe fremdbestimmt und durch eigene Gewohnheiten festgelegt sind. Je älter wir werden, desto feststehender werden die Zukunftsperspektiven; im Idealfall kommen wir vor dem Tod verstehend und akzeptierend auf uns zurück, die fundamentale Hoffnung hat sich – selbstbestimmt oder kulturell normiert – verwirklicht, es steht wenig aus. Dies etwa auch mit demenziellen Menschen zu erreichen, ist eine bedeutende Aufgabe der psychiatrischen Tätigkeit.

F.T. Melges (1982) stellt in seinem Buch *Time and the Inner Future* heraus, wie wichtig eine ausgedehnte und stimmige Zukunftsperspektive ist, um mit den Anforderungen des Lebens fertig zu werden. Menschen versuchen seiner Meinung nach ständig über ihre Zukunft antizipatorisch Kontrolle zu gewinnen, indem sie ganzheitliche – rechtshemisphärisch geprägte – Bilder von ihrer Zukunft und ihren Möglichkeiten entwerfen und diese von Zielen geprägten Bilder in der Gegenwart benutzen, um Handlungspläne zu entwickeln, die es ihnen erlauben, auf ihre Ziele hinzuarbeiten. Diese – eher linkshemisphärisch geprägten – Handlungspläne werden ständig aktualisiert und bestimmen unser Leben maßgeblich.

Unstimmigkeiten zwischen Zukunftsbildern und Planungen rufen intensive Gefühle hervor. Unklare Zukunftsziele und Störungen bei der Feinabstimmung der Zukunftspläne spielen F.T. Melges zufolge eine wesentliche Rolle bei vielen psychischen Erkrankungen. Hierbei kann es zu Teufelskreisen oder abwärts gerichteten Spiralen kommen, bei denen sich ein Mensch immer weiter von seinen persönlichen Zielen entfernt. Auf die von ihm dargestellten Möglichkeiten, im therapeutischen Prozess neue Zukunftsperspektiven zu erarbeiten, werde ich noch zurückkommen.

Im Umgang mit Menschen, deren Zukunftsperspektiven durch Verletzungen und Krisen eingeengt sind, kann es therapeutisch sehr hilfreich sein, Blockierungen und Wiederholungen durch das Einführen neuer Zukunftsperspektiven aufzulösen. S. de Shazer (1989) lässt in lösungsorientierten Therapiesitzungen seine Klienten zum Beispiel sehr detailliert eine Zukunft beschreiben, in der das zentrale Problem bereits gelöst ist, und kann hierdurch die Erwartung wecken, dass das Problem auch gelöst werden wird. Diese einmal geweckte Erwartung kann dem Klienten helfen, sein Denken und Verhalten so zu ändern, dass er seine Erwartung tatsächlich zu erfüllen versucht.

Aus der Zukunft komme ich auf mich zu und erlebe mich als bereits in die Welt »geworfen«. M. Heidegger spricht von »Gewesenheit« im Unterschied zu »Vergangenheit«. Vergangen ist in seiner Terminologie etwas, was nicht mehr vorhanden ist. Gewesen bin ich jedoch, solange ich lebe. Geworfen in die Welt kann ich auf mich zurückkommen, mich wiederholen. Dies hat nichts mit der Vorstellung einer vergangenen Abfolge von Ereignissen in einer bestimmten Reihenfolge zu tun, sondern ist ein Zurückkommen auf das Selbst, ein identitätsstiftendes Wiederholen, aus dem ein kreatives Zusammenfügen, eine Einbettung in einen sinnstiftenden Kontext erwächst. Das, was wir wiederholen, birgt Erfahrungen aus unseren früheren Jahren und belebt zugleich Vorstellungen, die sich mit Lebensereignissen, die im Alltagszeitverständnis weniger weit zurückliegen, verbinden.

Im Zurückkommen auf uns selbst können wir das, was wir bereits geworden sind, als unser eigenes übernehmen. So vergegenwärtigen wir uns die eigene Geschichte als Biografie und vergewissern uns unserer Ganzheitlichkeit. Dies geschieht ständig neu und ist ein schöpferischer Prozess, welcher flexibel Identität erzeugt, Geschichten zur Lebensgeschichte vernetzt, offen bleibt für Neubewertungen und Veränderungen und eine lebendige Gewesenheit erschafft. Im Gegensatz zu diesem Sichvergewissern steht bei Heidegger das Vergessen, das gerade diese Lebendigkeit vermissen lässt und sich einer starren Vergangenheit überantwortet, welche objektiv gegeben und unveränderbar erscheint. Diese festgefahrene Vergangenheit entsteht, wenn wir uns an Sachlagen und Dingen orientieren und das eigene lebendige Handeln aus dem Blick verlieren.

Mit dem Begriff »Vergessen« wird im folgenden Zitat im Gegensatz zu der herkömmlichen Bedeutung zunächst eine Art »Selbstvergessenheit« beschrieben, bei der ich mich an das in der Welt Vorhandene verloren habe, mich hierdurch auch meiner eigenen Geschichte entfremden kann.

»Das eigentliche Gewesen-*sein* nennen wir *Wiederholung.* Das uneigentliche Sichentwerfen auf die aus dem Besorgten, es gegenwärtigend, geschöpften Möglichkeiten ist aber nur so möglich, dass sich das Dasein in seinem eigensten *geworfenen* Seinkönnen *vergessen* hat. Dies Vergessen ist nicht nichts oder nur das Fehlen von Erinnerung, sondern ein eigener, ›positiver‹ ... Modus der Gewesenheit (...). *Vergessenheit* als uneigentliche Gewesenheit bezieht sich hiermit auf das geworfene, eigene *Sein*; sie ist der zeitliche Sinn der Seinsart, gemäß der ich zunächst und zumeist gewesen – *bin.* Und nur auf dem Grunde dieses Vergessens kann das besorgende, gewärtigende Gegenwärtigen *behalten*, und zwar das nicht daseinsmäßige, umweltlich begegnende Seiende. Diesem Behalten entspricht ein Nichtbehalten, das ein ›Vergessen‹ im abgeleiteten Sinne darstellt.« (Heidegger 1979, S. 339)

Da diese Form der Selbstvergessenheit zu Entfremdung führen kann, muss eine zu starke Hinwendung zum »Behalten«, oder anders ausgedrückt: zum Besitz von mir selbst wegführen, mich einbinden und nicht befreien. Oder, um mit E. Fromms Worten zu sprechen:

»In der Existenzweise des Habens ist der Mensch an das gebunden, was er in der *Vergangenheit* angehäuft hat: Geld, Land, Ruhm, sozialer Status, Wissen, Kinder, Erinnerungen. Er denkt über die Vergangenheit nach und versucht zu fühlen, indem er sich an vergangene Gefühle (oder was er dafür hält) *erinnert* (das ist das Wesen der Sentimentalität). Er *ist* die Vergangenheit.« (Fromm 1979, S. 124)

Wenn ein Mensch beginnt seine »Habe« zu vermehren und zu verteidigen, so nimmt er – wie J. Améry ausführt – »das von der Gesellschaft über ihn gefällte Urteil, sein soziales Alter, an. Er begnügt sich mit einem Ich, das sich nicht mehr überschreitet, das aber darum doch nicht befriedet in sich ruht ...« Die Zukunft verengt sich, er wird nicht mehr als der gesehen, der er sein könnte, er beraubt sich der Möglichkeit immer wieder am Punkt null anzufangen, er ist jemand geworden und wird gesellschaftlich aus seiner Vergangenheit heraus definiert. Er wird zum Produzenten und Konsumenten, in den zu investieren sich lohnt, auf dessen Beständigkeit man sich verlassen kann, der aufhört sein Leben als einen »Prozess ständiger Erneuerung und permanenten Widerspruchs zu führen« (ebd., 72ff.).

Ein Mensch, der sich zu sehr am Besitz und am Behalten orientiert, der das »Haben« über das »Sein« stellt, verliert die eigenen Möglichkeiten, und die Zukunft verengt sich zur linearen Perspektive, zum asphaltierten schnurgeraden Weg, der von außen vorbestimmt und leblos erscheint. Das Behalten orientiert sich am Urteil der anderen, über den Besitz definiert man sich gesellschaftlich um den Preis eines Vergessens der eigenen Möglichkeiten. Menschen in psychischen Krisen kommen nicht selten aus diesem biografischen Vergessen und die psychiatrische Arbeit forciert es allzu oft, besonders wenn unter Zeitdruck stark standardisierte Krankengeschichten zusammengestellt werden.

Dem Vergessen im herkömmlichen Wortsinn kommt demgegenüber einerseits eine positive Funktion zu. Es lässt das Gewesene zurück, um es im Werden zu überholen. Andererseits bildet das Vergessen gewissermaßen eine amorphe Masse und schneidet Vergangenheit von der lebendigen Gegenwart ab. Das Gedächtnis lässt Aspekte unserer Gewesenheit in zusammengeballter oder auch in zerstückelter Form aus dieser amorphen Masse des Vergessens hervortreten, und wir stehen dann vor der großen Aufgabe – durch Integration dieser Aspekte unserer Gewesenheit in eine lebendige Gegenwart – Identität und Kontinuität zu gestalten. Diesen schöpferischen Vorgang kann uns niemand abnehmen, wohl aber wird er durch Begegnungen und Beziehungen nachhaltig gefördert und vertieft.

Von besonderer Bedeutung ist in diesem Hervortreten der Gewesenheit auch unser inneres Fühlen (Weiss 1984, S. 204). So ist ein anderer wichtiger Aspekt der Gewesenheit ihr Zusammenhang mit der Gestimmtheit oder der Befindlichkeit eines Menschen. Meine Gestimmtheit erschließt mir in ursprünglicher Weise meine Geworfenheit. Während Verstehen in der Zukunft gründet, wurzelt meine Befindlichkeit in meiner Gewesenheit. Dies wird beim Verständnis der Demenz noch von großer Bedeutung sein.

T. Uexküll und W. Wesiak (1988) sehen die Wurzeln der Stimmungen in der frühen Mutter-Kind-Beziehung. Durch den Austausch nonverbaler Zeichen entsteht ein Kommunikationssystem zwischen Mutter und Kind, beide stimmen sich auf einen gemeinsamen Gefühlston ein, bestätigen und ergänzen sich gegenseitig. Es entsteht eine – bei gelungener Kommunikation – harmonische Verschränkung, in der Erleben und körperliche Verfassung noch nicht klar voneinander abgegrenzt sind. Aus diesem affektiven Kontinuum bilden sich dann im Laufe des ersten Lebensjahres Umrisse von Unterschieden heraus, Stimmungssignale verdichten sich zu Eigenschaften von Objekten, Erinnerungsmarken und Unterscheidungen entstehen.

Wenn bekannte Zeichen ausbleiben, entstehen jetzt Erwartungen. Die Stimmung kann bei plötzlicher Veränderung entweder in Angst umschlagen oder das Kind baut geistige Bilder abwesender Objekte aus den Erinnerungsmarken auf, welche das affektive Kontinuum zwischen ihm und der Mutter erneut aufladen. Das Wesentliche dieser Erinnerungsspuren ist nicht, dass Bilder von Gegenständen und Personen gespeichert werden, sondern dass in einem aktiven schöpferischen Prozess Objekte aufgebaut werden, um einen Zustand von Sicherheit, Harmonie und Geborgenheit wieder zu beleben.

Wenn wir später – als Erwachsene – in einem Erlebnis eines Gegenstandes oder eines Vorganges unsere Vergangenheit lebendig werden lassen, schwingen diese ganz frühen, aus einer vorsprachlichen Welt stammenden Stimmungen mit, wir erleben eine historische Tiefendimension, eine dynamische Zeitgestalt, die bis in die symbiotische Mutter-Kind-Beziehung zurückreicht und natürlich ebenso die aus späteren Lebensphasen stammenden Differenzierungen, Motive und Handlungskonzepte umfasst.

Die Regression, in der unser Gewordensein wieder auf frühere Entwicklungsstadien zurückfällt, ist ein Fundamentalprozess unseres Lebens und Erlebens und geht Hand in Hand mit einer Progression, in der wir unser Werden wiederholen und weiter ausbauen. Im empathischen Miteinander tauschen wir mit anderen Menschen nonverbale, frühe Stimmungsbotschaften und verbale Botschaften aus. Menschen, die in frühen Lebensphasen von ihren nahen Bezugspersonen viel Kälte, Ablehnung oder physische Abwesenheit erfahren haben, tragen diese Irritation in ihren Grundstimmungen lebenslang mit sich herum, was sich sowohl im Bezug zu ihrem eigenen Körper und zu ihrem Selbstwertgefühl als auch im sozialen Kontext bemerkbar macht. Psychosomatische Störungen, ein mangelhafter Zugang zur eigenen Gefühlswelt, eine häufige Verstimmtheit oder eine mangelnde Fähigkeit zur empathischen Interaktion können die Folgen sein.

D. Goleman (1996, S. 371) betont, dass emotionsgeladene Erinnerungen Gefühle auslösen, die sich fest mit dem vergangenen Ereignis verbunden haben: »Die emotionale Seele reagiert auf die Gegenwart so, *als sei sie die Vergangenheit.*« Probleme entstünden dadurch, dass wir bei schnellen, emotionalen Bewertungen möglicherweise nicht erkennen, dass sich die einstigen Gegebenheiten verändert haben. Zudem würden unter dem Eindruck starker Gefühle Erinnerungen verzerrt und Tatsachen ignoriert, die die emotionalen Überzeugungen in Frage stellen könnten.

So verdichtet sich die Vergangenheit, Gefühle verbinden sich assoziativ zu einem Ganzen, einzelne Aspekte der Vergangenheit gewinnen eine besondere Bedeutung, Symbole entstehen und unsere Eindrücke und Wahrnehmungen erscheinen uns in besonderer Weise gewiss, sodass wir unter Umständen im Nachhinein Begründungen, Rechtfertigungen oder Erklärungen für unsere Empfindungen und Verhaltensweisen hervorholen – so genannte Rationalisierungen –, um die emotional getönten Sichtweisen weiter zu untermauern. Diese Fähigkeit, vergangene Erfahrungen rasch und mit subjektiver Gewissheit zu einem Ganzen zu verdichten und dementsprechend zu handeln, kann in Gefahrensituationen und Krisen eine überlebenswichtige Rolle spielen. Sie kann dazu beitragen, dass wir uns selbst ganzheitlicher und weniger kritisch analytisch verstehen, dass wir in der Lage sind, trotz ständiger Veränderungen in unserer Umgebung ein tragendes, gefühlsbetontes Selbstkonzept aufrechtzuerhalten, dass die Welt weniger fremd erscheint.

Dennoch muss heutzutage die emotionale Bewertung von Situationen mehr als je zuvor hinterfragt werden. So müssen bereits Kinder in zunehmendem Maße lernen, Gefühle zu erkennen, ihre Heftigkeit zu zügeln und Impulse zu kontrollieren. In Präventionsprogrammen zur Vermeidung antisozialen Verhaltens sowie zum Erlernen emotionaler und sozialer Intelligenz spielen die differenzierte Kontrolle emotionaler Reaktionen, die gesteigerte Fähigkeit zur Kommunikation und das Unterscheiden zwischen Gefühlen und Taten eine wichtige Rolle. Emotionale Reaktionen helfen in einer rasch sich verändernden und hoch funktionalen Umwelt häufig nicht weiter, zugleich führt eine Vernachlässigung des Gefühlslebens und gewachsener Bindungen zu Entwurzelung und Oberflächlichkeit menschlicher Beziehungen.

F. Nietzsche sah bereits zu Beginn dieses Jahrhunderts den Vergangenheitsbezug des Menschen in einem ähnlichen Licht:

»Der Mensch hingegen stemmt sich gegen die große und immer größere Last des Vergangenen: Diese drückt ihn nieder oder beugt ihn seitwärts, diese beschwert seinen Gang als eine unsichtbare und dunkle Bürde, welche er zum Scheine einmal verleugnen kann und welche er im Umgang mit seinesgleichen gar zu gern verleugnet: um ihren Neid zu wecken. Deshalb ergreift es ihn, als ob er eines verlorenen Paradieses gedächte, die weidende Herde oder in vertrauter Nähe das Kind zu sehen, das noch nichts Vergangenes zu verleugnen hat und zwischen den Zäunen der Vergangenheit und der Zukunft in überseliger Blindheit spielt. Und doch muss ihm sein Spiel gestört werden: nur zu zeitig wird es aus der Vergessenheit heraufgerufen. Dann lernt es das Wort ›es war‹ zu verstehen, jenes Losungswort, mit dem Kampf, Leiden und Überdruss an den Menschen herankommen, ihn zu erinnern, was sein Dasein im Grunde ist – ein nie zu vollendendes Imperfektum.« (NIETZSCHE 1917, S. 283ff.)

Das rasante Fortschrittstempo unserer heutigen Gesellschaft lässt Vergangenheit in einer Weise zur Last und zum überflüssigen Ballast werden, dass Gewesenes vielfach als Hemmschuh des Fortschritts im Wege steht, überwunden werden muss, dem Neuen weicht. Die Überwindung des festgefahrenen, zum Dogma erstarrten Alten öffnet den Blick für neue kreative Gestaltungsmöglichkeiten, lässt Selbstverwirklichung jenseits gesellschaftlicher Vorgaben und normierter Denkmuster möglich werden; und doch steht jeder einzelne Mensch vor der existenziellen Aufgabe seine Identität zu finden und die eigene Zeitlichkeit aus der eigenen Gewesenheit, Zukunft und Gegenwart zu erfahren. Zunehmend wird es schwieriger, im Prozess dieser existenziellen Identitätsfindung auf Verbindliches und auf Bindungen zurückzugreifen. Die Zukunft verspricht ungeheuere Möglichkeiten, aber die Gewesenheit ist brüchig geworden. Der Einzelne ist in einer besonderen Weise entwurzelbar.

Jeder, nicht nur der psychisch Kranke, aber dieser in besonderer Weise, erlebt Brüche, die quer durch die eigene Identität und die tragfähigen Bindungen hindurchgehen. Das Alte hat keinen Bestand. Die Erkenntnis, dass das Dasein ein nie zu vollendendes Imperfektum ist, wird heute deutlicher denn je. »Gott ist tot«, formulierte Nietzsche vor einem Jahrhundert. Der Mensch ist gefordert, aber oft auch überfordert. Mancher wird zum gedankenlosen Konsumenten, zur Manipulationsmasse der Werbung, zum geschichtslosen Surfer auf Modewellen, zum Spieler oder zum Süchtigen. Andere suchen in Sekten oder rigiden Ideologien den verloren gegangenen Halt wieder zu finden.

Als Psychiaterin kann ich diese allgemeine Gefahr der Entwurzelung nicht verleugnen und gleichzeitig glaubwürdig bleiben. Man kann sich nicht nur hinter Therapieerfolgsstudien zurückziehen, die beweisen, dass die Behandlung mit diesem oder jenem Psychopharmakon zu statistisch signifikanten Verbesserungen der Behandlung führt; man kann den Patienten nicht nur als Konsumenten von Medikamenten oder anderer Therapiemaßnahmen betrachten. Auch wenn man die Medikamente verordnet, weil sie helfen können, ist es doch wichtig, sich stets vor Augen zu führen, dass das Konsumieren eines Pharmakons zwar Bedingungen schaffen kann, unter denen es etwas leichter fällt, zu gesunden, dass psychische Gesundheit jedoch eine aktive, kreative und immer komplexer werdende Aufgabe ist, die den Menschen in seiner Gewesenheit, seiner Zukunft und seiner Gegenwart herausfordert und zu deren Unterstützung die wesentliche Begegnung und die verlässliche Beziehung dringend benötigt wird. Die Beziehung zur eigenen Gewesenheit kann bei psychischen Krankheiten auf vielfältige Weise gestört sein. G. RIEMANN (1987) erwähnt hier unter anderem das Vermeiden der Erfahrungsrekapitulation, den Verzicht auf Zuständigkeit für die eigene Biografie, weiße Flecken in der Vergangenheitsdeutung und die Verschüttung biografischer Phasen durch den Aufenthalt in psychiatrischen Institutionen.

Weiterhin kann die Biografiedeutung durch das Eindringen psychiatrischer Terminologie in das Erzählen der Lebensgeschichte verfremdet werden. Patienten, die immer wieder in Anamnesegesprächen bestimmte Aspekte ihrer Geschichte berichten müssen, können zudem mehr und mehr dazu neigen, wie ein Memoirenautor bestimmte Lebensphasen (z.B. Krankheitsschübe oder die berufliche Entwicklung) hervorzuheben, wobei sie ihre eigene Sicht der Entwicklung einer von außen strukturierten Ordnung opfern. Im Extremfall wird die Lebensgeschichte zur Krankheitsgeschichte und die Krankenakte mächtiger als die Worte des Patienten.

Auf mich zukommend verstehe ich mich, erlebe mich als in die Welt geworfen und kann in der Gegenwart entweder entschlossen handeln oder mich zerstreuen, mich verlieren, mich entfremden, der Technik verfallen.

Selbstverwirklichung und ein Gewahrwerden der Möglichkeiten des Augenblickes, ein Mitten-im-Leben-Stehen ist möglich in »eine(r) Gegenwart, gemäß der ein Entschluss die Situation erschließt. (...) Die in der eigentlichen Zeitlichkeit gehaltene, mithin *eigentliche Gegenwart* nennen wir *Augenblick*.« (Heidegger 1979, S. 338)

Das Gewahrwerden der eigenen Person im gegenwärtigen Erleben – unverstellt durch wiederkehrende, eingeengte (d.h. neurotische) Wahrnehmungsschablonen – wird etwa in der Gestalttherapie in den Mittelpunkt des therapeutischen Geschehens gestellt. Im »Hier und Jetzt« erfährt sich der Klient selbst oder – anders ausgedrückt – für ein Zu-sich-selbst-Kommen ist das Gewahrwerden des Augenblickes von großer Bedeutung. Heidegger kritisiert den Begriff des »Jetzt«, weil er meint, mit diesem Begriff sei die Vorstellung verbunden, der Mensch sei in der Zeit. In der Erfahrung des Augenblickes allerdings ist eine ursprünglichere Zeitlichkeit vorausgesetzt. Wir bewegen uns aus unserer Gewesenheit gegenwärtig in die Zukunft, beziehungsweise projizieren uns in unsere eigene Zukunft, um von dort her den Augenblick zu ergreifen und entschlossen zu handeln, verstehend, dass wir zugleich je schon gewesen sind, dass wir vor jeder Entschlossenheit schon in eine Welt geworfen sind. Handelnd in diesem Geworfensein einen eigenen Entwurf zu gestalten heißt, der Gegenwart Sinn zu geben, bedeutet, den Augenblick als Chance für entschlossenes Handeln wahrzunehmen und sich selbst als handelndes Subjekt zu erfahren. Erst durch das handelnde In-der-Welt-Sein erschließt sich ein »Jetzt«. Es ist nicht als Zeitpunkt auf einer Zeitgeraden vorgegeben, sondern wird erst individuell und gesellschaftlich konstruiert.

Handelnd sich entwerfende Menschen tauschen sich miteinander aus und verweisen auf eine Zeit, die im modernen Weltbild als objektiv vorhandene konstruiert wird. Diese gesellschaftliche Konstruktion einer objektiv vorhandenen Zeit entsteht in einem Bedeutungszusammenhang, in dem eine objektiv vorhandene Wirklichkeit entworfen wird, eine Wirklichkeit, die vom handelnden Menschen abstrahiert, die zeitlich erstarrt und handhabbar ist. Eine solche Wirklichkeit löst sich vom lebendigen Vollzug; die ihr zugehörige Zeitkonzeption ist zur Geraden verengt und wird scheinbar von außen an den handelnden Menschen herangetragen. Es ist die Zeit, in der Maschinen funktionieren.

Wir brauchen neue Bilder von der Zeit

Während einerseits Zeitlichkeit eine Voraussetzung für unser gesamtes Erleben ist, hinter die wir nicht zurückkönnen, gebrauchen wir den Begriff Zeit andererseits häufig so, als ob es unabhängig von uns eine in der Welt vorhandene Zeit gäbe. Das Paradigma einer objektiv vorhandenen Zeit durchzieht die Literatur. Dieses traditionelle Denken erschwert es jedoch, dynamische Prozesse anders zu verstehen als Serien von Umwandlungen entlang einer Zeitgeraden. Wir brauchen neue Vorstellungsbilder und Modelle, um dynamische Prozesse neu zu verstehen und komplexere Zeitkonzepte langfristig auch formalisieren zu können.

Therapeuten brauchen lebendige Vorstellungsbilder, um ihren Klienten zu helfen ihre eigene Zeit kreativ, flexibel und lebendig zu ergründen, sich von Blockierungen und Erstarrungen zu lösen, um so neu mit sich selbst und mit anderen umgehen zu lernen, sich sowohl im eigenen Körper als auch in der Gesellschaft wohler zu fühlen.

Oder, mit der Sprache systemischer Familientherapeuten: »›Pathologische‹ Systeme werden in der Fachliteratur häufig mit ›rigiden‹ Systemen gleichgesetzt, das heißt mit Systemen von nur geringer oder keiner Flexibilität. Sie basieren auf deterministischen Annahmen der Notwendigkeit, die sie dieselben Muster, Verhaltensweisen und Erklärungen reproduzieren lassen. Unsere Klienten haben in der Regel eine lineare ... Vorstellung von der Zeit, in der die Vergangenheit die Gegenwart bestimmt und die Zukunft einschränkt. Ein Weg, um einen Wandel zu bewirken, besteht nach unseren Erkenntnissen darin, einen Kontext zu schaffen, der auf die deterministischen Prämissen der Klienten einwirkt und dadurch Kreativität fördert.« (Boscolo/Bertrando 1994, S. 144)

Ausgehend von der Gegenwart werden neue Bedeutungen und Interpretationen erarbeitet, die starre deterministische Assoziationsketten unterbrechen und alternative Geschichten entstehen lassen. Hierdurch entstehen neue Zukunftsperspektiven, welche sich auf die Gegenwart und die Vergangenheit auswirken. Im therapeutischen Prozess wird durch die therapeutische Beziehung und die Reaktionen der Klienten auf die therapeutischen Interventionen ebenso eine neue Vergangenheit – oder, um Heideggers Terminologie zu benutzen: eine neue Gewesenheit – geschaffen, welche wiederum Erstarrungen in der Gegenwart überwinden hilft. Die Vorstellung beispielsweise, ein vergangenes Trauma führe notwendigerweise in der Gegenwart zu einer bestimmten psychischen Erkrankung, kann auf diese Weise modifiziert werden; ein neuer Umgang mit vergangenen Traumatisierungen lässt diese in einem anderen Licht erscheinen und aus der veränderten Sicht der Vergangenheit entsteht eine neue Gegenwart. Ein Therapeut, der in der Lage ist neue, flexible Standpunkte einzuführen oder durch Fragen deterministische Vorstellungen in Frage zu stellen, schafft neue Vergangenheiten und eröffnet neue Zukunftsperspektiven. Familiengeschichten werden neu erzählt und festgefahrene Mythen werden zu zukunftsoffenen Geschichten. Die Menschen werden in der Gegenwart freier.

In der systemischen Familientherapie wird die Beziehung von Vergangenheit, Gegenwart und Zukunft als »selbstreflexive Schleife« gesehen, was bedeutet, dass eine Einwirkung auf eine der drei Zeitdimensionen auch die anderen verändern wird (ebd., S. 187).

Im Heidegger´schen Zeitkonzept erfährt der Mensch seine eigene Zeitlichkeit, er emanzipiert sich von dem anonymen »man«, das ihn je schon verstanden hat, er versteht die Zeit nicht als objektiv gegeben, sondern erschließt sich von seinem Standort aus seine Zeitlichkeit. Er tut dies zwar in Auseinandersetzung, im sorgenden Umgang mit dem anderen, aber das »Du«, die Beziehung zum ganz bedeutsamen anderen, ist bei ihm für das Erschließen der eigenen Zeit nicht von herausgehobener Bedeutung. Zwar setzt ein bewusstes Zeitkonzept Individuation voraus, aber unsere Zeit beginnt nicht erst mit der Individuation.

Ob wir nun an die frühe Mutter-Kind-Dyade, die tiefe Liebesbeziehung, die lebenslange Partnerschaft, eine tiefe Freundschaft oder an die therapeutische Zweierbeziehung denken – in vielen psychiatrischen Kontexten spielt das »Du« eine ganz wichtige Rolle. Systemische

Familientherapeuten etwa gehen zwar in der Regel keine intensiven Zweierbeziehungen zu ihren Klienten ein, sie vermeiden Abhängigkeiten und suchen Allparteilichkeit beziehungsweise wechselnde Parteilichkeit; Empathie wird dosiert und kritisch eingesetzt. Verhindert nun aber ein zu tiefes Sicheinlassen auf den anderen das vollständige Klären der eigenen Zeit oder gelingt im Gegenteil die Suche nach der authentischen Zeit eher, wenn wir uns wirklich auf den anderen beziehen können? Verstricken wir uns in der Zweierbeziehung und suchen ein mit der Individuation verloren gegangenes narzisstisches Paradies, in dem es keine Veränderung mehr gibt? Oder erfassen wir die Polarität Veränderung versus Ewigkeit erst in der Tiefe, wenn wir das ganze Ausmaß von Verbundenheit und Eigenständigkeit in der wesentlichen Beziehung zum »Du« leben können?

Der Begriff des Rhythmus ist bereits von einigen Seiten beleuchtet worden. Im Rhythmus erfahren wir die Vernetzung unserer körperlichen, seelischen und geistigen Prozesse und erleben eine Eingebundenheit in unsere soziale, biologische und kosmische Umwelt. Die rhythmische Wiederholung steht in Beziehung zu zyklischen Zeitkonzepten, welche in östlichen Philosophien eine wichtige Rolle spielen. Wandel und Wiederkehr sind polar aufeinander bezogene Aspekte der Zeit. Die vom naturwissenschaftlich-technischen Weltbild geprägte Zeitvorstellung betont einseitig das lineare Fortschreiten, die Veränderung und den Wandel.

In der Existenzphilosophie werden das sich selbst erschließende Dasein, der sich seiner selbst und ebenso seiner Vereinzelung bewusst werdende Mensch in den Mittelpunkt gestellt – eine Perspektive, die meiner Meinung nach für viele psychiatrische Fragestellungen ausgesprochen hilfreich ist. In östlichen Philosophien wird mehr die Wiederkehr und die Verbundenheit aller Erfahrungen betont, Veränderungen werden eher als Verwandlungen betrachtet, und der Einzelne scheint weniger losgelöst von seiner kosmischen, biologischen und sozialen Umwelt. Steht das autonome Selbst zu sehr im Mittelpunkt, ein Selbst, das sich seiner Gegenwart bewusst ist und das sich als von seiner Umwelt getrennt erlebt, dann entwickelt man leicht ein Körperkonzept, in dem der sterbliche, von der Umwelt gesonderte Körper vorwiegend durch Begehren und Mangel erfahrbar wird. Sich erinnernd an Befriedigungen in der Vergangenheit und nach zukünftigen Befriedigungen strebend, richtet sich das Wollen und Streben auf Veränderung, begehrend erkennt man die eigene Zeitlichkeit, erhofft zukünftige Befriedigung. Man sieht sich einer feindlichen Umwelt gegenüber und hofft, durch Beherrschung und Manipulation der biologischen und sozialen Umwelt eigene Sicherheitsbedürfnisse und weiter gehende Wünsche zu befriedigen.

In der heutigen Zeit sind wir mit ständig wachsenden Begehrlichkeiten konfrontiert. Dieses Begehren bringt eine verschwenderische, exzessive Politik hervor, eine Politik der Produktion und Innovation, der Multiplikation und Zirkulation, des ungebremsten Bevölkerungswachstums und der Zerstörung der natürlichen Lebensgrundlagen. Die vorherrschende Zeiterfahrung ist eine des »Noch-Nicht« (Norton 1997).

So kann eine Hinwendung zu östlichen Philosophien Gegengewichte setzen, Gegengewichte gegen eine Kolonialisierung des Körpers durch ein sich immer schnelllebiger befriedigendes Selbst, Gegengewichte gegen ein Denken in Kategorien der Sonderung, der Abgrenzung und der Linearität. Der Körper kann jenseits aktueller Mangelzustände in seiner rhythmischen Einbindung in die Umwelt wahrgenommen werden; im Ein- und Ausatmen werden starre Grenzen überwunden.

Während wir kulturell von linearen Zeitauffassungen geprägt sind, trägt in manchen psychiatrischen Kontexten ein zirkuläres Konzept wesentlich besser zur Lösung von Konflikten bei. Denkt man an die von P. Watzlawick u.a. (1982) beschriebenen Beziehungsprobleme, die durch die unterschiedliche Interpunktion von Ereignisfolgen auftreten, so kann eine zirkuläre Zeitauffassung hier zur Lösung beitragen.

Ein Ehemann behauptet, er zöge sich mehr und mehr zurück, weil seine Frau nörgele, während die Frau behauptet, sie nörgele, weil der Ehemann sie ständig meide. Beide haben ein lineares Zeitkonzept und sehen die vorangehende Ursache für ihr eigenes Verhalten beim anderen. Menschliche Beziehungen lassen sich jedoch oft nicht verstehen, wenn man auf linearen Ursache-Wirkungs-Beziehungen beharrt. Kreisförmige Wechselbeziehungen zwischen verschiedenen Menschen haben keine lineare Gestalt. Langjährig entstandene kreisförmige Wechselbeziehungen lassen sich am Beispiel zeitlicher Kommunikationsmuster bei Gesprächen zwischen Partnern gut beobachten:

Nehmen wir einmal an, dass die Ehefrau im Gespräch eine häufige Wechselbeziehung erwartet; sie möchte, dass nach kurzer Gesprächssequenz der andere zu Wort kommt, verbale oder nonverbale Rückmeldung gibt und eigene Gedanken einflechtet. Der Ehemann möchte jedoch einen Gedanken länger ausführen und weiterdenken, bevor er Rückmeldung erwartet. Die Frau wird dann dazu neigen, den Mann zu unterbrechen, weil sie sich bei den langen Ausführungen nicht genügend als Gesprächspartnerin gewürdigt fühlt und den Eindruck hat, der Mann rede einfach immer weiter auf sie ein. Der Mann wird sich jedoch durch die Unterbrechungen in seinen Gedankengängen gestört fühlen und vielleicht unter dem Druck der Störung noch stärker an seinen Ideen festhalten, im Gespräch mit ihr rigide und immer verengter werden. Hierauf wird sie wiederum verstärkt zu Unterbrechungen neigen oder weniger zuhören, weil ihr die rigide ausgeführten Gedanken bekannt erscheinen. Der Mann hat dann den Eindruck, dass sie die Tiefe seiner Ausführungen gar nicht mehr nachvollziehen kann und beginnt sie im Extremfall für dumm zu halten. Dieser kreisförmige Prozess bringt schließlich den Austausch zwischen beiden zum Stillstand. Eine Veränderung dieser (zeitlichen) Kommunikationsstörung wird nicht durch die Fragen: »Wer hat Recht?« oder »Wer bringt wen aus seinem Konzept?« herbeigeführt, sondern kann eher durch die Aufgabenstellung »Wie finden die beiden einen gemeinsamen Rhythmus?« ausgelöst werden. Das gemeinsame Suchen nach einem Gesprächsrhythmus, in dem beide sich mit ihrem Eigenrhythmus wiederfinden, setzt ein konstruktivistisches Vorstellungsbild von zeitlichen Prozessen voraus.

Die gemeinsam gestaltete Zeit entsteht durch die Synchronisation von Eigenrhythmen und nicht durch die Ausrichtung an einen objektiv gültigen Zeitgeber. Der Prozess der Synchronisation ist getragen von Wertschätzung füreinander und nicht von dem Bestreben des einen, den anderen zu kontrollieren und zu manipulieren.

Eigenrhythmen sind biografisch aus der Vernetzung von biologisch-körperlichen und sprachlich-kulturellen Rhythmen entstanden. Sie sind das Ergebnis komplexer Abstimmungsprozesse; sie schaffen nicht nur gegenwärtige Zeitstrukturen, sondern gründen in der Vergangenheit und weisen in die Zukunft. So ist die Wertschätzung der Zeitlichkeit des anderen nur möglich, wenn wir sensibel genug sind, die Abstimmungsprozesse des anderen mit Dritten zu erkennen, und nicht glauben, durch Druck oder moralische Appelle diese lebenslangen Synchronisationsprozesse abrupt ändern zu können. Sind biologische und soziale Rhythmen gut aufeinander abgestimmt, fühlen wir uns wohl »in unserer Haut«. Eine gelungene Synchronisation mit anderen gibt uns ein Gefühl von Harmonie und Geborgenheit. Wenn Rhythmen tragen, wird die unmittelbare Zukunft gestaltbar. Bei stimmiger Zeitgestalt sind wir auf eine besondere Weise handlungsfähig.

Die gemeinsam gestaltete Zeit entfaltet ein Wechselspiel zwischen dem Einzelnen und dem Paar bzw. der Gruppe. Gemeinsam wird die soziale Zeit geschaffen. Ist sie dann einmal etabliert, so nimmt sie Einfluss auf das Verhalten des Einzelnen und zieht es in ihren Bann. Kreiskausale Wechselwirkungsprozesse zwischen dem Einzelnen und der Gemeinschaft sowie die Entstehung und Veränderung von Ordnungsstrukturen werden in den sozialwissenschaftlichen Anwendungen der Synergetik untersucht (MANTEUFEL/SCHIEPEK 1998). Hierbei wird zwar in der Regel das naturwissenschaftlich geprägte Zeitkonzept vorausgesetzt, es werden dynamische Prozesse *in* der Zeit untersucht, aber die von der Synergetik geprägten Vorstellungsbilder können auch im Nachdenken *über* die Zeit weiterführen: Wir neigen dazu, Ordnung zu konstruieren. Einmal etablierte Strukturen können einerseits sehr stabil sein, andererseits gibt es verschiedene mögliche Ordnungen. Wir erleben immer wieder Übergänge von einer Ordnungsstruktur in eine andere, wir leben und handeln am Rande der Instabilität.

An den Übergängen von einer Ordnungsstruktur in eine andere, an so genannten Phasenübergängen, hat das eine Ordnungssystem eine kritische Instabilität erreicht und kleine Veränderungen führen schlagartig zu neuen Ordnungen oder neuen Mustern. Erkennen oder spüren wir intuitiv derartige Instabilitäten, so wird es uns leichter fallen, für eine Aktion den richtigen Augenblick (Kairos) zu wählen. Manche Ordnungsstrukturen sind sehr komplex und schwer beschreibbar, andere sind von denkbarer Einfachheit.

Die einfachste zeitliche Ordnungsstruktur ist der *Stillstand*, hier verändert sich gar nichts mehr. Der endgültige Stillstand ist der Tod. Eine andere zeitliche Ordnungsstruktur ist der *Zyklus*, hier kommt es zur (vorhersehbaren) Wiederkehr des Gleichen; wir wiederholen Erlebtes, erleben Bekanntes, erfahren Sicherheit im Ritual und verlassen uns auf unsere Vorhersagen. Zyklen können sehr eng gefasst sein, aber auch weite Kreise ziehen. Ein instabiler Kreis wird zur Spirale, vorübergehend nähert er sich der Geraden. Hieraus können sich dann wieder neue Kreise bilden. In der zeitlichen Synchronisation mit anderen stimmen wir unsere Handlungszyklen mit diesen ab, vielleicht könnte man ein derartiges Muster mit dem Vorstellungsbild des *Ringes* fassen. Stellt man sich einen aufgeblasenen Schwimmreifen vor, so kann man hierauf in verschiedenen Richtungen kreis- oder spiralförmige Bewegungen ausführen, es gibt wesentliche Freiheitsgrade, aber auch klare Begrenzungen. Hier verlassen wir die zweidimensionale Vorstellungswelt des Kreises oder der Geraden in der Ebene und begeben uns in eine weitere Dimension. Um die Komplexität zeitlicher Abstimmungsprozesse zu erfassen, reichen aber sicher auch dreidimensionale Vorstellungsbilder nicht aus.

Zeitliche Abstimmung bedeutet nicht unbedingt gleich geschaltetes Handeln, beispielsweise können komplementäre Handlungen sehr genau zeitlich synchronisiert sein. In Gruppen und größeren Gemeinschaften bilden sich in der Regel sehr komplexe zeitliche Abstimmungen heraus, es kommt zu gemeinsamen und komplementären Handlungen in Untergruppen, Mitglieder wechseln die Untergruppen und stimmen sich mit anderen ab, die ganze Gemeinschaft kann gemeinsame Zyklen ausbilden oder Phasen großer Instabilität durchlaufen, in denen Vorhersagen unzuverlässig werden, um sich dann wieder zu planbaren Entwicklungen zu konsolidieren. Die Entwicklung einer gemeinsamen Geschichte in einer Gemeinschaft setzt abgestimmte Kommunikation voraus. Ein Einzelner kann ausscheren, ausgegrenzt werden, mittun oder in den zeitlichen Bann der Gruppe gezogen werden.

Im therapeutischen Prozess sind Vorstellungsbilder von der Zeit hilfreich, die gerade diese sensible gemeinsame Gestaltung beinhalten: Dem anderen Zeit geben, sich miteinander abstimmen, in einen gemeinsamen Rhythmus finden, den anderen mit der Zeit einholen, den anderen mit offenen Armen erwarten, eine Atempause einlegen, kooperieren, Erwartungen ernst nehmen, sich eine gemeinsame Zukunft schaffen, dem anderen Möglichkeiten eröffnen, die gemeinsame Geschichte erzählen, miteinander sprechen, ohne sich zu unterbrechen, die Zeit genießen, sich einbringen, ohne die Zeit der anderen zu dominieren, sich Zeit füreinander nehmen …

Im therapeutischen Umgang mit der Zeit eines einzelnen Patienten ist auch das Bild des Baumes sehr hilfreich. Ein Baum ist individuell und lebendig. Seine Äste sind gerade und gebogen; es gibt immer wieder Gabelungen, vergleichbar mit Bifurkationen, an denen man sich für den einen oder anderen Weg entscheiden muss. F. Cramer (1998) spricht vom Zeitbaum: »Die Zeit evolviert, genauso wie alles Lebendige, das heißt, sie verzweigt sich in die Vielfalt des Lebendigen hinein (...). Wenn eine neue Richtung eingeschlagen wurde, ist der alte Weg verlassen: Da ist nichts rückgängig zu machen!« (S. 107f.) Es gibt ausgetretene Pfade, im Bild des Zeitbaumes den Stamm und die kräftigen Äste, die sich wenig verändern; es gibt feine schwingungsfähige Zweige und immer wieder Verzweigungen – Entscheidungssituationen und Richtungsänderungen. Man kann die unterirdischen Wurzeln betrachten, den Baum als Ganzen aus der Ferne ansehen oder in ihm herumklettern oder gar herausfallen. Man kann ihn nähren oder verkümmern lassen.

In Institutionen schrumpft die lebendige Zeit schnell zusammen. Sachzwänge und Zeitstrukturen bestimmter Berufsgruppen werden immer wieder übermächtig. Auf psychiatrischen Stationen prallen zudem unsynchronisierte Zeitauffassungen krass aufeinander. Gespräche in Morgenrunden entgleisen dann zu Monologen oder auch abrupt unterbrochenen Äußerungen. Patienten mit dringenden Anliegen unterbrechen Interaktionen, die ärztliche Visite strukturiert oft ganze Vormittage und am Wochenende herrscht Stillstand. Gemeinsame Aktivitäten sind mühsam, da der eine vorauseilt und ein anderer auf sich warten lässt; ein Maniker drängt zum Aufbruch, während der zwanghaft depressive Patient seinen Stuhlgang noch nicht beendet hat. Zur Gruppentherapie erscheinen manche Patienten verspätet, andere werden schon nach kurzer Zeit unruhig.

Es ist wichtig, die Fähigkeit zur Synchronisation nicht massiv zu überfordern und zeitliche Abstimmungsprozesse zunächst in der Einzelinteraktion mit Patienten zu fördern oder kleine Gruppen ähnlicher Patienten zu bilden, deren Umgang mit Zeit die Chance synchronisierter Aktivität birgt.

Je mehr in psychiatrischen Kontexten der Umgang mit Zeit zum Thema gemacht wird, desto leichter wird es fallen, die »Zerhackung« der Zeit des einen durch den anderen zu beschränken. Patienten werden sich besser von invasiv unterbrechenden Angehörigen abgrenzen, Mitarbeiter werden sensibler für die Zeitstrukturen der Patienten werden und die Patienten selbst werden erkennen lernen, wo sie die Zeit anderer dominieren. An die Stelle eines Machtkampfes an der Zeitfront treten dann vielleicht die ersten, wenn auch noch ungelenken Schritte eines gemeinsamen Zeit-Tanzes.

Die Zeit in der Entwicklungspsychologie und in (heil)pädagogischen Institutionen

Wie beispielsweise W. HERZOG (1988, S. 135ff.) darlegt, liegt den meisten entwicklungspsychologischen Theorien das naturwissenschaftlich geprägte Zeitkonzept einer metrischen Zeit zu Grunde, bei dem Zeit von außen wie eine Messlatte an den Lebenslauf eines Menschen angelegt und demzufolge scheinbar zur inhaltsleeren Variablen wird, zugleich aber als metatheoretisches Konzept Theorien der psychischen Entwicklung nachhaltig bestimmt. Legt man ein derartiges Zeitkonzept zu Grunde, so kommt man zu bestimmten Fragestellungen der Entwicklungstheorie.

Entwicklung vollzieht sich so gesehen in Phasen oder in hierarchisch aufgebauten Stufen innerhalb einer dem Menschen äußerlichen Zeit. Einzelne Entwicklungsprozesse verlaufen entweder zeitlich gleichlaufend, d.h. synchron, oder zeitlich unkoordiniert, also asynchron. Die Entwicklung eines Menschen wird mit der einer Gruppe Gleichaltriger verglichen und so als normal, akzeleriert oder retardiert eingestuft. Gemessen an der Zeittabelle eines gesellschaftlich normierten Lebenslaufes kann der Einzelne in seiner Entwicklung »zu früh« oder »zu spät« sein, sein Entwicklungstempo kann sich beschleunigen oder verlangsamen, er kann in Entwicklungsphasen stehen bleiben oder sogar partiell zurückschreiten. Für bestimmte Entwicklungsaufgaben gibt es sensible Phasen oder kritische Perioden.

J. Piaget untersucht, wenn er sich mit der Entwicklung des Zeitbegriffes beim Kind befasst, wie und wann sich das Kind das naturwissenschaftliche Zeitmodell aneignet – ob es zu diesem Zeitkonzept Alternativen gibt, interessiert kaum. Das Aneignen des physikalischen Zeitbegriffes stellt eine kognitive Entwicklungsleistung dar, die auf einer bestimmten Entwicklungsstufe gelingt oder misslingt.

»Das Kind ist ursprünglich ›bei den Dingen‹, der stabile Ich-Kern bildet sich erst allmählich aus, die Voraussetzung intentionaler Akte. Auf dieser Stufe ist jetzt zunächst *egozentrisch anschauliches Denken* möglich, dem die Loslösung der Erfahrungswelt von der eigenen Aktivität und Befindlichkeit noch nicht gelingt. Nach Piaget beurteilen 5-jährige Kinder das Laufen des Sandes einer Sanduhr entsprechend ihrer eigenen Aktivität als schneller oder langsamer. (...) Erst mit dem 7. bis 9. Jahr erwirbt das Kind den Begriff von für Zeit und Raum einheitlichen Konzepten, in welchen es auch selbst eingeordnet ist. Dies entspricht dem Übergang von einem egozentrisch anschaulichen Denken durch fortschreitende Dezentrierung zu einem operationalen Denken. Dem operationalen Denken gelingt erst die Loslösung von der unmittelbar wahrgenommenen Oberfläche der Objekte und Vorgänge. Jetzt erst vermag das Kind diese auch von der eigenen Aktivität abzulösen und in ein allgemeines Koordinatensystem von Raum und Zeit einzuordnen.« (Heimann 1990, S. 40)

J. Piaget leitet den Zeitbegriff aus Bewegungen und ihren Geschwindigkeiten ab und stellt Experimente vor, aus denen er den Schluss zieht, dass der Begriff der Geschwindigkeit fundamentaler ist als der Begriff der Zeit: Kinder entwickeln zunächst eine primitive, auf dem Phänomen des Überholens beruhende Intuition von Geschwindigkeit, die dem Begriff der Geschwindigkeit im klassischen Sinne als einer Beziehung zwischen einem räumlichen und einem zeitlichen Intervall vorausgeht. Primitive Intuitionen im Hinblick auf die Zeit findet Piaget in seinen Experimenten nicht. Den Begriff der Zeit hält er für eine intellektuelle Konstruktion, eine Beziehung zwischen einer Aktion – etwas, was getan wird – und der Geschwindigkeit, mit der es getan wird.

Beim Zeitbegriff habe man es zudem mit zwei Arten von Begriffen zu tun. Der eine Zeitbegriff beziehe sich auf die zeitliche Ordnung oder Aufeinanderfolge von Ereignissen (A kommt vor B, B kommt vor C usw.); der zweite Zeitbegriff beziehe sich auf das Intervall zwischen zwei Ereignissen, d.h. auf Zeitdauern. Ein Verstehen von Zeit setzt demzufolge bestimmte logische Fähigkeiten voraus, die denen des logisch-mathematischen Denkens gleichen. Das Kind muss Operationen der Reihenbildung, d.h. der Ordnung der Ereignisse in der Zeit, verstehen können; es muss zweitens verstehen, dass, wenn Ereignis B auf Ereignis A und Ereignis C auf Ereignis B folgt, das Zeitintervall A-C länger ist als das Zeitintervall A-B. Das bedeutet, das Kind muss den

Begriff aus der Logik der Klassen verinnerlicht haben, dass das Ganze größer ist als ein Teil oder dass eine ganze Klasse – die Gesamtklasse – größer ist als eine Unterklasse. Das Verstehen der Zeitmessung setzt nach Piaget eine Synthese aus Operationen der Reihenbildung und Operationen der Klasseninklusion voraus (Piaget 1981).

Das von J. Piaget aufgestellte Entwicklungsmodell, in dem das Verständnis der Zeit erst gelingt, wenn die Kinder lernen vom egozentrisch-anschaulichen Denken zu abstrahieren und von ihnen selbst unabhängige Bewegungen im Raum zu beobachten, erscheint – bedenkt man die weiter oben dargelegte zeitliche Vernetzung aller Körperprozesse – in einem neuen Licht, denn die von den Kindern beobachteten Abstände und Geschwindigkeiten wären dann keine objektiven Gegebenheiten, sondern tastend, sich bewegend und messend erschlossene Eigenschaften einer Umwelt, die nur in der Beziehung zu uns selber erfahrbar ist. Piaget hatte beobachtet, dass die Kinder eher ein Verständnis für Geschwindigkeiten als für eine objektiv gegebene Zeit entwickeln. Geschwindigkeiten liegen den leiblichen Bewegungserfahrungen viel näher als eine abstrakte Zeitvorstellung. Die Kinder beziehen selbstverständlich ihre Tast- und Bewegungserfahrungen in ihr Weltbild mit ein, während Erwachsene in unserem Kulturkreis gelernt haben viele Sinnes- und Bewegungserfahrungen auszublenden, um sich ein in vielleicht unangemessener Weise von diesen Erfahrungen abstrahierendes Weltbild anzueignen.

Interessant ist, dass Piaget sich bei seinen Experimenten zu kindlichen Zeitkonzepten vorwiegend auf visuelle Beobachtungen der Kinder bezieht. Er ist der Auffassung, dass sich die Wahrnehmung von Geschwindigkeit und Zeit in der Außenwelt nicht grundsätzlich von der Bewegungskoordination innerer Handlungen unterscheidet. »Beide entspringen der praktischen oder sensu-motorischen Zeit, die sich auf die Verhältnisse zwischen den Dingen und zugleich auf die eigene Handlung stützt.« (Piaget 1988, S. 157) Die aus der Koordination von Bewegungen verschiedener Geschwindigkeiten sekundär entwickelte Zeitvorstellung Piagets ist eine Zeit, die in der Vergangenheit liegt, die sich nicht aus einer lebendigen Gegenwart in die Zukunft hinein entfaltet: »die Aufeinanderfolge der Geschehnisse lässt sich nur von einem Beobachter erfassen, der sie überdauert und das Vergangene, wenn es nicht mehr da ist, durch irgendein Mittel wiederherstellen kann.« (ebd., S. 157)

Bereits mit zweieinhalb bis drei Jahren können Kinder jedoch – wie W.J. Friedman (1990) darstellt – den Unterschied zwischen Vergangenheit, Gegenwart und Zukunft verstehen. Sie begreifen, dass mit der Tempuswahl des Verbs zum Ausdruck gebracht wird, ob etwas schon vorbei ist oder noch kommen wird, und sie beginnen selbst verschiedene Tempora zu benutzen.

Dreijährige Kinder können bereits recht gut ihre Handlungen mit anderen synchronisieren; sie können – wie zeitpsychologische Experimente zeigen – durch synchrones Handeln mit dem Versuchsleiter Zeitdauern besser einschätzen lernen als durch zeitversetztes Nachahmen oder durch das Befolgen von sprachlichen Anweisungen. Vielleicht haben sie bereits in diesem Alter bildliche Vorstellungen von zeitlichen Prozessen, aber das handelnde Begreifen von Zeit(dauern) scheint in diesem Alter anderen Zugangsweisen überlegen. Sie können ihr Handeln zeitlich abstimmen, bevor sie wissen, dass ihre Handlungen Zeit benötigen (Droit 1998).

Vier- und fünfjährige Kinder können recht genau Zeitintervalle von 3 bis 15 Sekunden produzieren. Musikalische Fähigkeiten kleiner Kinder zeigen zudem sehr komplexe und differenzierte Fähigkeiten im Umgang mit Zeit.

Wie zeitpsychologische Experimente – zum Beispiel in Bezug auf die Aneignung des Wissens um die Wochentage oder Monate des Jahres – zeigen, prägen sich Kinder derartige Zeiteinteilungen zunächst durch das nachahmende Auswendiglernen von Wortketten ein, während später im Laufe der Adoleszenz dann visualisierte Vorstellungen der Zeitabläufe hinzutreten (Friedman 1990).

Manche dieser hier nur kurz angedeuteten zeitpsychologisch experimentellen Ergebnisse scheinen darauf hinzudeuten, dass die in unserer Kultur vermittelten Zeiteinteilungen dem Kind von Erwachsenen vermittelt werden, die wenig darauf Rücksicht nehmen, dass sie mit den linear verengten, in der Schule vermittelten Zeitvorstellungen viele kindliche Vorstellungen und Erfahrungen im Umgang mit Zeit kolonialisieren.

E.E. Kobi (1993, S. 237ff.) sieht den Zeitbezug des Kindes in anderen Zusammenhängen als J. Piaget und betont aus (heil)pädagogischer Sicht, dass sich das Kind wesensmäßig in einem stärkeren Veränderungsprozess als der Erwachsene befindet und daher durch sein Werdenkönnen in einem besonderen Zeitbezug steht. »Kindsein ist per se zukunftsträchtig.« Er sieht die Wandlungs- und Gestaltungsprozesse des Kindesalters als gemeinsames Werk von Natur, Kultur und Person und teilt sie – hierbei nicht nur auf klassisch naturwissenschaftliche Zeitkonzepte verweisend – folgendermaßen ein:

- Wachstum: die Längen- und Gewichtszunahme des Organismus – ein im Wesentlichen endogen gesteuerter, quantitativer Veränderungsprozess;
- Reifung: die ebenfalls weitgehend endogen gesteuerten, qualitativen Veränderungsprozesse wie etwa die Gehirnreifung oder die Reifung der Geschlechtsorgane;
- Entwicklung: Veränderungsprozesse, welche sich in gegenseitiger Beeinflussung zwischen Person und Umwelt im Sinne einer Assimilation (Angleichung der Umwelt) und Akkomodation (Angleichung an die Umwelt) vollziehen und die sich in zunehmender Differenzierung, Spezialisierung, Strukturierung und Integrierung manifestieren;
- Individuation: Wachstum, Reifung und Entwicklung lassen sich noch vom Standpunkt des außenstehenden Beobachters in einer linearen Zeit darstellen, während der Gestaltungsprozess der Individuation von der wertorientierten Person ausgeht. Hierbei entwickelt der Mensch Haltungen, Einstellungen und Standpunkte, trifft Entscheidungen, wertet und wählt und setzt sich – sich selbst verwirklichend – zu den eigenen naturhaften Möglichkeiten und den ihn umgebenden Sach- und Personenwelten in Beziehung.

So machen Wachstums-, Reifungs- und Entwicklungsbesonderheiten verschiedene lebensgeschichtliche Wandlungen durch, sie ändern sich in ihrer subjektiven Bedeutung »im Laufe der Zeit«:

Die Funktionseinschränkung, die etwa eine Cerebralparese nach sich zieht, hat im Laufe der Lebensgeschichte ganz unterschiedliche Bedeutungen: »Für das wesensgemäß stark bewegungsfreudige Kleinkind wird vor allem der instrumentelle Wert der Leiblichkeit eingeschränkt (ich kann manches nicht ausführen, was ich möchte); für das Kind im Schulalter kann situativ vor allem der soziale Spiegelungswert des Körpers als behindernd erlebt werden (ich bin nicht so wie die anderen); für den Jugendlichen kann hinsichtlich partnerschaftlicher Interessen die Verminderung des sozialen Begegnungswertes seines Körpers zum Brennpunkt werden (ich bin für andere unattraktiv) ...« (Kobi 1993, S. 243)

Auch ist es von großer Bedeutung, in welcher Lebensphase krisenhafte Ereignisse oder Entwicklungsstörungen auftreten. Zu bestimmten sensiblen Phasen können sie einen besonders nachhaltigen Eindruck hinterlassen und zu »Destabilisierungen und Verhaltensdesorganisation« führen. An einem linearen Zeitverständnis orientierte Ursache-Wirkungs-Zuordnungen greifen beim Verständnis einer sich entwikkelnden Person zu kurz.

Im Prozess der Individuation entwirft sich der Mensch aus einer spezifischen Lebensgeschichte heraus – die mehr oder weniger von Entwicklungsbesonderheiten geprägt ist – in eine eigene Zukunft. Ein »normales Kind« kann sich hierbei in vielfältiger Weise an den Zukunftsentwürfen seiner Erzieher orientieren, während ein behindertes Kind mit seiner Geschichte und seinen Zukunftsentwürfen viel stärker allein gelassen ist – das gilt ganz besonders für geistig behinderte Menschen. Die intersubjektive Verständigung ist brüchiger, die Erfahrungen des Behinderten werden von den Eltern und Erziehern oft als fremdartig und nicht nachvollziehbar erlebt. »Behindertsein heißt: hinter der Zeit (unserer Zeit) hergehen, unzeitig, unzeitgemäß sein, Bahnhöfe (allenfalls) erreichen, wenn die Züge bereits abgefahren sind.« (ebd., S. 244) Durch diese vielfältigen Brüche zwischen der eigenen Zeiterfahrung und der der anderen kann der Prozess der Individuation empfindlich gestört werden, die Möglichkeiten des personalen Werdens können sich sehr einengen und eine erdrückende Gegenwart, in der sich »nichts« mehr ereignet, kann sich breit machen.

Geistig behinderte Kinder brauchen – wie E.E. Kobi herausarbeitet – mehr Zeit, müssen oft Schleifen und Umwege gehen, brauchen mehr Informationen oder mehr Zwischenschritte, um etwas zu erlernen, sie verharren länger auf manchen Entwicklungsstufen, können ihr persönliches Tempo nicht so wie »normale« an die Umwelt anpassen, und sie müssen oft spezielle Techniken zur Kompensation ihrer Behinderung erlernen.

Wir können dies als Störung der normalen Entwicklung wahrnehmen und durch die unterschiedlichsten Trainingsprogramme zu verbessern suchen, wir können aber auch zunächst einmal versuchen diese andere Art, in der Zeit zu sein, mitmenschlich zu verstehen und den betroffenen Menschen im Prozess seiner Individuation mit seiner Geschichte und seinen Zukunftsentwürfen zu unterstützen. Dies setzt ein an der Person orientiertes Zeitverständnis voraus, das in Entwicklungspsychologie und (Behinderten-)Pädagogik – genau wie in der Medizin – nicht selbstverständlich ist.

Bei einem an der Person orientierten Zeitverständnis wird man viel mehr auf den Lern- und Lebensrhythmus des einzelnen Kindes eingehen. Dies setzt unter anderem in allen pädagogischen Institutionen kleine Gruppengrößen voraus, welche im deutschen Ausbildungssystem selten verwirklicht werden. Durch eine Gleichschaltung von Lern- und Arbeitsgeschwindigkeiten wird hingegen ein Anpassungsdruck erzeugt, der zwar in Grenzen zeitliche Flexibilität fördern kann, jedoch häufig zu Entkoppelungsprozessen führt.

Zwar sitzen 200 Studenten in einer Vorlesung, aber viele schalten zwischendurch ab. Schüler lernen nach standardisierten Lehrplänen, aber ihre persönliche Motivation, ihre Lebenswelt und ihr Lernrhythmus bleiben oft außen vor. Noten bewerten dann die Fähigkeit, diese standardisierten Aneignungsmuster mitvollziehen zu können. Derartige zeitlich strukturierte Lernmuster weisen natürlich nicht nur schichtspezifische Besonderheiten auf, sondern setzen auch ein bestimmtes Verhältnis zur eigenen Körperlichkeit und Gefühlswelt voraus, ein Verhältnis der Abstraktion und Einpassung in durch Uhren vorgegebene Zeiteinteilungen. Kinder lernen in vielen pädagogischen Institutionen, ihren eigenen Körper zu kontrollieren und an externe Zeitgeber anzupassen, ihre persönliche Biografie im Lernprozess außen vor zu lassen, ganzheitlich spontane Lernmotivationen zugunsten vorgegebener Lehrpläne zurückzustellen und Zukunftsperspektiven an normierte Entwürfe anzupassen. Diese Lernerfahrungen bereiten auf eine gesellschaftliche Realität vor, in der Lebens- und Arbeitsprozesse durch externe Zeitgeber strukturiert werden. Reformpädagogen hinterfragen seit langem derartig standardisierte Lernprozesse. Die moderne Schule wird zwar in vielerlei Hinsicht flexibler, aber eine wirkliche Orientierung der Schule an den individuellen Zeiterfahrungen der Kinder ist keineswegs die Regel. Zudem wird das Lernen der Kinder in zunehmendem Maße vom Fernsehkonsum und dem Umgang mit neuen Medien geprägt, welche – wie oben dargelegt – sowohl Fragmentierungen der Zeiterfahrung begünstigen können als auch neue Chancen der Flexibilität bergen.

Noch wichtiger ist das Eingehen auf persönliche Lern- und Arbeitsgeschwindigkeiten für psychisch kranke Menschen, die oft große Schwierigkeiten haben ihr Tempo mit anderen zu synchronisieren.

Werkstätten für Behinderte, Arbeitstrainingsmaßnahmen, Berufsbildungs- und Berufsförderungswerke sollten diesen Zeitbedürfnissen in besonderer Weise Rechnung tragen. Problematisch ist allerdings, dass psychisch kranke Menschen nach der Rehabilitation häufig wenig privilegierte Arbeitsverhältnisse eingehen müssen, in denen ihr Arbeitsrhythmus nicht selten von Eingriffen anderer oder von »Sachzwängen« dominiert wird.

Arbeitet man in Werkstätten mit geistig behinderten Menschen, so ist es von großer, oft unterschätzter Bedeutung, Zukunftsentwürfe zu unterstützen. Neben der Sicherheit, die durch verlässlich wiederkehrende Alltagsroutinen entsteht, sind für jeden Menschen Perspektiven, die auch Veränderungen zulassen, von Bedeutung. Besonders wenn die behinderten Menschen in einer kindähnlichen Rolle bei den Eltern leben, werden manchmal Veränderungsschritte verdrängt, bis das Altwerden oder eine Erkrankung der Eltern zu abrupten Schritten zwingt. Auch in Wohnheimen für geistig Behinderte ist es eine wichtige Herausforderung, das Älterwerden der Bewohner zu erkennen und angemessen zu begleiten. Da geistig behinderte Menschen oft verkindlicht werden, stehen seltener Entwürfe für fortgeschrittene Lebensphasen zur Verfügung. Es gilt jedoch, Entwicklungen zuzulassen. »Jede Metamorphose ist Chance und Risiko zugleich.« (Kobi 1993, S. 247)

Anregungen aus den Verhaltenswissenschaften

Auch in den Verhaltenswissenschaften wird das klassisch naturwissenschaftliche Zeitkonzept meist als gültig vorausgesetzt. Deutlich wird jedoch, wie sehr die zeitliche Verschränkung von Ereignissen erlebnismäßige Zusammenhänge schafft, wie sehr wir in unserem Erleben und Lernen von zeitlichem Zusammentreffen und zeitlichen Abfolgen geprägt werden.

Fast jeder kennt inzwischen den Pawlow´schen Hund, dem der Speichel aus dem Maul tropft, wenn ein Signal ertönt oder eine Lampe aufblinkt. Er wurde klassisch konditioniert. Das Futter (unkonditionierter Reiz) wurde immer zusammen mit oder kurz nach einem vorher neutralen Signal (konditionierter Reiz) verabreicht, sodass nach einiger Zeit das Signal ausreichte, um den Hund sein Futter erwarten zu lassen, der Speichel tropfte ihm aus dem Maul. Die bloße Gleichzeitigkeit oder enge zeitliche Verbindung von zwei ansonsten unabhängigen Ereignissen lässt in einem Menschen oder Tier eine Verbindung zwischen diesen Ereignissen entstehen, das eine wird zum Symbol für das andere.

Psychologische Forschungsergebnisse zeigen, dass bei der klassischen Konditionierung der zeitliche Abstand zwischen dem konditionierten und dem unkonditionierten Reiz sehr genau und sehr differenziert registriert wird und Einfluss nimmt auf den zeitlichen Abstand zwischen konditioniertem Reiz und Reaktion (Moore 1991).

Jüngere neurophysiologische (tierexperimentelle) Forschungsergebnisse zeigen deutlich auf, wie sehr im Gehirn Bedeutungszusammenhänge durch zeitliche Synchronisation von verschiedenen Gehirnarealen hergestellt werden. Lernt eine Katze beispielsweise, eine Tür so lange offen zu halten, bis sich ein visuell präsentiertes Symbol dreht, so kann man mittels implantierter Elektroden nachweisen, dass die neuronale Aktivität in den entsprechenden visuellen Gehirnarealen, die für die Wahrnehmung des Symboles zuständig sind, mit der neuronalen Aktivität in motorischen Arealen, die für die Haltebewegung wesentlich sind, zeitlich synchronisiert wird.

Ebenso entladen auch die entsprechenden rechts- und linkshemisphärischen visuellen Hirnrindenareale zeitlich synchronisiert, wenn ein visuell wahrzunehmender Gegenstand vom linken bis hin zum rechten Gesichtsfeld sichtbar ist. Hirnrindenareale der linken Gehirnhälfte sind für optische Wahrnehmungen der rechten Gesichtsfeldhälfte zuständig und umgekehrt.

Zeitliche Synchronisation spielt bei der Bildung von Zusammenhängen und Bedeutungen offenbar eine sehr wichtige Rolle. Durch wiederholte Gleichzeitigkeit entstehen Sinnzusammenhänge, und Sinnzusammenhänge werden in synchron aktivierten Gehirnarealen abgebildet (Engel 1997).

Im Gehirn laufen ständig vielschichtige Synchronisationsprozesse ab, weit auseinander liegende Areale werden synchron aktiviert, hemmende Neurone beenden neuronale Aktivität, sodass sich neue Entladungswellen bilden können, die wiederum verschiedene Hirnareale zeitlich miteinander verknüpfen. Doch nicht nur die neuronale Aktivität erfolgt in rhythmisch wiederkehrenden Entladungswellen, sondern ebenso ist das Vegetativum geprägt von rhythmischen Prozessen, die sehr fein aufeinander abgestimmt werden. So werden zum Beispiel bei körperlicher Aktivität der Atemrhythmus, der Pulsschlag, die Freisetzung von Hormonen, die Verdauungs- und Ausscheidungstätigkeit, die Temperaturregulation und die muskuläre Aktivität aneinander angepasst.

Vor diesem Hintergrund ist es besonders wichtig körperliche Rhythmen ernst zu nehmen. Bei der Herausbildung körperlicher Rhythmen spielen Konditionierungsprozesse eine wichtige Rolle. Man denke nur an Einschlafgewohnheiten, an den regelmäßigen Stuhlgang, an zu bestimmten Zeiten sich einstellende Hungergefühle, an eine Pulsbeschleunigung bei bestimmten Vorstellungen oder an Tagesrhythmen bei der Ausschüttung bestimmter Hormone, welche sich nach einer Reise in ein Land mit Zeitverschiebung oder bei einem Aufenthalt in einer Institution mit neuem Tagesrhythmus nur langsam an den neuen Schlaf-Wach-Rhythmus anpassen.

So gibt es, wenn man körperliche Rhythmen ernst nimmt, einen rechten Zeitpunkt für viele Aktivitäten, der sich nicht nach einer unabhängig von uns zu messenden Uhrzeit richtet, sondern der erst auffindbar wird, wenn man die Eigenrhythmen des Körpers versteht, die Lebensgewohnheiten des Menschen kennt und kulturell geprägte Zeitfolgen wahrnimmt. Die rhythmischen Körperprozesse werden vielschichtig miteinander, mit anderen Menschen und mit den Rhythmen der Umgebung verwoben. Dies geschieht weniger bewusst geplant, sondern zu weiten Teilen völlig unabhängig von unserer bewussten Kontrolle.

Es beginnt auf der Ebene der neuronalen Synchronisationen und reicht bis hin zu jahreszeitlichen Anpassungsprozessen. Anhänger von Anthroposophie oder Astrologie glauben sogar noch weit gespanntere rhythmische Anpassungsprozesse erkennen zu können. Die rhythmische Vernetzung von Körperprozessen scheint mir ein entscheidendes Organisationsprinzip des Lebens zu sein, welches bisher in seiner Bedeutung nicht annähernd gewürdigt wurde. Vergangenheitsbezug ist ohne rhythmische Wiederkehr nicht denkbar, Identität entsteht erst im Kontext rhythmischer Wiederholung, Einbindung in ein ökologisches Umfeld erfolgt über zeitliche Synchronisationsprozesse, Wahrnehmung bedeutet Zusammenschau in zeitlicher Abstimmung, Bewegung erfordert genaue zeitliche Einpassung. Je genauer wir diese vielschichtigen Rhythmen und Synchronisationsprozesse in uns und in unserer Umwelt wahrnehmen können, desto widerstandsfreier werden unsere Handlungen gelingen.

Hierauf beruht eine Wirkung der therapeutischen Hypnose. Der Hypnotherapeut nimmt genau wahr, in welchem Rhythmus Körperprozesse ablaufen, er passt seine Worte an den Eigenrhythmus des Klienten an, greift Bewegungsimpulse in dessen Tempo auf, fühlt sich mehr und mehr in die Eigenzeit des Klienten ein, wiederholt seine Botschaften im richtigen Rhythmus, beobachtet die Atmung des Klienten, passt sich diesem zentralen Rhythmus an und gewinnt so immer größere suggestive Möglichkeiten. Durch diesen Einklang mit gegenwärtigen Rhythmen kann sich der Klient Zukunftsperspektiven hoffnungsvoll und flexibel öffnen, er entspannt sich und kann festgefahrene Erlebnisweisen loslassen und den Blick für Neues öffnen.

Auch in alltäglichen Begegnungen spielt die bewusste und unbewusste Wahrnehmung der Eigenzeit des anderen und die differenzierte wechselseitige Angleichung von Rhythmen eine bisher noch völlig unzureichend erforschte Rolle für gelungene oder misslungene Kommunikation. D. Goleman zitiert ein Gespräch mit Bernieri, einem Psychologen der Universität des Staates Oregon, der Untersuchungen zur Synchronisation zwischen Lehrern und Schülern durchführte: »Wie behaglich oder unbehaglich man sich in Gegenwart eines anderen fühlt, hängt in einem bestimmten Ausmaß vom Körperlichen ab. Um sich behaglich zu fühlen, muss das Timing übereinstimmen, müssen die Bewegungen koordiniert sein. In der Synchronisation äußert sich die Stärke des Engagements zwischen den Partnern; wenn man sich stark aufeinander einlässt, beginnen die Stimmungen sich miteinander zu verzahnen, gleich, ob positiv oder negativ.« (Goleman 1996, S. 152)

Auch die Experimente zur operanten Konditionierung offenbaren einen wichtigen Zeitbezug. Ist ein Verhalten in der Vergangenheit mehrfach belohnt worden, so wird es in Zukunft häufiger auftreten. Das Verhalten wurde verstärkt. Diese Verstärkung gelingt besser, wenn die Belohnung sehr bald nach dem Verhalten erfolgt ist; verstreicht mehr Zeit zwischen Verhalten und Belohnung, dann wird die verstärkende Wirkung der Belohnung geringer. Kleine Belohnungen, die kurz nach einer Handlung erfolgen, können – und dies in besonderem Maße bei Kindern – viel einflussreicher sein als große Belohnungen, die erst viel später erfolgen. Natürlich ist es auch von großer Bedeutung, ob das Verhalten jedes Mal, nur gelegentlich oder nach einem bestimmten System belohnt wird.

Angemerkt sei an dieser Stelle noch ein interessantes Experiment, das mit Ratten durchgeführt wurde: Den Versuchstieren wurde ein Ton von einer Sekunde Dauer präsentiert. Während dieser Sekunde sollten sie einen Hebel drücken. Die eine Hälfte der Ratten wurde belohnt, wenn sie innerhalb der vorgegebenen Zeit den Hebel drückte. Diese mit einer Futtergabe belohnten Tiere lernten den Hebel ganz schnell nach dem Erklingen des Tones zu drücken. Die andere Hälfte der Tiere wurde mit einem Elektroschock bestraft, wenn sie den Hebel nicht in der vorgegebenen Zeit drückte. Auch diese Tiere lernten den Hebel zu drücken, sie drückten ihn jedoch später, das heißt jeweils erst kurz vor Beendigung des Tones. Ob die Ratten durch Belohnung oder durch die Vermeidung von Bestrafung lernten, wirkte sich also entscheidend darauf aus, wann sie die zu lernende Reaktion zeigten. Die belohnten Ratten reagierten ganz schnell, während die Ratten, die einer Bestrafung entgehen wollten, möglichst lange warteten (Ivry 1993).

Die Verstärkung verschränkt Vergangenheit (bzw. Gewesenheit), Gegenwart und Zukunft miteinander. Die Erwartung einer zukünftigen Belohnung, welche in der Vergangenheit mehr oder weniger verlässlich erfolgte, beeinflusst gegenwärtiges Handeln. Die Handlung wird erst verstehbar, wenn man ihre Bezogenheit auf die erwartete Belohnung versteht, welche in der Vergangenheit gelernt und verankert wurde. Der Mensch entwirft sich handelnd bewusst und unbewusst auf seine Zukunft. Die Auswirkungen vergangener Belohnungen und die hierdurch geprägten Zukunftserwartungen sind dem Handelnden nicht in jeder Situation bewusst, insbesondere wenn Erwartungen regelmäßig erfüllt werden. Oft lässt erst das Nichteintreten des Gewohnten aufhorchen und zeigt, dass die Zukunft offen ist und gewohnte Belohnungen ausbleiben können. Je fester die durch die Verstärkung hervorgerufene Belohnungserwartung verankert ist, desto mehr ausbleibende Belohnungen werden benötigt, um die oft unbewusste Belohnungserwartung zu korrigieren, um die Veränderung zu bemerken, um sich einer neuen Zukunft zu öffnen.

Sich in eine »neue« Zukunft zu entwerfen, bedeutet lernen zu können und Gelerntes wieder in Frage stellen zu können. Eine Konditionierung zu löschen ist etwas anderes als bloßes Vergessen, es bedeutet, gelernte Zusammenhänge und Belohnungserwartungen aktiv wieder aufzulösen. Mit fremden Menschen – insbesondere mit kulturell anders geprägten Menschen – oder auch mit manchen psychisch kranken Personen zu kommunizieren bedeutet beispielsweise, die eigenen Erwartungen in Frage zu stellen, die sich darauf beziehen, welche Botschaften wann durch zustimmende Äußerungen und Gesten belohnt werden. Hierbei spielen Zeitfragen eine große Rolle: Wie schnell erwarten wir eine Antwort? Wie oft rechnen wir mit Bestätigung, um uns mit unseren Äußerungen sicher zu fühlen? Wann erleben wir eine zu früh gegebene Antwort eher als Unterbrechung und somit als partielle Entwertung der eigenen Botschaft? Wodurch fühlen wir uns im Gespräch beruhigt und wodurch eher gehetzt? Die zeitliche Feinabstimmung zwischen zwei Menschen im Gespräch ist kulturell unterschiedlich und innerhalb einer Kultur von Gruppen- und Familienstilen beeinflusst. Hierbei spielen Konditionierungsprozesse eine wichtige Rolle. Zugleich gibt es hier jedoch wichtige biologische Grundbedingungen, die derzeit intensiv erforscht werden.

Bei einer ganzen Reihe psychischer Erkrankungen ist die zeitliche Feinabstimmung gestört; dies kann zu einem Teufelskreis von misslungener Kommunikation, Rückzug und noch weiter erschwerter Kommunikation führen. Ursachen und Folgen spezifischer Zeitstörungen sollen nun vertieft werden.

Teil III
Zeitstörungen in der psychiatrischen Arbeit

Zeit, rasche Bedürfnisbefriedigung und Sucht

Über den in seinem Werden gehemmten Menschen, der vom Gefühl der Leere und Nichtigkeit des Daseins in eine Sucht flüchtet, schreibt H. Tellenbach (1990, S. 58): »Das ist der in unserem Zeitalter der Paradiese wohl verhängnisvollste Ausweg, den Mut der Entscheidung für die Freiheit zum Werden in einer Zerstreuung kurzzuschließen. Weil der Süchtige immer wieder momentane Befriedigung sucht, lebt er nur von den Belebungen, die er dem Genuss der Betäubung, dem Rausch, verdankt. Er lebt von Wiederholung zu Wiederholung – und so verwehrt er seinem natürlichen Werdedrang, ihn von der Stelle zu bewegen.«

Sind wir gewohnt, dass Belohnungen rasch auf unsere Handlungen folgen, und haben wir nicht gelernt, längere Zeitperspektiven zu gestalten und Belohnungen zu antizipieren und somit aufschieben zu können, dann werden wir schlecht warten können. Ungeduld ist ein Zeichen mangelnder Zukunftsgestaltung. Die Zeitperspektiven des Ungeduldigen sind kurz, Belohnungen werden nicht zuversichtlich erwartet, sondern müssen sofort erfolgen. Der Ungeduldige gestaltet die Zeit zwischen der Handlung und der zugehörigen Belohnung wenig, vielleicht weil er nicht auf seine eigenen Vorhersagen vertrauen kann, vielleicht weil er in einer unzuverlässigen Umwelt groß geworden ist, vielleicht weil er sich selbst als passiver Empfänger und nicht als aktiver Gestalter begreift, vielleicht weil eine Überstimulierung durch schnelllebige Medien seine Zeitperspektiven verkürzt hat.

Der Ungeduldige, der von rascher Bedürfnisbefriedigung abhängig ist und Belohnungen schwer aufschieben kann, wird zu süchtigem Verhalten neigen. Hunger verlangt dann nach sofortiger Sättigung, vorzugsweise nach Süßigkeiten, denn Zucker gelangt ganz besonders schnell aus der Nahrung in die Blutbahn. Frustrationen können dann schlecht ertragen werden, Alkohol lindert Unlustgefühle, Tabletten lindern Spannungen und Unruhegefühle, eine mit Hilfe moderner Medien gestaltete ständige Reizzufuhr entbindet von eigenständiger Handlungsplanung.

Süchtiges Verhalten untergräbt gestaltete Zukunftsperspektiven und verkürzt Handlungsentwürfe zu passivem Konsumverhalten. Die Sucht verengt und verkürzt die Zukunft auf ein passives Sich-voll-Stopfen oder Sich-voll-laufen-Lassen. Der Ungeduldige erwartet von anderen Menschen ein sofortiges Eingehen auf seine Wünsche und Bedürfnisse, er reagiert wenig kreativ auf unerwartete Reaktionen anderer, weil er gewohnt ist, dass andere entweder sofort oder gar nicht auf ihn reagieren. »Ich wusste nicht, ob L. – die neue Freundin – mich besuchen würde, und ich war so ungeduldig. Ich wollte, dass die Zeit rascher verginge. Statt dass sich die Stunden dahinschleppten, verflog im High die Zeit. Es ist mein alter Feind, die Zeit. Ich wollte nicht warten.« (Zitat aus einer Therapie eines seit 15 Jahren heroin-, kokain- und alkoholabhängigen Mannes; Wurmser 1993, S. 257)

Gegen die durch andere strukturierte Zeit lehnt sich der Süchtige auf, er setzt in seiner Fantasie zeitliche Anpassungsanforderungen mit einer Tyrannei gleich, der er vielleicht selbst als Kind ausgeliefert war. Er zwingt anderen seinen Rhythmus und seine kurzfristigen Zukunftsperspektiven auf, in seiner Gegenwart entsteht Zeitdruck oder leere Wartezeit, weil die zeitliche Abfolge seiner Handlungsschritte starr festgelegt ist. Andere müssen sich beeilen oder warten, um sich an seinen Rhythmus anzupassen; tun sie dies nicht, reagiert der süchtige oder der ungeduldige Mensch aggressiv, fordernd, vorwurfsvoll oder frustriert.

Der Süchtige kann sich verbal und nonverbal mit fortschreitender Suchtentwicklung immer weniger an andere anpassen, die Wahrnehmung des anderen entdifferenziert sich und die Reaktionsmöglichkeiten werden flacher. Jeder kennt häufig betrunkene Menschen, die auf den anderen einreden, ohne auf die Rückmeldung des Gesprächspartners zu achten, die völlig unsensibel für die Botschaften der anderen sind und die man schließlich stehen lässt, weil man nicht mehr zuhören mag. Sie reden ohne Punkt und Komma oder stellen Fragen, bei deren Beantwortung man sich von vornherein inhaltlich und zeitlich eingeengt fühlt, man fühlt sich gedrängt sofort eine bestimmte Antwort zu geben, wodurch recht bald ein sehr unbehagliches Gefühl entsteht.

Ich möchte an dieser Stelle einige Hypothesen über den Zusammenhang von süchtigem Fehlverhalten und kurzfristigen Zukunftsperspektiven aufstellen. Ein körperliches Bedürfnis oder ein Unlustgefühl motiviert zur Handlung, diese Handlung steht im Zusammenhang mit der Erwartung, handelnd das unangenehme Gefühl zu reduzieren oder einen angenehmen Zustand zu erreichen. Die Handlung ist demzufolge zukunftsbezogen, auf ein Ziel ausgerichtet.

Haben wir gelernt, auf Unlustgefühle flexibel zu reagieren, dann wird eine nicht zum erwarteten Ergebnis führende Handlung nicht sofort zur Frustration führen, sondern wir werden unsere Wahrnehmungen neu ausrichten und weitere Handlungen entwerfen und ausprobieren, bis wir den gewünschten, lustvolleren Zustand erreicht haben. Die Zukunftsperspektive ist dann nicht starr, uns stehen mehrere mögliche Handlungsentwürfe zur Verfügung und der Bogen vom Unlustgefühl zur Spannungsreduktion ist weiter gefasst. Wir sind dann in der Lage, auch in unangenehmen Situationen längere Zukunftsperspektiven zu entwickeln, weil wir auf unsere Wahrnehmungs- und Handlungsmöglichkeiten vertrauen, weil wir uns auch nach einem missglückten Versuch aktiv in die eigene Zukunft entwerfen können, weil wir trotz kurzfristig ausbleibendem Lustgewinn auf die schließlich sich einstellende Entspannung vertrauen können, weil wir zuversichtlich und optimistisch in die unmittelbare Zukunft blicken.

Haben wir dies nicht gelernt, dann werden wir nach einem missglückten Versuch schnell aufgeben, werden schnell frustriert sein und nicht handelnd, sondern mit Hilfe von Ersatz- oder Suchtmitteln Erleichterung suchen, das bedeutet, dass wir in diesem Fall weniger in der Lage sind eigene Perspektiven für die unmittelbare Zukunft zu entwickeln. Die kurzfristige Zukunftsperspektive süchtiger Menschen müsste demnach dürftiger sein als die nicht süchtiger Menschen und mit jedem Griff zur Flasche oder zur Droge wird sie noch dürftiger, denn flexible und komplexe Entwürfe für die unmittelbare Zukunft parat zu haben erfordert Übung. Je häufiger wir erfahren, dass unsere eigenen Handlungen trotz anfänglicher Hindernisse schließlich zum Erfolg führen, desto zuversichtlicher werden wir in die Zukunft blicken, desto mehr wird die Belohnungserwartung zur erneuten Handlung motivieren, desto länger werden wir in der Lage sein, trotz Unlustgefühlen handlungsfähig zu bleiben. Dies ist nicht durch ausschließliche theoretische Einsicht erlernbar, sondern erfordert ständige Lebenspraxis, weil die Antizipation der Belohnung und deren motivierende Wirkung auf die Handlungen kein rein kognitiver Akt sind, sondern durch die machtvoll wirksamen operanten Konditionierungen unterstützt werden.

Die Handlungsbögen, die vom Unlustgefühl über die zielgerichtete Aktivität bis hin zur Belohnung reichen, sind nicht nur bewusste zielgerichtete Tätigkeiten, sondern umfassen ebenso vegetative Reaktionen, Körpergefühle und Stimmungen, welche einen großen Einfluss auf unsere Handlungsmotivationen haben. Neurobiologisch wird diese auf Belohnungserwartungen fußende Motivation mit der Aktivierung dopaminerger Nervenbahnen in Verbindung gebracht. Die neurobiologische Grundlagenforschung ist hierbei jedoch eher auf Fragestellungen ausgerichtet wie: Wie wirken Genetik und Umwelt zusammen? Kann man eine Störung pharmakologisch beeinflussen? Wo lässt sich die Störung lokalisieren und welche Neurotransmitter und welche Rezeptoren sind beteiligt? Die Komplexität dynamischer Abläufe und der genaue zeitliche Verlauf der Aktivierungsprozesse sind auch methodisch in diesem Forschungskontext noch kaum zugänglich.

Die in ständiger Lebenspraxis sich wiederholende Erfahrung sinnvoller Aktivität und sich einstellender lustvoller Körpererfahrung führt zu einem Vertrauen in die ganzheitlichen Ressourcen der eigenen Person. Diese Form der optimistischen Zukunftseinstellung macht rasche süchtige Bedürfnisbefriedigung überflüssig. In der Suchtarbeit und -prävention ist es daher besonders wichtig, den Menschen dabei zu unterstützen, auch bei Hindernissen kreativ eigene Handlungen zu entwerfen und ganz auszuführen, Handlungen, die Spannungen reduzieren und lustvolle Körpererfahrungen ermöglichen, um so flexibel auf Belastungen reagieren zu lernen und auch bei anfänglicher Frustration nicht aufzugeben.

Es ist wichtig, den Klienten die eigenen Handlungen ganz zu Ende ausführen zu lassen, damit die lustvolle Erfahrung nicht ausbleibt oder verkürzt wird, denn die lustvoll beendete Handlung stellt eine ganz wichtige Motivation für die Gestaltung neuer flexibler Zukunftsperspektiven dar. Unterbrechungen können hier zerstörerisch wirken, sie können das Vertrauen in die eigene Handlungsfähigkeit schmälern, weil die Belohnung – mag sie auch nur in dem angenehmen Körpergefühl der harmonisch zu Ende geführten Bewegung bestehen – ausbleibt.

Für die Suchtprävention ist es wichtig, dass Kinder ihren eigenen

Rhythmus finden. Zeitdruck und in die Handlungen reichende »Sachzwänge« sowie Eltern, die sich zu wenig von den Kindern abgrenzen und in sie hineinwirken, können solche Unterbrechungen immer wieder bewirken. Reicht ein Mensch in die Handlung eines anderen hinein, realisiert er selten das ganze Ausmaß der Verwobenheit von Körperreaktionen, Gefühlen und bewusstem Erleben des anderen, sodass er nur einen vagen Eindruck davon erhält, wie sehr sein Hineinwirken die Vollzüge des anderen unter Umständen stören oder unterbrechen mag. Ein ständiges Hineinwirken der Eltern in die Handlungen der Kinder lässt Zukunftsentwürfe auseinander brechen. Die Kinder brauchen Unterstützung und Ermutigung ihrer eigenen Handlungen, Anleitung zwar, aber keine vorzeitige Unterbrechung ihrer Handlungsbögen.

Neue Tendenzen im Suchtverhalten Jugendlicher lassen aufhorchen. Technopartys mit Ecstasy-Konsum erfreuen sich wachsender Beliebtheit. Es geht um das rasche Erleben von Höhepunkten, um die kurzfristig gesteigerte körperliche Leistungsfähigkeit, das schnelle Erreichen einer gesteigerten Wahrnehmungs-, Erlebnis- und Kommunikationsfähigkeit. Der ekstatische Höhepunkt, der schnell durch Technomusik, Designerdroge und Tanz erreichbar erscheint, scheint das Ziel zu sein, ein Höhepunkt, der sich ausschließlich in einer technisch manipulierten Gegenwart ereignet, der nicht zu neuen Zukunftsperspektiven führt und kaum etwas mit der persönlichen Geschichte des Konsumenten zu tun hat, sondern sich ganz einer chemisch manipulierbaren Gegenwart überantwortet.

In der Bevorzugung solcher Rauschformen spiegelt sich eine schnelllebige, Massenwaren konsumierende Gesellschaftspraxis. Suchtprävention müsste hier – um wirkungsvoll zu sein – früher ansetzen als bei der Aufklärung über mögliche Risiken des Ecstasy-Konsums. Eine Unterstützung der Handlungsentwürfe der Kinder und Jugendlichen im Kleinen – verbunden mit hoffnungsvollen langfristigen Zukunftsperspektiven, welche natürlich auch Bildungs- und Ausbildungschancen beinhalten – kann der kurzfristigen Konsumorientierung und dem Streben nach immer kürzeren zeitlichen Perspektiven mit immer mehr einzelnen Höhepunkten etwas entgegensetzen.

In der Suchttherapie könnte es ausgesprochen hilfreich sein, die Struktur der Zukunftserwartungen von Patienten genauer zu analysieren. Aufgaben, in denen unerwartete Hindernisse auftreten und die eine

Neuorientierung des Handlungsansatzes erfordern, könnten hier diagnostisch und therapeutisch hilfreich sein. Videoaufzeichnungen beim Bewältigen derartiger Testaufgaben ermöglichen es, die Veränderung des Handlungsentwurfes beim Auftreten eines Hindernisses genauer in den Blick zu nehmen. Hierbei ist es besonders wichtig, genau auf die Gefühls- und Körperreaktionen zu achten:

- Wie sind die Bewegungsabläufe? Sind sie flüssig und harmonisch oder ausgesprochen abgehackt und unnötig gebremst? Kann der Klient die Bewegungen, die durch das Hindernis überflüssig geworden sind, angemessen beenden oder bremst er sich wütend und abrupt?
- Kommen die neuen, jetzt sinnvollen Bewegungen leicht in Gang?
- Was drückt das Gesicht aus?
- Wie ist der Atemrhythmus?
- Wie viel Zeit erfordert die Neuorientierung? Gibt es Tendenzen, alles hinzuschmeißen, frustriert aufzugeben?
- Löst das Neue Angst aus? Angst zu versagen? Angst, sich lächerlich zu machen?
- Wie kommt schließlich die Neuausrichtung der Handlung zustande?
- Was motiviert, es neu zu versuchen? Wie gelingt es, neue Türen zuversichtlich zu öffnen?

In anschließenden Gesprächen lassen sich die Selbstinstruktionen analysieren, die die Veränderung des Handlungsentwurfes begleiten.

- Wird die Neuausrichtung ausschließlich als Frustration oder als Störung wahrgenommen oder wird die Veränderung des Handlungsentwurfes als Herausforderung gesehen?
- Gibt es Tendenzen, sofort Schuldfragen aufzuwerfen und Selbstentwertungen vorzunehmen, wenn etwas nicht so läuft wie erwartet?
- Wie lassen sich Neugier und Flexibilität unterstützen?

Weiterhin dürfte es diagnostisch und therapeutisch für süchtige Menschen wichtig sein, sich in Situationen zu beobachten, die eine Flexibilität der Geschwindigkeit von Handlungen erfordern. Dies ist in vielen sozialen Situationen der Fall. Die Zusammenarbeit an einer Aufgabe mit einem süchtigen Menschen erfordert ein Sicheinstellen auf seinen vielleicht wenig schwingungsfähigen Arbeitsrhythmus, das Arbeiten unter Zeitdruck überfordert viele süchtige Menschen. Hier wären abgestufte Anforderungen von großer Bedeutung, die hinterher die Möglichkeit zur Reflexion böten. Die erfolgreiche therapeutische, psychiatrische Arbeit setzt hier eine Flexibilität voraus, die im Alltag der Einrichtungen oft nicht gegeben ist, aber dringend notwendig wäre.

Manche Menschen funktionieren zwar sehr gut unter Zeitdruck, fühlen sich dann aber hinterher völlig ausgelaugt, weil Körperprozesse und Gefühlsreaktionen nicht in die Handlungen einbezogen wurden. Vielleicht ist der Atem flach geworden, Muskeln haben sich verspannt, Gefühle wurden verdrängt. Solche gewohnheitsmäßigen Reaktionen auf Zeitdruck findet man gehäuft bei Menschen, die sich früh im Leben an starre Zeitmuster anpassen mussten. Sie haben gelernt unter Zeitdruck zu funktionieren, aber sie haben nicht gelernt ganzheitlich zu handeln. Vielleicht verlangen sie dann derartig überhöhte Anpassungsleistungen im späteren (Berufs-)Leben auch von anderen, vielleicht wird das Funktionieren zur starren Gewohnheit, zum unflexiblen Handlungsentwurf, der es dann erschwert, mit langsamen oder konfusen Menschen zusammenzuarbeiten.

Menschen, die starre Zeitmuster früh im Leben erworben haben, werden sich schwer tun, in Anforderungssituationen den eigenen Körper und die eigenen Gefühle oder die anderer wahrzunehmen. Zeitabläufe sind bei diesen Menschen einseitig nach den linearen Zeitkonzepten der Sachzwänge oder nach den Bedürfnissen eines anderen Menschen ausgerichtet, die vielfältige Verwobenheit von vegetativen Reaktionen, Körperbewegungen, Gefühlen und bewussten Handlungsentwürfen geht verloren. Die körpereigene Rhythmik wird vernachlässigt. Die Zeit wird eindimensional. Spürbar wird dies besonders gut an einem flachen Atemrhythmus.

Die Messung des Atemrhythmus unter Zeitdruck erlaubt wahrscheinlich wesentliche Hinweise, ob ein Mensch seine eigene Zeit ganzheitlich wahrnimmt und somit flexibel mit seiner ganzen Person auf zeitliche Anpassungsanforderungen reagieren kann oder ob er starr und rigide reagieren muss, um sich an die zeitlichen Anforderungen seiner Umgebung anzupassen. Hier lohnt es sich sicherlich, nicht nur die Freizeit und die Familienbeziehungen des Süchtigen näher ins Auge zu fassen, sondern ebenso den Zusammenhang von Arbeitsbedingungen, überhöhten zeitlichen Anpassungserwartungen und ganzheitlicher Wahrnehmung eigener Rhythmen.

Der Süchtige wird sich – oft mit Hilfe des Suchtmittels – gegen zeitliche Anpassungserwartungen auflehnen, weil er nicht in der Lage ist flexibel auf zeitliche Veränderungen zu reagieren oder weil er zunächst fremdbestimmt funktioniert, sich dann aber zunehmend ausgelaugt fühlt. Das Suchtmittel wird den Konflikt zwischen Anforderung und Fähigkeit zuspitzen. Der Süchtige wird durch den Gebrauch des Suchtmittels immer starrere und kurzfristigere Zeitgestaltungen entwickeln und so die Anforderung als immer höher erleben. Er wird auch nach Beendigung des Suchtmittelkonsums einen relativ großen Freiraum brauchen, der ihn nicht direkt wieder zwingt sich völlig an fremdbestimmte Zeittakte anzupassen, denn er braucht ein Übungsfeld für die Gestaltung eigener, weniger leicht frustrierbarer Zukunftsperspektiven. Die völlige Fremdbestimmung durch eng gefasste Zeittakte gleicht zu sehr der Fremdbestimmung durch das Suchtmittel. Nach einem völlig fremdbestimmten, in kleinste Zeitfragmente zergliederten Alltag fehlen die Ressourcen, der Versuchung zu widerstehen sich rasch durch ein Suchtmittel Frustrationsfreiheit zu verschaffen.

Diese Aspekte sind ebenso wichtig für die psychiatrische Tätigkeit, denn strikte Zeittakte etwa im stationären Setting behindern immer wieder einen gelassenen Umgang mit den Patienten, in dem diese ihre eigenen Rhythmen erst finden könnten. Erst auf dem Boden eines besseren Bezugs zum eigenen Rhythmus können Suchtkranke in der Rehabilitation lernen, die Rhythmen anderer wahr- und ernst zu nehmen.

Neurosen und tiefenpsychologische Fragestellungen

Die Tiefenpsychologie sucht nach einer eigenen Sprache, in der das Zeiterleben und die Zeiterfahrung vor dem Hintergrund zwischenmenschlicher Beziehungen verständlich vermittelt werden können, jedoch ohne sich hierbei explizit auf bestimmte philosophische Ansätze, die beim Zeiterleben des Menschen ansetzen, zu beziehen. Es erscheint mir an der einen oder anderen Stelle hilfreich, Bezüge zu existenzphilosophischen Zeitkonzepten aufzuzeigen und hierdurch das Verständnis neurotischer Fesseln zu vertiefen.

»Im Menschen existiert eine tief verwurzelte Rebellion gegen die Tyrannei der Zeit, beginnend mit der Bedürfnisfrustration beim Kind und kulminierend in dem Wissen, dass der Mensch dazu bestimmt ist, den Kampf gegen den Tod zu verlieren.« (Arlow 1986, S.525f.) Dem entspricht, mehr oder weniger verborgen, eine tiefe Sehnsucht nach Zeitlosigkeit (und damit auch Unsterblichkeit), nach einer Fortdauer der ursprünglichen, primär-narzisstischen Vollkommenheit, wie sie am Anfang des Lebens, in der Dualunion mit der Mutter, und später vielleicht wieder in einigen wenigen, außeralltäglichen Augenblicken (einer mystischen Erfahrung, einem tiefen Liebesglück vielleicht) erlebt oder doch erahnt wurde. »Mit der Reifung des Zeitsinnes und dem damit verbundenen Erkennen von Zeit wird eine solche Illusion jedoch unerbittlich in Frage gestellt.« (Rohde-Dachser 1987, S. 280)

Der narzisstische Urzustand erinnert an mythische Zeitkonzepte, in denen der Anfang nicht das Einsetzen eines Zeitstromes, einer Zeitfolge bedeutet, sondern ein Ausdruck von Ewigkeit ist. Am Anfang tritt die zeitlich bewegte Erfahrung zuallererst aus der ewigen Fülle heraus, die Konturen von Anfang und Ende haben sich noch nicht herausgebildet und die Weltzeit in ihrer Endlichkeit hat sich noch nicht aus der ewigen mythischen Zeit herauskristallisiert (Tellenbach 1990).

Von dieser paradiesisch-mythischen Zeitauffassung hat sich die heutige Gesellschaft weit entfernt, obwohl sie uns immer noch zugänglich ist. Dieser paradiesische Stillstand der Zeit, der auf die Ewigkeit verweist, ist in ekstatischen Glückszuständen und in der Liebe erlebbar. Wie sehr diese in der Liebe erfahrbare paradiesische Zeit in Konflikt mit der gesellschaftlichen Wirklichkeit gerät, wird in der Literatur häufig thematisiert (etwa I. Bachmann in *Der gute Gott von Manhattan*).

In der frühkindlichen Entwicklung unterscheidet das Baby lustvolle, entspannte, satte Geborgenheit und unlustvolle Anspannung – wie sie bei Hunger oder Schmerzen in Erscheinung tritt –, erst später kann es sich von anderen Menschen abgrenzen und die Mutter als Du, als anderen Menschen erfahren. Zunächst sind Körpererfahrungen verwoben mit sozialen Erfahrungen.

Erfährt das hungrige Kind beispielsweise immer wieder, dass es die Mutter herbeirufen kann und wohlig gesättigt wird, so wird sich dies in einer inneren Zuversicht niederschlagen, dass Warten sich lohnt, weil Bedürfnisse befriedigt werden. Bei gegenteiligen frühen Erfahrungen kann sich eine Haltung ausbilden, die so etwas wie ein Misstrauen gegen die Zeit darstellt, Aufschub erscheint als Betrug, Wartenmüssen wird zum Ohnmachtserlebnis (Erikson 1956).

Erfahrungen von harmonischer Geborgenheit und Genährtwerden sowie von glückhafter Vereinigung mit der Mutter sind für das Kind mit paradiesischer Zeitlosigkeit verbunden, während frühe starke Frustrationen und daraus entstehende böse Mutterbilder das Kind – unter Umständen für immer – aus dem harmonischen Fluss der Zeit herausreißen und scharfe Einschnitte setzen.

In der weiteren Entwicklung wird das Kind mehr und mehr mit einer außerhalb von ihm selbst liegenden, sozial vermittelten Wirklichkeit konfrontiert, Bedürfnisse werden zwangsläufig frustriert, Zeit wird als Zeit der anderen an es herangetragen, körperliche und seelische Bedürfnisse geraten in Konflikt mit den Wünschen und Bedürfnissen anderer, das Kind lernt sich in einen sozialen (Zeit-)Kontext einzugliedern. Primitive Lust- und Unlustgefühle differenzieren sich in spezifischere Emotionen. Das Erlebnis endloser Zeit, eine der Hauptursachen für die Illusion eines Kindheitsparadieses, weicht dem Benutzen der Zeit (Strotzka 1986).

Inwieweit bei den heute vorherrschenden naturwissenschaftlich geprägten Zeitkonzepten dieser Übergang langsam unterstützt werden kann, steht in Frage. Abrupte Brüche sind bei dem Hineinfinden in die soziale Zeit sicher keine Seltenheit.

Im neurotischen Wiederholungszwang, bei dem es sich um ständig wiederholte frustrane Bemühungen zu einer Problemlösung oder Situationsbewältigung handelt, kommen symbolisch unvollständig dargestellte, unbewusste Konflikte zum Ausdruck. H. Tellenbach (1990, S. 58) spricht von einem »Festgehaltenwerden von den quälenden Forderungen der Gegenwart« und einem »Ausweichenwollen in eine zerstreuende Zukunft«, wobei jedoch durch den Konflikt die Entscheidungsfähigkeit gehemmt ist. Diese Abwendung von einer unerträglichen Gegenwart kann »durch die angehaltene Entscheidung zwischen zwei Konflikttendenzen« zu einer Werdensstörung führen.

Die Zeit scheint am Konflikt festgehakt, die Neurose ist der äußeren realen Situation unangepasst, inszeniert wird Gewesenes, das nicht zureichend in die Gegenwart hineinpasst; unintegrierte, unbewältigte Konflikte ragen in das aktuelle Erleben und blockieren die Zeit. Globale, weniger ausdifferenzierte Affekte haben nicht den Anschluss an die Zeit gefunden. »Sie sind losgelöst von der Vergangenheit bewusster Erinnerungen und von der Zukunft planvoller Absichten und Willensmacht. Stattdessen bestimmen sie die Gegenwart durch ihre überschwemmende Gewalt. Symbole – oder genauer: die Prozesse der Symbolisierung – sind aber Mächte, die eine Brücke aus der Vergangenheit in die Zukunft bauen. Affekte, die von der Symbolisierung abgetrennt oder aber nie an sie angeschlossen wurden, sind der Kontrolle durch das Ich, also der rationalen Beschlussfassung entzogen und der Korrektur durch die Wirklichkeit unzugänglich. Es ist der Versuch der Synthese, es ist das Streben des Ich nach psychischer Selbsterhaltung, das es immer wieder verlangt, den unlösbaren Konflikt endlich einmal zu erledigen, doch wegen jener Ablösung von der Symbolisierung dabei versagen muss.« (Wurmser 1993, S. 321) Dieser Versuch psychischer Selbsterhaltung bedingt den neurotischen Wiederholungszwang. Der tragende Fluss der Zeit wird in dieser frustranen Wiederholung aufgehalten, in die Zukunft weisende Entschlüsse sind blockiert. Besonders deutlich wird dies bei der Zwangsneurose.

Zwangsneurose

Im Folgenden wird nicht zwischen zwangsneurotischer Charakterstruktur und Symptomneurose unterschieden. Während bei der zwangsneurotischen Charakterstruktur das dynamische Persönlichkeitsgleichgewicht oft ein ganzes Leben gesichert und eine gute Anpassung in eingeschränkten Bereichen des Lebens erzielt wird, tritt bei der Dekompensation dieser rigiden Charakterstruktur die Symptomneurose auf (Benedetti 1989, S. 76).

Die zwangsneurotische Zeitstörung wird jedoch sowohl in der Charakterpanzerung als auch in der Symptomneurose deutlich.

Dem Zwangsneurotiker fällt es schwer, sich zu entschließen; Zweifel blockieren ihn. An die Stelle des Handelns tritt das Denken und Grübeln; er versucht alles unter Kontrolle zu halten, so auch den Fluss der Zeit. Die Zeit wird ausgehöhlt mit zwanghaften Ritualen und vielen nebeneinander stehenden Einzelhandlungen: Die Zeit schwindet dahin, aber Werden und Endlichkeit werden verleugnet. Der Zwangsneurotiker lehnt sich auf gegen verbietende väterliche Autorität, manipuliert sich und andere, verspätet sich bei Verabredungen und »dehnt« die Zeit; zugleich aber sucht er nach äußerer Struktur, verankert sich rigide in der Realität und sucht Halt und Sicherheit in einer äußeren Zeit (Rohde-Dachser 1987).

Die Wurzeln für eine zwangsneurotische Charakterstruktur und unbewältigte Konflikte, welche in einer sich zeigenden Zwangsneurose wieder belebt werden, reichen in das zweite bis vierte Lebensjahr zurück. In dieser Entwicklungsphase können auftauchende Gedankenabläufe noch nicht sicher von äußeren Geschehnissen getrennt werden. Die Erfahrung, was innen und was außen ist, ist noch begrenzt, Gedanken scheinen allmächtig. Die Überwindung dieser Art magischen Denkens vollzieht sich normalerweise durch eine handelnde Weltbewältigung, d.h. mit Hilfe motorisch aggressiver Handlungen. Wird diese handelnde Weltbewältigung unterbrochen und blockiert, so wird die Unterscheidung zwischen Wünschen, Denken und Handeln verunsichert und Denk- und Handlungsabläufe verlieren an Dynamik.

Die Hemmung und Unterbrechung motorisch aggressiver Handlungsabläufe wirkt sich lebenslang oder bei Reaktivierung typischer Konflikte in der handelnden Weltbewältigung und in den Denkmustern aus. Der Vorstellungs- und Gedankenstrom kann dann nicht frei und aktiv gesteuert werden, sondern es entstehen Schwierigkeiten, einen Gedanken zu Ende zu denken oder weiterzuführen. Der zwangsneurotische Patient tritt gedanklich auf der Stelle und zwingt oft auch seine Gesprächspartner, bei bestimmten Themen zu verharren, indem er wiederholt und nicht loslässt.

Die Verwobenheit von Denk- und Handlungsmustern wird bei der zwangsneurotischen Symptomatik besonders deutlich. Entwicklungsgeschichtlich scheinen unterbrochene Handlungsabläufe die Denkprozesse zu blockieren und nicht – wie häufig in theoretischen Modellen postuliert – Denkprozesse den Handlungsprozessen vorauszugehen. Auf die in vielen Modellen verbreitete Illusion, dass unser gesamtes Handeln im Vorhinein durch Denken gesteuert wird, habe ich bereits an anderer Stelle hingewiesen.

Zwangsneurotikern scheint es nicht gelungen zu sein, sich als ganze Menschen in die eigene Zeit einzufinden. Dies könnte einerseits an einer genetisch mitbedingten Schwäche der Synchronisation von Handlungs- und Gedankenabläufen liegen oder aber damit zusammenhängen, dass ihre Eltern ihnen nicht gestattet haben die Zeit für sich zu entdecken. Sie wurden durch Ängste, Überfürsorglichkeit und unberechenbare rigide Interventionen der Eltern in Handlungsvollzügen unterbrochen, konnten kein Vertrauen in ihre eigene Handlungsfähigkeit entwickeln und müssen demzufolge ständig kontrollieren, überprüfen, sich selbst und andere im Vollzug unterbrechen. Handlungen und Gedanken sind nicht wirklich synchronisiert.

Handlungen werden nicht wohlwollend durch unterstützende und weiterführende Gedanken begleitet, sondern durch Unsicherheit und Kontrollzwänge in ihrem Fluss unterbrochen. Der Stuhlgang wird zurückgehalten oder die Ausscheidung in peinlich eingehaltenen Ritualen entleert, Fantasien kreisen um Beschmutzung und Infektion, Berührungen des eigenen Körpers und anderer Menschen lösen Schuldgefühle und Ansteckungsängste aus, Waschrituale sollen reinigen und werden endlos wiederholt. Die Körperfunktionen werden kontrolliert, die Erfahrung, dass der Körper seinen eigenen Rhythmus hat und dass sich körperliche Funktionen, Gefühle, Gedanken und Handlungen rhythmisch verwoben zu einem Ganzen verbinden, die Erfahrung der Synchronisation innerhalb des eigenen Selbst und mit anderen Menschen ist lückenhaft, die zeitliche Einbindung der Erfahrungen ist wenig verlässlich.

Die Zwangsneurose kann also als Störung der Synchronisation verstanden werden. Gedanken kreisen um ständig gleiche Themen, zwanghaftes Zählen durchsetzt lebendige Erfahrung, Denken ersetzt Handeln, und nach einer Handlung setzen Zweifel und Schuldgefühle ein, als wären aggressive Fantasien tatsächlich in reale Handlungen eingebrochen und hätten gewütet und zerstört. Bilder von Unfällen und Untaten drängen sich auf. Die Zukunft verheißt Unheil, weil auf sinnvolle Handlungen kein Verlass ist. So wird angstvoll die Zeit blockiert. Der Zwangsneurotiker kann seine Gegenwart nicht handelnd gestalten, weil vergangene Handlungen angstvoll unterbrochen, abrupt beendet oder mit harten willkürlichen Strafen belegt worden sind, er hat kein Vertrauen in seine Beweglichkeit, in seinen Körper und in seine sinnlichen und emotionalen Beziehungen. Die Zeit ist von willkürlichen Einschnitten gezeichnet, alles wird kontrolliert und wieder und wieder unterbrochen. Nichts wird abgeschlossen oder zu Ende gebracht.

Im therapeutischen Prozess könnte es demzufolge von großer Bedeutung sein, Zeitlichkeit zu thematisieren. Wie M. Heidegger betont, wird die eigentliche Gegenwart erst durch einen Entschluss erschlossen. Vermeidet der Zwangsneurotiker jegliche Entscheidung, so entgleitet seine Zeit. Entscheidungen treffen zu können und sich selbst zu einer Handlung zu entschließen bedeutet die Gegenwart anzunehmen, die eigene Zeit zu gestalten und mit den daraus entstehenden Fakten leben zu können. Jeder Entschluss ist eine Loslösung von rigiden, unangemessenen (elterlichen) Vorschriften, jeder noch so kleine Entschluss bedeutet für den Zwangsneurotiker einen Schritt in Richtung Selbstständigkeit zu gehen und Verantwortung zu tragen für die eigene Zeit. Entschlüsse werden demzufolge im therapeutischen Prozess angeregt, unterstützt und ernst genommen.

Die Auseinandersetzung mit Werden und Vergänglichkeit und das Gespräch über die Endlichkeit des Lebens mögen vor Augen führen, dass die eigene Zeit wirklich verloren gehen kann und dass das Haften an Zwangsgedanken und Zwangshandlungen ein wesentlicher Verlust ist, eine Überantwortung der eigenen Zeit und Lebensmöglichkeit an rigide Prinzipien und überkommene elterliche Vorschriften. Hierbei gilt es, Trauer auszuhalten über verlorene Jahre und zugleich den Mut zu schöpfen, trotz allem in der Gegenwart durch Entschlüsse neue Wege zu weisen. Die Zukunft ist weder unendlich noch abstrakt, sondern steht in wesentlicher Verbindung mit dem augenblicklichen Entschluss. Der Entschluss ist nicht möglich, ohne sich zuzugestehen Fehler machen zu können. Das eigene Leben zu leben bedeutet fehlbar zu sein und mit den eigenen Fehlern leben zu können.

Dieses Loslassen von Perfektionsansprüchen, um die eigene Zeit gestalten zu können und eine eigene Zukunft überhaupt erst zu eröffnen, wäre das therapeutische Ziel. Der Zwangsneurotiker lernt hierbei sich in seiner Einzigartigkeit anzunehmen, eigene Entscheidungen zu treffen und dabei das Risiko einzugehen Fehler zu machen. Die eigene Zeit kann nur dann lebendig gestaltet werden, wenn nicht mehr jede noch so kleine Handlung an aufgeblasenen Perfektionsansprüchen gemessen wird, sondern in lebendigem Bezug zur eigenen Lebensgeschichte gestaltet wird.

Hierbei spielt auch die Wahrnehmung des lebendigen Körpers eine wichtige Rolle; im Körper spiegelt sich die Lebensgeschichte, das Alter wird sichtbar, der Körper ist verletzlich und »imperfekt«, zugleich bewegt, lebendig und unmittelbar erfahrbar. Entscheidungsangst manifestiert sich körperlich, aber die Fantasie, dass dies gleich zur Katastrophe führen muss, kann im Wahrnehmen, bewussten Erleben und Aushalten von Körperreaktionen schrittweise reduziert werden. Durch Entscheidungen und die anschließende Erfahrung, dass die mit diesen Entscheidungen verbundenen Körperreaktionen aushaltbar sind, kann Handlungsfähigkeit zurückgewonnen werden; handelnd werden dann die Entscheidungen körperlich und damit unwiderruflich umgesetzt. Handelnd werden Fakten geschaffen.

Die Angst, dass jede noch so kleine Entscheidung falsch sein könnte, kann nur handelnd überwunden werden. Handelnd wird eine eigene Vergangenheit geschaffen, für die in der Zukunft Verantwortung übernommen werden kann. Der Entschluss und die damit verbundene Handlung zählen; endlose Tendenzen, die Entscheidungen oder gar die Entscheidungsunfähigkeit zu rechtfertigen, führen wenig weiter. Sie bremsen den Zwangsneurotiker und bringen seine eigene Zeit und die Beziehungen zu seinen Mitmenschen zum Stillstand. Oft ist es hilfreich, gerade hier mit verhaltenstherapeutischen Methoden zu arbeiten. Gemeinsam mit dem Therapeuten in konkreten Alltagssituationen Zwangsrituale zu beenden und neue Handlungsmöglichkeiten zu erschließen, erweist sich als sehr erfolgreich.

Ein Überwinden zwangsneurotischer Tendenzen setzt auch ein neues Verhältnis zum Behalten und Besitzen voraus. Zwangsneurotisch strukturierte Menschen neigen oft zum Sammeln, können Dinge schlecht wegwerfen und haben Schwierigkeiten zu geben und loszulassen. Der Besitz ist geronnene Vergangenheit, seine Überbewertung zementiert Strukturen und hält das lebendige Werden auf. Das gebende Sich-in-Beziehung-Setzen zum Mitmenschen lässt Offenheit entstehen, während der Geiz Besitztümer vermehrt und die Person in gesellschaftlich geprägte Schablonen zwängt. Das Geben und Loslassen therapeutisch zu unterstützen kann der festgehaltenen Zeit des Zwangsneurotikers eine neue Beweglichkeit verleihen und ihn für die Gegenwart und Zukunft befreien.

Dieses Sichöffnen wird allerdings auch Ängste auslösen, aus der zementierten Scheinsicherheit des Besitzes in eine ungeschützte Zukunft entlassen zu werden und der Willkür anderer Menschen ausgeliefert zu sein, einer Willkür, die an frühe Beziehungserfahrungen erinnert. Die angenehme Erfahrung des geglückten gemeinsamen Rhythmus mit wesentlichen Mitmenschen und die Verlässlichkeit gemeinsamer Zukunftsperspektiven sind dem Zwangsneurotiker wenig vertraut. Je länger er in einer hortenden, geizigen Besitzwelt die lebendig rhythmischen Austauschbeziehungen mit seinen Mitmenschen vernachlässigt hat, desto schwerer wird es ihm fallen, loszulassen und zu vertrauen, desto mehr werden ihn seine Erinnerungen an die Willkür seiner frühen Bezugspersonen lebenslang begleiten, desto weniger werden sie durch neue Beziehungserfahrungen korrigiert werden.

Menschen gehen mit ihren Besitztümern völlig unterschiedlich um: Dem einen dient das Geld zur Anhäufung von imaginärer Sicherheit, der andere genießt das Erwerben und Ausgeben – den Austausch – des Geldes. Ein Haus dient dem einen als Festung, als Ort der Abgrenzung und Absicherung, und wird mit immer mehr Schlössern und Alarmanlagen versehen. Ein anderer genießt es, in seinem Haus Gäste empfangen zu können, die Türen zu öffnen, Feste zu feiern und es als einen Ort der Begegnung zu gestalten. Zwangsneurotisch strukturierte Menschen haben oft Schwierigkeiten andere in ihre Wohnung zu lassen, oder sie häufen so viele Dinge an, dass die Wohnung für Gäste ungemütlich wird, im Extremfall derart voll gestellt ist, dass niemand mehr hinein kann. Die geronnene Vergangenheit blockiert die lebendige Erfahrung und den Austausch mit anderen.

Der Geiz kann als Zurückhalten des Geldes auch noch eine andere

Funktion haben: Solange man das Geld zurückhält und nicht ausgibt, braucht man sich nicht zu entscheiden, wofür man es ausgeben wird; es stehen noch alle Möglichkeiten offen. Der Geizige kann mit seinen Möglichkeiten spielen, ohne sich in der Realität zu entscheiden, er kann in seiner Fantasie die Zukunft wieder und wieder durchspielen, ohne sich in der Wirklichkeit anderen gegenüber festzulegen. Er hat scheinbar (in seiner Vorstellung) alle Freiheiten, verliert sich jedoch in Wirklichkeit an eingeengte Handlungsmuster und meidet die tauschende Interaktion.

Auch die Tendenz, von der eigenen Zeit wie von einem Besitz möglichst wenig abzugeben, kann therapeutisch zur Sprache gebracht werden. Das Wartenlassen der Mitmenschen, das Bestehen auf rigiden Abläufen, der Kampf um die Autonomie an der Zeitfront und das zähe Wiederholen deuten auf eine mangelnde Fähigkeit eigene Bewegungen, Gedanken und Handlungen mit anderen zu synchronisieren. Sie können durch kooperatives Handeln, durch synchronisierte Bewegungen (z.B. beim Paartanz) oder durch neue Gesprächsmuster langsam überwunden werden, wenn die Aufmerksamkeit auf Austausch und Synchronisation und nicht auf Dominanz, Festhalten und Besitzen gerichtet wird. Erfahrungen der Synchronisation mit anderen Menschen helfen die Unsicherheit und Angst vor der Willkür und Unzuverlässigkeit der Mitmenschen zu überwinden.

Jeder Mensch überträgt vergangene Beziehungserfahrungen auf gegenwärtige Beziehungspartner. Auf einer allgemeineren Ebene hilft dem Patienten die während der analytischen Therapie durchgeführte Deutung der Übertragung vergangener Beziehungsmuster auf den Analytiker, die Gegenwart von der Vergangenheit zu unterscheiden. Der Patient lernt zwischen Fantasie und Realität zu trennen und den Analytiker anders wahrzunehmen als die Objekte seiner Kindheit.

Die Erfahrung, dass der andere nicht willkürlich und abrupt in die eigene Zeit hineinwirkt, sondern ein echtes Interesse an einer gemeinsamen Gestaltung der Zeit mitbringt, ist hierbei von großer Bedeutung. Dies setzt jedoch voraus, dass sich der Analytiker immer wieder von den Projektionen des Patienten abgrenzt und auf zähe Verzögerungen und langatmige Rituale nicht seinerseits mit Machtkämpfen an der Zeitfront reagiert.

Es sei noch angemerkt, dass das aufschiebende Verzögern ein relativ verbreitetes Problem im Umgang mit Zeit ist. Man denke nur an die in jedem Krankenhaus vertretenen Ärzte, die ständig einen Berg unerledigter Entlassungsbriefe vor sich herschieben. Unliebsamen Anforderungen dadurch auszuweichen, dass man zunächst etwas anderes erledigt, ist eine beliebte Art des unauffälligen passiven Widerstands. So bleiben bei vielen Menschen bestimmte Aufgaben liegen, für die sie nie Zeit finden. »Ich habe keine Zeit« sagt sich leichter als »Ich habe keine Lust«.

Angstneurose

Angstneurotiker erleben akute Angstzustände mit starken vegetativen Begleitsymptomen, brauchen unter Umständen häufig notfallmäßig ärztlichen Beistand, können die physische Abwesenheit wichtiger Bezugspersonen schwer verkraften, fühlen sich in ihren Angstzuständen völlig abgeschnitten oder physisch bedroht, befürchten sterben zu müssen und beginnen ängstlich, potenzielle Gefahrensituationen zu meiden (Angst vor der Angst). Es fehlt ihnen – und dies insbesondere bei physischer Abwesenheit wichtiger Personen – die internalisierte Vorstellung eines wohlwollenden, guten, bei vorübergehender Trennung wie eine liebevolle Mutter wartenden Objektes, eines bedeutsamen anderen, der auch in Abwesenheit zugewandt bleibt. So treten plötzliche Panikanfälle auf, die sofortige Hilfe benötigen.

H. Schoenhals (1997) zufolge ist die frühe Mutter-Kind-Beziehung des späteren Angstneurotikers davon geprägt, dass die Mutter nur physische Mangelzustände versorgte und ihr Kind in seinen lustbetonten, traurigen, aggressiven und sonstigen Affektzuständen weder direkt noch indirekt ausreichend beantwortete. Tragende innere Repräsentanzen wichtiger Bezugspersonen könnten jedoch nicht ausreichend entwickelt werden, wenn Affekte vermieden und Beziehungsaspekte verleugnet werden. Die Interaktionserfahrung flache dann ab. Das Kind verinnerliche eben besonders emotional getönte Erfahrungen. Gefühlsmäßig Neutrales werde gerade nicht wie in einem Speicher im Gedächtnis aufbewahrt – hierauf werde ich später bei der Analyse des Gedächtnisses noch einmal zurückkommen.

Diese mangelnde Verinnerlichung wichtiger Bezugspersonen und Beziehungserfahrungen blockiert im weiteren Leben Entwicklungen. Liebesbeziehungen werden eventuell brüchig, weil der Angstneurotiker manipulativ Zuwendung und physische Präsenz erzwingt und dynamische Weiterentwicklungen auf Grund von Verlustängsten blockiert. Beruflich werden durch die Angstzustände oft neue Anforderungen gemieden, Verselbstständigung, die Übernahme von Verantwortung sowie die Auseinandersetzung mit ungewohnten mitmenschlichen Situationen flößen Angst ein.

In der Psychotherapie erlebt man manchmal ein mangelndes Weiterkommen, so als müsse man immer wieder von vorne beginnen, als würden wesentliche Einsichten nur mangelhaft integriert. Fehlt die in der frühen Kindheit angelegte Basis tragender, guter innerer Objekte, so wird auch im Erwachsenenalter eine gewisse Wachstumsmöglichkeit verstellt. Diese Basis kann nur durch wesentlich emotional geprägte Erfahrungen gebildet werden. Unsere Gewesenheit als Basis entschlossenen Handelns gründet in emotional bedeutsamen mitmenschlichen Erfahrungen. Therapeutisch kann Gewesenheit demzufolge besonders dann wieder erschlossen werden, wenn im therapeutischen Prozess Gefühle nicht vermieden, sondern erlebt und durchgearbeitet werden.

Die mangelnde Basis lebendiger, guter innerer Objekte wirkt sich bei der Angstneurose nicht nur psychisch, sondern auch körperlich aus. Während der Panikattacken jagt das Herz, der Patient schwitzt, ihm wird übel und er erlebt Todesangst. Innere Sicherheit, Ruhe und Rhythmik scheinen verloren, Körper und Seele sind in Aufruhr. Es gibt keine starke, verinnerlichte gute Mutter, die beruhigt und entspannte Körperrhythmen unterstützt.

Borderline-Störungen

Menschen mit Borderline-Störungen scheint der tiefere Bezug zur Vergangenheit und zur Zukunft zu fehlen, sie fühlen sich in einem geschichtslosen Hier und Jetzt eingeschlossen und leben in einer endlosen, bedeutungslosen Gegenwart. Ihre Beziehungen haben keine Kontinuität, sodass Freunde und Lebenspartner ständig wechseln. Neue Beziehungen werden mit hohen Erwartungen und großem Engagement begonnen, führen jedoch bald zu ebenso großen Ent-Täuschungen, sodass die am Anfang idealisierten Mitmenschen bald abgrundtief entwertet werden. Die Lebensperspektiven von Menschen mit Borderline-Störungen brechen wieder und wieder ab. Die Ausbildung ist zumeist nicht abgeschlossen worden. Eine neue Arbeit wird begonnen, kann jedoch nicht kontinuierlich durchgehalten werden.

Das Selbstbild dieser Menschen ist unzusammenhängend und brüchig, die Gegenwart ist von Affekten und unverbundenen guten und bösen Selbst-Objekt-Imagines bestimmt. Gemachte Erfahrungen werden nicht in die Zukunft hineingetragen, es fehlt die Fähigkeit zur zeitlichen Synthese und zur Integration von Erfahrungen. Menschen mit Borderline-Störungen müssen immer wieder von vorne anfangen. Sie sind von frühkindlichen Affekten beherrscht, es fehlen die Zwischentöne, die Welt polarisiert sich in gut und böse, das Gewesene ist wenig ausdifferenziert. So steht in der Gegenwart wenig zur Verfügung, auf das man sich beziehen könnte, das Heimat oder Zugehörigkeit entstehen ließe.

So kann auch wenig Hoffnung entstehen. Die Zukunft kommt unvermittelt. Angst macht sich breit. In dieser Orientierungslosigkeit sind die Menschen mit Borderline-Störungen höchst anfällig für die unterschiedlichsten Süchte, sie suchen rauschhafte Erfahrungen und versuchen die immer wieder aufkommende innere Leere eventuell mit Suchtmitteln zu füllen. Es fehlt die Fähigkeit, kontinuierlich gut für sich zu sorgen, die Gesundheit wird vernachlässigt, Unfälle häufen sich. Die Sexualität ist kaum in eine liebevolle, langfristige Beziehung eingebunden und wird chaotisch ausgelebt. Diese Menschen neigen zu selbstschädigenden Handlungen bis hin zu Selbsttötungsversuchen (ROHDE-DACHSER 1987).

Jeder, der Menschen mit Borderline-Störungen behandelt, weiß, wie schwierig eine derartige Thearapie ist. Eine erfolgreiche Behandlung erfordert gerade die Kontinuität in der therapeutischen Beziehung, die durch die Störung des Patienten immer wieder gefährdet ist. Eine Krise folgt auf die andere, man ist immer mit sich überstürzenden gegenwärtigen Ereignissen beschäftigt und kommt kaum dazu, ein Thema gründlicher zu vertiefen. Die Zeit scheint nie auszureichen. Durch das ständige Verwickeltsein in Krisen kann der Patient vielfach die abgesprochenen Termine nicht einhalten und erscheint mit für ihn dringenden Anliegen zu den unpassendsten Zeitpunkten.

Hieraus entstehen natürlich Konflikte. Der Therapeut wird abwechselnd idealisiert und entwertet. Letzteres kann dann leicht zum Behandlungsabbruch führen, insbesondere wenn sich auch der Therapeut von den stürmischen Entwicklungen und den vielfältigen Konflikten, die schon mit der Terminplanung beginnen, überfordert fühlt. Als Therapeut fühlt man sich häufig von Borderline-Patienten unter Zeitdruck gesetzt, Lösungen sollen jetzt und sofort gefunden werden. Zeit kann nicht perspektivisch gestaltet werden, Geduld fehlt völlig, weil das Vertrauen fehlt, dass sich die Zukunft mit Gewesenheit und Gegenwart zu einem Ganzen verbindet. Auf die Krise folgt gähnende Leere. Der Patient fühlt sich nach dem Abschluss des Gespräches allein und entwurzelt.

Die Entwicklung zusammenhängender Zeitperspektiven und die Verbindung von Gewesenheit, Gegenwart und Zukunft scheint mir eine notwendige Voraussetzung zu sein, die Fragmentierung der Patienten zu überwinden und den Wechselbädern zwischen innerer Leere und akuter Krise etwas Tragendes entgegenzusetzen. Dies ist natürlich erst vor dem Hintergrund einer längerfristigen therapeutischen Beziehung möglich.

So sind die therapeutischen Aktivitäten zunächst sehr deutlich auf die Entstehung und Aufrechterhaltung einer tragfähigen Beziehung gerichtet. Zudem wird sich der Therapeut zu Beginn immer wieder mit existenzgefährdenden Krisen des Patienten auseinander setzen müssen, mit Suizidimpulsen, die die Existenzmöglichkeit überhaupt in Frage stellen. Je mehr Bindung, Kontinuität und Verlässlichkeit in der therapeutischen Beziehung entsteht, desto mehr Versuche können dann unternommen werden, die Inseln ausgestanzten Erlebens zu ganzheitlichem Erleben in zeitlichen Perspektiven zu vernetzen, Gewesenheit mit Gegenwart und mit Zukunftsentwürfen zu verbinden, aus Geschichten Geschichte werden zu lassen, Anker für hoffnungsvolle Zukunftsentwürfe zu finden.

Am Ende einer erfolgreichen analytischen Therapie erscheint die eigene Vergangenheit in neuem Licht. Eine Analysandin schildert diese neue Perspektive mit den Worten: »Es ist zum ersten Mal, dass ich von der Höhe des Berges hinunterschaue und das Ende des Weges sehe. Lange schien es mir, dass ich wie Lots Weib nicht zurückschauen sollte. Jetzt macht es Sinn, solange ich mich davon nicht lähmen lasse, sondern es als Hilfe sehe, mich von der Vergangenheit zu befreien.« (Wurmser 1993, S. 113)

Zeit, Schlaf und Traum

Wir wissen erst nach dem Erwachen von unseren Träumen und erleben sie dann als recht verdichtet. Tagesreste verknüpfen sich mit lange zurückreichenden Themen und formen eine Bild- und Symbolsprache, die beim Entschlüsseln so viele uns wichtige Themen anrühren kann. Träume verknüpfen wesentliche Lebensthemen und bringen scheinbar Ungleichzeitiges in einem Symbol zum Ausdruck. Der lineare Fluss der Zeit ist aufgehoben.

Träume stellen das klassisch naturwissenschaftlich geprägte Zeitkonzept nachhaltig in Frage und verweisen eher auf die in der Existenzphilosophie hervorgehobene Bedeutung der Gewesenheit im Unterschied zur Vergangenheit. Träume sind wichtige, stark verdichtete Symbole der eigenen Gewesenheit, ihre Würdigung verhilft zu einem ganzheitlichen Verständnis der eigenen Lebensgeschichte und der persönlichen Kontinuität. Die Würdigung der im Traum sich offenbarenden Struktur der Gewesenheit lässt vielfältige Bezüge erkennen, die bei einer Ordnung der Vergangenheit in ein lineares Nacheinander verstellt würden. Die Gewesenheit ist ein mehrdimensionales Geflecht, das immer wieder durch die Integration in gegenwärtiges Erleben verändert wird. Die primärprozesshafte Bild- und Symbolsprache des Traumes kann uns helfen wichtige Dimensionen der eigenen Gewesenheit und Identität zu erschließen.

Träume können sich ebenso mit Zukunftsperspektiven auseinander setzen. Vor wichtigen Lebensentscheidungen antizipieren wir in Träumen mögliche Lebenswege, lösen Konflikte und erwachen vielleicht mit dem Gefühl, nun besser zu wissen, wo der eigene Weg hinführt. Auch angstbesetzte Situationen können in Träumen antizipiert werden, hierbei kann sich die Angst zum Alptraum verdichten und uns erschreckt aufwachen lassen oder es können sich im Traum unerwartete Lösungen ergeben, die das Gefühl der Angst oder der Ausweglosigkeit in eine ungewohnte Entspannung und Leichtigkeit transformieren. Dies kann Mut zum Wandel machen und Veränderungen weniger bedrohlich erscheinen lassen. Das, was im Wachzustand als Veränderung erscheint, mag in der Vernetzung der Traumsymbolik mit Vergangenem verwoben sein und sich als Wiederkehr schon erlebter Beziehungskonstellationen und Gefühlszustände präsentieren.

Der Traum gestaltet die Zeit anders. Sich dieser Zeitgestaltung zu öffnen kann sehr bereichern und die Enge einer reduzierten linearen Kausalität überwinden helfen. Die Hinwendung zu den Träumen, das erinnernde Aufarbeiten, das Aufschreiben und das Mitteilen der Träume fördert ein ganzheitliches Zeiterleben. Hierbei ist ein zu frühes logisches Ordnen oder eine rasche Bedeutungszuschreibung eher hinderlich. Das freie Assoziieren und Wichtignehmen der spontanen Einfälle, das gelassene Abschweifen und Einschlagen von Nebenwegen und die Entwicklung einer subjektiven Sprache lassen erst die Fülle der persönlichen Vernetzungen erahnen.

Im Traum sind die zeitlichen Beziehungen wenig mit Außenreizen verwoben. Die Sinnesorgane nehmen weniger als im Wachzustand wahr, während gefühlsintensive Erinnerungsbilder das Traumgeschehen dominieren. Da die Rückkopplung mit der Außenwelt im Vergleich zum Wachzustand eine bedeutend geringere Rolle spielt, können andere zeitliche Beziehungen zwischen den Erinnerungsbildern entstehen. Die zeitlichen Beziehungen des Traumes sind einer anderen Realitätskontrolle unterworfen. So können in einem Traumbild enorme Verdichtungen entstehen. Diese andere Art und Weise, zeitliche Zusammenhänge herzustellen, verknüpft Elemente, die im Wachzustand zeitlich weit voneinander entfernt sind, zu einer (Traum-)Einheit.

Viel stärker als die Traumerinnerungen sind Wacherinnerungen gesellschaftlich geprägt. Vornehmlich das, was sich in die gesellschaftlich vermittelten Sinnkonstrukte einfügt, und das, was sich den Menschen unserer Umgebung mitteilen lässt, wird in der Erinnerung rekonstruiert. Gelingt dieses Einbinden der Erinnerungen in den Konsensus nicht mehr, drohen Ausgrenzung und Identitätszweifel. Dies erleben Psychose-Kranke; hierauf werde ich noch zurückkommen.

Der Traum ist demgegenüber viel weniger an die gesellschaftlich vermittelten Vorstellungsbilder von der Wirklichkeit gebunden. Die geträumten Zusammenhänge lassen sich schlechter mitteilen und werden, wenn wir uns ihnen nicht besonders zuwenden, auch schneller vergessen. Zugleich kann das Vergegenwärtigen von Traumbildern jedoch zu intensiven subjektiven Einsichten führen, wir erkennen plötzlich jenseits des schon Gewussten und schon Gesagten neue Bezüge und öffnen uns für neue Zusammenhänge zwischen Ereignissen, Gefühlen, Gedanken und Handlungen.

Der Schlaf hat mit seiner Wiederholung von Tiefschlaf- und REM-Phasen (rapid-eye-movement-Phasen) eine ganz eigene Dynamik und

Rhythmik. Heutzutage sind die meisten Menschen gewohnt den Schlaf durch einen externen Wecker – angepasst an die zeitlichen Erfordernisse des Arbeitslebens – morgens abrupt zu unterbrechen, obwohl es – wie bereits SCHULTZ (1991) in seinem grundlegenden Buch zum autogenen Training betont – vielen Menschen nach wenigen Wochen des Trainings möglich ist, zu einem bestimmten Termin aus dem Nachtschlaf zu erwachen und so den Tag-Nacht-Rhythmus weniger gewaltsam zu beeinflussen. Auch die Zeiten des Zubettgehens sind bei vielen Menschen eher bestimmten Freizeitbedürfnissen und Arbeitszwängen (z.B. dem Fernsehprogramm) angepasst als von der körperlich-psychischen Müdigkeit bestimmt.

Der Eigenrhythmus des Schlafes wird bei Schichtarbeit oder dem Wechsel von Zeitzonen noch weniger beachtet. Aus den Ergebnissen der Forschung zur saisonalen Depression (SAD) wissen wir, wie sehr der innere Tag-Nacht-Rhythmus sowie Stimmung und Antrieb von der Helligkeit und dem Rhythmus des Sonnenlichtes beeinflusst werden. In nördlichen Breitengraden, die sich durch lange, dunkle Winter mit kurzer Tagesdauer auszeichnen, leiden viele Menschen an winterlichen Stimmungs- und Antriebstiefs gepaart mit einem Heißhunger auf Kohlenhydrate. Manche Menschen können bei Vollmond schlecht schlafen oder schlafwandeln in Abhängigkeit von Mondphasen nachts umher.

Unser Schlaf-Wach-Rhythmus steht mit äußeren natürlichen Rhythmusgebern, mit der Sonne und dem Mond, in Verbindung. Auch innere Tag-Nacht-Rhythmen haben eine große Bedeutung. Zahlreiche Hormone haben einen ausgeprägten Tagesrhythmus, welcher sich bei einer Umstellung auf andere Zeitzonen erst nach Wochen dem neuen Rhythmus anpasst. Das Manipulieren des Schlaf-Wach-Rhythmus durch Wecker und wechselnde, nach Freizeitbedürfnissen ausgerichtete Zeiten des Zubettgehens desynchronisiert die verschiedenen uns prägenden Rhythmen und verursacht Stress, den manche Menschen intensiver und andere kaum wahrnehmen. Bei diesen individuellen Unterschieden spielen sicherlich auch (früh-)kindliche Konditionierungen und Gewohnheitsbildungen eine wichtige Rolle. Viele Menschen gestalten ihren Schlaf-Wach-Rhythmus am Wochenende völlig anders als während der (Arbeits-)Woche, um endlich einmal auszuschlafen und sich zu erholen. Derartige zweitägige krasse Veränderungen tragen aber – nimmt man biologische Rhythmen ernst – nicht unbedingt zur Erholung bei, sondern verursachen oft montags erhebliche Beschwerden.

In der heutigen Gesellschaft können wir uns zwar weitgehend von kosmischen und biologischen Rhythmen unabhängig machen; das elektrische Licht, das mühelos mitten in der Nacht mit Halogenhelligkeit angeschaltet werden kann, greift in den natürlichen Rhythmus von Helligkeit und Dunkelheit ein; Medikamente gegen »Jetlags« unterstützen die Umstellung auf neue Zeitzonen bei Flugreisen; Schlaftabletten und Aufputschmittel sind verfügbar und werden millionenfach eingenommen; die Einflussnahme natürlicher Rhythmen schwindet und sollte dennoch nicht unterschätzt werden. Unsere Synchronisation mit der Umwelt ist heutzutage mehr von gesellschaftlichen Anpassungsprozessen und weniger von biologischen Abhängigkeiten geprägt als zu früheren Zeiten. Auf die natürlichen Rhythmen konnte sich der menschliche Körper in seiner Entwicklung in Jahrmillionen einstellen, die Gesellschaft verlangt eine manchmal innerhalb von Tagen zu bewältigende Flexibilität. Diese Flexibilität kann befreien, aber auch überfordern.

Institutionen wie psychiatrische Kliniken und Wohnheime neigen schnell dazu, den Tag-Nacht-Rhythmus ihrer Insassen zu standardisieren und an betriebswirtschaftliche Vorgaben anzupassen. Dies wird dann nicht selten mit medikamentöser Therapie »unterstützt«. Insbesondere mit den heute üblichen kurzen Liegezeiten im Krankenhaus werden abrupte Umstellungen von Menschen verlangt, die ohnehin in ihrem Schlaf-Wach-Rhythmus bereits beeinträchtigt sind. Tageskliniken für Patienten, die in der Lage sind zu Hause zu schlafen, stellen hier wichtige Alternativen zur vollstationären Behandlung dar. Andere mögen mehr von einer ausschließlich nächtlichen Behandlung profitieren. In spezifischen Nachtkliniken wird in der Regel eine größere Sensibilität für die natürlichen Schlafgewohnheiten der Patienten entwickelt als in vollstationären Einrichtungen.

Zur Schlafunterstützung könnten in Kliniken abendliche Rituale entwickelt werden. Die tagsüber oft in Gruppen erlernten Entspannungstechniken sollten im Patientenzimmer vor der Nachtruhe Unterstützung finden, plötzliche Störungen können vielerorts noch energischer unterbunden werden. Stein des Anstoßes ist für viele stationäre Patienten der nächtliche Rundgang der Pflegekräfte, der zur frühzeitigen Notfallerkennung in Kliniken in der Regel vorgeschrieben ist, aber

Patienten immer wieder aus dem Schlaf reißt. Vielleicht ist es hier möglich, stärker zwischen notfallgefährdeten und nicht gefährdeten Patienten zu unterscheiden oder für Patienten mit einem flachen Schlaf andere Kontrollmöglichkeiten zu entwickeln.

Weck- und Frühstückszeiten können vielerorts noch flexibler werden. Unbedingt notwendig ist es, sich in allen Krankenhäusern dagegen zu wehren, dass Reinigungsarbeiten in Patientenzimmern vor dem Frühstück durchgeführt werden. Leicht zu erlernende Yoga-Übungen können den beginnenden Tag unterstützen. Andere Patienten würden vielleicht mehr von einem Schreibpult profitieren und sich anregen lassen morgens ihre Träume aufzuschreiben oder zu malen. Es gilt, die Nächte der Patienten im Krankenhaus ernster zu nehmen als bisher.

Das andere Extrem stellen Soteria-Einrichtungen dar. Hier arbeiten die Mitarbeiter oft mehrere Tage rund um die Uhr, um sich ganz auf den Rhythmus akut psychotischer Patienten einzulassen. Zu solch extremen Anforderungen der zeitlichen Anpassung sind jedoch nur sehr wenigen Menschen langfristig in der Lage. Hier wie im psychiatrischen Nachtdienst wird es wichtig, rhythmische Dekompensationen der Mitarbeiter rechtzeitig zu erkennen.

Der alternde Mensch

»Es ist der alternde Mensch ..., ein Bündel Zeit oder eine Schichtenmasse Zeit. Das meint aber nicht, dass er das Bündel nach Belieben auseinander nehmen und wieder zusammenfügen, dass er die Schichten abtasten, dass er seiner Zeit Herr sein kann.« (Améry 1991, S. 35) Sich mit dem alternden Menschen auseinander zu setzen, heißt die Endlichkeit der menschlichen Zeit zu begreifen.

Die Zukunft des Kindes ist offen; das Gewesensein des alten Menschen ist groß und vielfältig. Das Kind wächst; der alte Mensch lebt mit einem Körper, der im Leben so und nicht anders geworden ist. Das Welt- und Selbstbild des alten Menschen hat sich differenziert und gefestigt, der Körper hat sich abgegrenzt, vorlaufend in den Tod wird das ganze Leben verstehbar, der Mensch altert. Vielfach im Leben musste die körperliche Integrität verteidigt werden, manchmal sind Narben zurückgeblieben. Das Immunsystem definierte, was körpereigen und was körperfremd war; Fremdes und Schädigendes wurde zerstört und ausgestoßen, vielfach und immer wieder, bis das Körperselbst eng umrissen und immer weniger veränderbar wurde.

Das Gewesene lässt sich in miteinander verschachtelten Erinnerungen wiederholen, aber dessen Differenzierung und durch Wiederholung herbeigeführte Verfestigung sind nicht mehr rückgängig zu machen. Je stärker der Mensch gezwungen war sich abzugrenzen, sich zu behaupten, sich zu vergewissern, desto deutlicher hat sich das Erreichte verfestigt. Vieles ist markant hervorgetreten; im Gesicht sind Lach- oder Sorgenfalten sichtbar. Dem alten Menschen ist es vielleicht gelungen, die vielfältigen Lebenserfahrungen mehr und mehr in ein ganzheitliches Selbstkonzept zu integrieren, dessen Komplexität Veränderungen jedoch erschwert. Dieses ganzheitlich integrierte Selbstkonzept in unserer modernen Welt zu entwerfen wird jedoch zunehmend schwieriger; häufig zerfällt die im Alter entstandene Identität in mehrere mehr oder weniger miteinander verbundene Teile. Auch diese Teilidentitäten verfestigen sich. Manche sind an Besitztümer gebunden oder anderweitig in einer außerhalb des Menschen liegenden Vergangenheit verhaftet. Solche Teilidentitäten verstellen die Zeitlichkeit des Menschen.

Die Beweglichkeit im Raum nimmt mit zunehmendem Alter ab. Mit »Alter« ist hier nicht das kalendarische Lebensalter in Jahren gemeint, sondern eher ein immer markanteres Hervortreten einer gefestigten Struktur. Diese Struktur kann einerseits durch Abgrenzung oder andererseits durch Vertiefung des eigenen Lebensrhythmus erfahren werden. Die Erfahrung der eigenen Identität aus der eigenen Zeitlichkeit heraus scheint viel mit einem glücklichen Lebensabend zu tun zu haben. Das Leben wird dann meditativer. Vielleicht tritt die Zeitlichkeit des alten Menschen dann deutlicher als beim jungen Menschen hervor.

Wie steht es nun um das Gedächtnis des alten Menschen? Um etwas Neues in ein komplex vernetztes Gebilde einzufügen, braucht es einen erheblich größeren Aufwand, als etwas Neues in eine kleinere und einfachere Struktur einzubinden. So ist es leicht zu verstehen, dass sich ältere Menschen nicht mehr so gut wie jüngere etwas Neues, das mit ihren bisherigen Erfahrungen wenig verbunden ist, aneignen können. Mit anderen Menschen oder mit der Umwelt in Kontakt zu sein erfordert ein Hin- und Herschwingen zwischen einem Sichöffnen, Sichverändern und einem Sichabgrenzen, um sich seiner eigenen Identität zu vergewissern.

Diese Öffnung und die Integration von Neuem in die gewordene Identität wird zunehmend komplexer und schwieriger. Irgendwann, wenn sich der Mensch dem natürlichen Tod nähert, ist das Gewordene so ausdifferenziert, dass der Mensch sich verabschieden kann.

Gedächtnis und Demenz

Nehmen wir an, eine alte Frau hätte »ihr Gedächtnis verloren« und die anderen sprächen von ihrer Vergangenheit. Sprechen sie dann von der Vergangenheit der alten Frau oder sprechen sie von ihrer eigenen Vergangenheit? Zumindest sprechen sie nicht von der Gewesenheit der alten Dame. Sie sprechen von einer Vergangenheit, die scheinbar objektive Gültigkeit hat, die aber angesichts des Gedächtnisverlustes für die alte Frau keine Bedeutung mehr hat.

Bei den Menschen, die im Alter unter einer Demenz leiden, altert das Gedächtnis asynchron zum Körper. Weil der Körper beweglich ist und die Sinne wach sind, steht der demente Mensch mit seiner Mit- und Umwelt in lebendigem Kontakt, aber die Erfahrungen des dementen Menschen konstituieren immer weniger seine ihm bewusste Gewesenheit. Eine körperliche Verletzung bewirkt die gleichen Narben wie bei anderen Menschen, eine Gefühlsbewegung tätigt nachvollziehbare Wirkungen, aber die Einordnung neuer Eindrücke aus der Umwelt und von Botschaften anderer Menschen in den identitäts- und sinnstiftenden Kontext des Gewordenen gelingt nur in Teilen. Emotionale Bewegungen wirken zwar nach und Körpererinnerungen stiften eine Verbindung, aber der demente Mensch kann vieles nicht mehr behalten.

M. Heidegger sieht das Behalten des umweltlich begegnenden Seienden erst auf dem Grunde eines Vergessens. Mit diesem Vergessen meint er eine Verlorenheit an die »Äußerlichkeit« des Besorgten, an alltäglichen Selbstverständlichkeiten, eine Unentschlossenheit. Das Besorgte ist hier all das, womit wir uns täglich umgeben, ohne uns selbst dabei unbedingt in den Blick zu nehmen. Gefangen in Alltagsroutinen können wir uns selbst verlieren. In der zunehmenden Orientierungsstörung dementer Menschen zeigt sich, dass sie sich auch in ihrer Umwelt nicht mehr zurechtfinden, dass ihnen dieser für andere selbstverständliche Bezug zum alltäglich Besorgten entgleitet, dass sie sich nicht mehr so wie sonst an die »Äußerlichkeit« des Besorgten verlieren können. So scheint mir die Unfähigkeit zu behalten eher in einer veränderten Gegenwart des dementen Menschen zu wurzeln, in der sich der Mensch nicht mehr in seiner faktischen Angewiesenheit auf das zu Besorgende an die Lebenswelt verlieren kann.

Wie verträgt sich die existenzphilosophische »Sichtweise« des Behaltens mit neurophysiologischen Vorstellungen über das Gedächtnis?

Das Gedächtnis wird häufig wie ein Speicher beschrieben, in dem Inhalte mehr oder weniger abrufbar abgelegt sind. Im Langzeitgedächtnis manifestieren sich in diesem Modell die Gedächtnisinhalte in Form von Gehirnveränderungen, am ehesten als veränderte Verbindungen zwischen Nervenzellen, d.h. als Veränderung an den Synapsen. Die

Merkfähigkeit wird demgegenüber als zeitlich befristeter Erregungszustand im Gehirn angesehen. Die Speicherung eines Gedächtnisinhaltes setzt in diesem Modell voraus, dass eine sinnliche Wahrnehmung oder ein abstraktes Konzept durch einen bestimmten Erregungszustand im Gehirn abgebildet, diese Abbildung eine Weile aufrechterhalten und dadurch in langfristige strukturelle Veränderungen überführt wird.

In der Wissenschaft hat man nach »Gedächtnismolekülen« gesucht – in der Vorstellung, Wissen ließe sich wie eine Briefmarkensammlung anhäufen und somit besitzen. Ein Lernstil, der sich vornehmlich auf das Auswendiglernen einzelner Fakten konzentriert, trägt diesem so verkürzten Gedächtnismodell Rechnung. Der Bildungsbürger glaubt, er könne sein Wissen wie die Bücher in seinem Wohnzimmerregal anhäufen; er hortet das Gelesene, schließt es mehr und mehr von seiner täglichen Welt ab und wähnt sich reich. Aber das Angehäufte entgleitet am nächsten Morgen, so als wäre es vergessen. In der Welt der Arbeit hat es jedoch nie gelebt; der Bildungsbürger trägt sein Wissen nämlich nicht, wie er glaubt, ständig mit sich herum, sondern er liest in der Lesewelt und arbeitet in der Arbeitswelt.

Demgegenüber zeigt die Vorstellung von den veränderten synaptischen Verbindungen einen klaren Bezug von gegenwärtigem Erleben und dem Gedächtnis auf. Um das Folgende zu veranschaulichen, zunächst ein Beispiel:

> Ich schlage ein Buch auf und sehe einen von mir vor längerer Zeit unterstrichenen Fachterminus, lese die Erläuterungen und sie erscheinen mir völlig fremd. Schon während ich sie zum zweiten Mal lese, merke ich, wie sie mir entschwinden. Woher weiß ich, dass ich sie überhaupt lese? Das Buch liegt aufgeschlagen vor mir, meine Augen gleiten über die Zeilen, ich forme irgendwie die Worte; ich könnte sie auch aussprechen. Manchmal blitzt ein Zusammenhang auf. Ich ordne das »Gelesene« irgendwie ein in schon Gewusstes, beginne mir das Ganze – in diesem Fall den Strickkörper zwischen verlängertem Rückenmark und Kleinhirn – räumlich vorzustellen und schlage einen Anatomieatlas auf. Jetzt lese ich schon ziemlich lange an dem einen Satz und habe immer noch das Gefühl einer gewissen Unvollständigkeit des Lesens. Ich frage mich: Habe ich denn diesen Satz wirklich schon einmal gelesen und vergessen? Beweist der Strich unter dem Terminus irgendetwas? Bestimmt sich nicht

> schon während des Lesens das angeblich erst später stattfindende Vergessen? Man möchte sagen: Aber einen Tag nach dem ersten Lesen wusste ich doch noch alles. Und erst danach habe ich es vergessen.
> Es steht zur Frage, wie sich das Erinnern einen Tag nach dem Lesen von dem Erinnern einige Monate oder Jahre später unterscheidet. Jeden Augenblick bauen wir uns eine Welt auf. Die Welt am nächsten Tag hat oft eine große Ähnlichkeit mit der Welt dieses Tages, jedenfalls empfinden wir meist das Gestern nicht als ein Vor-langer-Zeit, als ein »Damals«. Schon in der Sicherheit, dass das alles gestern war, zeigt sich die Ähnlichkeit der Welten. Oft bleiben wir von einem Tag zum anderen am gleichen Ort oder sind mit denselben Menschen zusammen. Jedenfalls sind meist die Welten zweier Tage, die wir als aufeinander folgende zu bezeichnen gewohnt sind, einander ähnlicher als die Welten zweier Tage, die wir durch Monate getrennt empfinden. Wenn wir lesen, ordnen wir das Gelesene in die beim Lesen gegenwärtige Welt ein, gegenwärtig aber nicht im Sinn einer ständig im Kopf vorhandenen Wissenswelt, sondern als die ganze Welt, die uns beschäftigt. Das Gelesene liegt eben gerade nicht luftdicht verpackt irgendwo in meinem Gehirn, sondern es steht in der Welt geschrieben.

Das Gedächtnis lässt sich gar nicht von der Gegenwart abtrennen, es ist kein vorhandener Speicher, den man an einer Leiche untersuchen könnte, sondern zeigt sich nur im lebendigen Vollzug. Genau wie Heidegger betont, dass Zukunft, Gewesenheit und Gegenwart nicht getrennt voneinander verstehbar sind, lässt sich das Gedächtnis nicht von der lebendigen Aufmerksamkeit ablösen. Die Leiche hat kein Gedächtnis.

Diese Sichtweise findet sich bereits zum Ende des 19. Jahrhunderts sehr explizit bei dem französischen Philosophen Bergson, der betont, dass die Erinnerung nicht irgendwo im Gehirn wie in einem hohlen Behälter lokalisiert werden könne, wo sie aufgespeichert bliebe und nur darauf warte, irgendwelchen Gesetzmäßigkeiten folgend von der aktuellen Wahrnehmung aufgesogen und aus ihrem Dämmerschlaf abgerufen zu werden (Bergson 1982). Die Funktion des höheren Nervensystems liege vielmehr darin begründet, jene fortschreitende Bewegung zu tragen, durch welche »ein individuelles Bewusstsein die Vergangenheit fortsetzt und bewahrt in die Gegenwart hinein, die sich an der Vergangenheit bereichert und sich damit dem Gesetz der Notwendigkeit entzieht« (Weiss 1984, S. 205f.).

Anders ausgedrückt: »Unser Gedächtnis ist ... sicherlich keine Datenbank.« Das Gehirn enthält seine »Produkte, zum Beispiel alle menschenmöglichen Sprachen oder ›Bedeutungen‹, ebenso wenig wie ein Fernseher oder ein Radio die Totalität der durch sie realisierbaren Sendungen« (Köck 1996, S. 90).

Vom ersten Augenblick an bis zum Tod erschaffen wir unsere Wirklichkeit in einem kreiskausal organisierten und geschlossenen Prozess und dieser Prozess bedeutet ständigen Wandel der Interaktionsbeziehungen zwischen uns und unserer Umwelt (ebd.).

Das Gedächtnis ist nur aus dieser ständig neu zu aktualisierenden Wechselbeziehung mit unserer Umwelt heraus zu verstehen. Es ist wesentlich an dieser Auseinandersetzung mit der Umwelt beteiligt und ist nur innerhalb dieser lebendigen Beziehung und nicht als toter Speicher verstehbar. Im Kontext vorausgegangener Erfahrungen sowie aktueller Bedürfnisse und Emotionen werden Informationen, die der Mensch neu aufnimmt, bewertet, sie werden eingebettet in ein Handlungskonzept, der Mensch geht handelnd mit den Informationen um und bewertet sie dann. Vom Handlungserfolg und den damit einhergehenden Emotionen hängt es ab, wie die neuen Informationen mit den vorausgegangenen Erfahrungen vernetzt werden, wie das so genannte »Gedächtnis« sich im Handlungsvollzug verändert. Dies erfordert genaue zeitliche Abstimmungen, welche bisher nur ansatzweise erforscht sind (Schmele 1995).

Kommen wir zur Demenz zurück. Die Störung liegt nicht primär in einem Zerfall des Gedächtnisses, sondern eher in einem veränderten Gegenwärtigen oder Gegenwartsbezug. Die ganz frühen Lebensereignisse werden von dementen Menschen ja auch am allerbesten behalten. Auch körpernahes Erleben und emotional bedeutsame Situationen treten deutlicher als abstraktere Vorstellungen aus dem Gedächtnis in Erscheinung. J. Schmele (1995) vermutet, dass die bei der Demenz geschädigten Neuronen nicht mehr im Zellverband rhythmisch aktiv sein können, sich dadurch entkoppeln und an dem vom Hippocampus getriggerten Rhythmus der Informationsverarbeitung nicht mehr teilnehmen können. Hierdurch kommt es zu Phasenverschiebungen und zu einer partiellen Entkoppelung von äußeren Bedingungen.

Der demente Mensch kann seine aktuellen Erlebnisse nur noch unvollständig in die vergangenen Erfahrungen und die gesellschaftlich anerkannten Erlebnisrahmen integrieren, weil – unter anderem – das zeitliche Synchronisieren der Informations- und Erlebnisebenen misslingt.

I. ROSENFIELD (1996) schildert Schlussfolgerungen aus der neueren Dyslexie- und Aphasieforschung und kommt zu der Vermutung, dass ein Unvermögen zu lesen oder Gesprochenes zu verstehen in der Unfähigkeit wurzelt, schnelle koordinierte Bewegungen auszuführen, d.h. dass die Aphasiepatienten die schnellen, für Sprache charakteristischen Rhythmen, die für die motorische Koordination im Stimmapparat entscheidend sind, nicht mehr vollziehen können. Sie haben so scheinbar ihr sprachliches »Gedächtnis« verloren, aber dies ist nicht der Verlust eines Wort- oder Satzspeichers, sondern eher eine Unfähigkeit zu schneller, komplexer motorischer Koordination.

Derartige Prozesse könnten auch bei der Demenz von Bedeutung sein.

Je weniger es dem dementen Menschen im Alltag gelingt, vom konkret Sinnlichen und gefühlsmäßig Anrührenden zu abstrahieren und sein Erleben in die komplexen, gesellschaftlich vermittelten, allgemeinen Bezugsrahmen einzuordnen, desto größer werden seine Schwierigkeiten im Umgang mit anderen Menschen. Je länger das gegenwärtige Erleben aus dem Bezugsrahmen fällt, desto mehr wird auch das Gedächtnis von diesem andersartigen Erleben geprägt. Der demente Mensch erinnert sich im Lichte seiner aktuellen Erlebnismöglichkeiten. So erinnert er sich nicht an die von anderen wahrgenommenen Zusammenhänge und Einzelheiten. Das Gedächtnis zerfällt nicht primär, sondern das Erleben – insbesondere vielleicht die zeitliche Synchronisation der Erlebnisse – ändert sich zunächst.

Erinnerungen kommen nicht, weil sie verblasst wären, nicht mehr an die Oberfläche, sondern weil sie einst in ein Vorstellungssystem eingebaut waren, das sie nun nicht mehr vorfinden. Die Möglichkeit, auf das vergangene Erleben zurückzugreifen, ist verstellt (HALBWACHS 1985, S. 135).

Ein weiteres Kardinalsymptom der Demenz ist die Orientierungsstörung. Ich möchte hier besonders auf die zeitliche Orientierung eingehen: Um die aktuelle Zeit in die kulturell geprägten Zeiteinteilungen – wie die Tageszeit, den Wochentag, das Datum, die Jahreszeit – einzuordnen, bedarf es einer komplexen geistigen Leistung. W.J. FRIEDMAN (1990) weist darauf hin, dass wir ständig die zeitliche Welt, die uns umgibt, errichten und erneuern. Die zeitliche Orientierung und das

Verständnis der eigenen zeitlichen Einbettung bestehen aus einer Serie störanfälliger Konstruktionen, welche wir mit Hilfe von Informationen aus unserer Umwelt und aus unserem Wissens- und Erfahrungsschatz errichten.

Um uns in den kulturell geprägten Zeiteinteilungen zu orientieren, brauchen wir dynamische *und* statische Informationen. Dynamische Informationen lassen uns die aktuelle Zeit von anderen möglichen Zeiten unterscheiden. Sie bestehen beispielsweise darin, dass wir uns erinnern, wie viel Zeit seit einem markanten Ereignis (etwa dem morgendlichen Frühstück oder dem letzten Wochenende) vergangen ist, oder darin, dass wir nach Anzeichen in unserer Umgebung (z.B. wie hell es draußen ist) oder in unserer momentanen Aktivität (ob wir gerade arbeiten) Ausschau halten. Weiterhin können wir gerade Informationen über die Zeit auffassen oder uns an kürzlich zurückliegende (z.B. das Mittagsglockenläuten oder der Blick auf den Kalender) erinnern. Solche dynamischen Informationen können aber nur vor dem Hintergrund statischer Informationen gedeutet werden. Statische Informationen enthalten unser Wissen über die kulturell geprägten Zeiteinteilungen, zum Beispiel die Kenntnis der Abfolge der Wochentage oder das Wissen, was in unserer Kultur zu welcher Zeit typischerweise geschieht.

Bei der zeitlichen Orientierung lässt sich eine ungefähre und eine exakte Einordnung unterscheiden. Nach zeitpsychologischen Experimenten orientierten sich Studenten zeitlich besonders an dem markant hervortretenden Wochenende. Es kam zwar vor, dass sie den aktuellen Wochentag nicht angeben konnten, jedoch gaben sie an Werktagen bei fehlerhaften Angaben fast ausschließlich andere Werktage, kaum je aber Freitag, Samstag oder Sonntag an. Ein weiteres interessantes Ergebnis der von W.J. FRIEDMAN (1990) wiedergegebenen Experimente ist, dass die Versuchspersonen morgens schneller den gestrigen Tag als den kommenden Tag und abends besser den kommenden als den vorangegangenen Tag identifizieren konnten. Auch innerhalb der Woche scheinen in den ersten Tagen die Erinnerungen an das vergangene Wochenende und von Mittwoch oder Donnerstag an die Vorfreude auf das kommende Wochenende für die zeitliche (Wochentags-)Orientierung von Bedeutung zu sein. Die zeitliche Orientierung hängt also auch von reaktivierten bedeutungsvollen Erinnerungen und Zukunftsprojektionen ab.

Sind Menschen nicht präzise oder überhaupt nicht zeitlich orientiert, so kann es sein, dass sie in einem Umfeld leben, in dem die unserer Kultur bedeutsamen Zeiteinteilungen nicht relevant sind oder es ihnen an der Fähigkeit mangelt, dynamische Informationen aufzufassen bzw. sich einzuprägen. Letzteres ist bei dementen Menschen der Fall.

Weiterhin kann eine mangelnde zeitliche Orientierung damit zusammenhängen, dass – wie bei kleinen Kindern – die statischen Informationen fehlen. Werden bei dementen Menschen die dynamischen Informationen nicht mehr ausreichend behalten und in das Wissen um die statischen Informationen herum integriert, so bricht die störanfällige Zeitkonstruktion auseinander, das aktuelle Erleben kann nicht mehr in den kulturell geprägten Rahmen eingeordnet werden. Die Welt entordnet sich. Je stärker die dynamischen Informationen jedoch mit vielschichtigem Erleben und Handeln vernetzt sind und je mehr Erinnerungen und Zukunftsprojektionen sich mit ihnen verbinden, desto besser wird es dem dementen Menschen gelingen, diese dynamischen Informationen für sich nutzbar zu machen. Um dem dementen Menschen zu helfen, sich zu orientieren, sollte man die für den Patienten in seiner Biografie und seinem Alltag wichtigen dynamischen und statischen Informationen kennen.

Eine ältere Dame, die wegen einer Demenz in ein Pflegeheim übergesiedelt war, weigerte sich im Dezember immer wieder, einen Mantel anzuziehen, und ging leicht bekleidet ins Freie. Sie behauptete, es sei doch gerade erst Herbst geworden und der Kalender an der Wand sei falsch eingestellt. Erst als man gemeinsam mit ihr das Zimmer weihnachtlich schmückte und es an einem Sonntag Zimtsterne zum Kaffee gab, akzeptierte sie den Wintermantel.

Ein älterer Herr wollte nach seiner Übersiedlung ins Seniorenheim abends nie ins Bett gehen, er sei nicht müde. Man erwog die Gabe eines Schlafmittels. Nachdem der Sohn jedoch mitgeteilt hatte, dass sein Vater jahrelang abends um 22 Uhr 30 die Tagesthemen im Fernsehen angeschaut hatte und erst anschließend ins Bett gegangen sei, stellte man ihm, obwohl er nicht mehr alle Informationen aufnehmen konnte, um 22 Uhr 30 die Tagesthemen an. Um 23 Uhr half die Nachtschwester ihm dann ohne Probleme beim Zubettgehen.

Angemerkt sei noch, dass es auch dem nicht dementen Menschen schwer fällt, sich in der komplexen Einordnung dynamischer in statische Zeitinformationen ein wenig umzustellen: Versuchen Sie einmal, die Frage zu beantworten, ob Sie unmittelbar nach der Umstellung auf die Sommerzeit mittags früher, zur gleichen Zeit oder später hungrig werden als an den Tagen zuvor während der Winterzeit! Sie haben sicher diese Umstellung auf die Sommerzeit schon viele Male erlebt, aber es ist jedes Jahr wieder schwer, sich zu überlegen, welchen Einfluss diese Zeitumstellung nun auf die gewohnten Verrichtungen hat.

Welche Konsequenzen hat die bisher dargestellte Sichtweise des Gedächtnisses und der Orientierung für den Umgang mit dementen Menschen?

Ein isoliertes Gedächtnistraining – dies zeigen im Übrigen auch Therapieevaluationen – ist nicht sinnvoll.

Wir als psychiatrisch Tätige müssen das Erleben des dementen Menschen verstehen und uns dann auf seine Erinnerungen beziehen und so mit ihm in Kontakt treten. Warum versuchen wir immer den Patienten, die ohnehin schon in vielen Situationen verwirrt sind, unsere Erinnerungen, d.h. unsere Strukturierungen der Situation, aufzuzwingen, obgleich wir merken, dass diese Strukturierung von ihnen gar nicht mehr nachvollzogen werden kann? Gerade das ist ja ihre Krankheit, dass sie diese allgemein anerkannten Strukturierungen bereits in der Gegenwart nicht mehr mitvollziehen und deshalb auch nicht aus dem Gedächtnis abrufen können. Hilfreich für den dementen Menschen sind Personen, die ihnen mitmenschlich begegnen, hinhören und in einer Sprache antworten, die sich auf die Äußerungen des dementen Menschen bezieht und sie nicht durch einen komplizierten Satzbau oder eine zu abstrakte Begrifflichkeit überfordert. Hilfreich sind Menschen, die die Gegenwart einfach, sinnlich direkt und gefühlsmäßig schwingungsfähig halten können, die es aushalten, ihre eigenen Strukturierungen der Gegenwart ständig in Frage zu stellen.

Da Körper- und Gefühlsreaktionen auf andere Weise als abstraktes Wissen aus dem Gedächtnis vergegenwärtigt werden und sich anders einprägen, gelingen Gefühlsbotschaften leichter als abstrakte Mitteilungen. Unsere Gestimmtheit erschließt uns in besonderer Weise die eigene Gewesenheit. Sie vernetzt mit Hilfe von Symbolbildungen und Assoziationen die aktuelle Situation mit vergangenen gefühlsgeladenen Erfahrungen zu einem Ganzen, das uns vertraut und gewiss erscheint. Auf diese Möglichkeit zur Integration und Ganzheitlichkeit sollten Betreuer dementer Menschen zurückgreifen. Wenn die abstrakt analytische Erfassung einer sich wandelnden Umwelt dem dementen Menschen zunehmend entgleitet, können seine Gefühle ein wenig Sicherheit und Ganzheit bewahren, sie können aber auch – je häufiger Entordnung und Misserfolge Angst und Panik auslösen – zunehmend ängstlich oder aggressiv getönt in Erscheinung treten sowie sich mit ängstigenden Erfahrungen aus früheren Lebensabschnitten verbinden und so zu einem verzweifelten Anspannungszustand führen.

Der demente Mensch ist in besonderer Weise auf Mitmenschen angewiesen, die seine angenehmen Gefühlserinnerungen wachrufen können. Er selbst kann viel weniger durch kognitive Botschaften und Selbstinstruktionen seine Gefühlswelt beeinflussen und ist den überwältigenden Erfahrungen einmal in Gang gesetzter Gefühle in besonderer Weise ausgeliefert. So spielt bereits der erste Augenblick in der Begegnung mit einem dementen Menschen eine wichtige Rolle, die hierbei wachgerufenen emotionalen Erinnerungen beeinflussen den dementen Menschen in besonderer Weise.

Die Desynchronisation von eigenem Erleben und von Außenreizen erlaubt es dem Dementen oft nicht mehr, einmal in Gang gesetzte Gefühlsreaktionen mit der Umwelt abzustimmen. Entweder beharrt der Demente lange auf einem Gemütszustand oder er wechselt – für Außenstehende abrupt und unvermittelt – unter dem Einfluss innerer Reize, emotionaler Erinnerungen oder überbewerteter Einzelinformationen aus der Außenwelt plötzlich seine Stimmung und seine daraus folgenden Handlungsimpulse. Dies führt oft zu noch größerer Entordnung der Situation. Die anderen verstehen ihn überhaupt nicht mehr, reagieren ihrerseits ängstlich, entsetzt oder wütend, die Situation kann eskalieren.

Betreuer dementer Menschen sollten demzufolge in der Lage sein bei emotionaler Entkopplung der Begegnung aktiv eine emotionale Verbindung zum Klienten herzustellen, die aus Angst, Aggression oder Verzweiflung wieder herausführt. Hierbei hilft eine vertiefte Beschäftigung mit der Biografie des Klienten (Böhm 1994; Feil 1992).

Zudem ist es wichtig, eigenständige körperliche Aktivität des dementen Menschen nicht zu unterbinden, sondern durch täglich zur gleichen Zeit wiederkehrende eigene Handlungsvollzüge die Bildung von Gewohnheiten und Ritualen zu unterstützen. In Wohn- und Pflegeheimen ist es zudem ratsam, Räume und Zeiten klar und bleibend zu strukturieren. Die Umgebung sollte übersichtlich und mit klaren Symbolen ausgeschildert sein und sich wenig verändern, vertraute Gegenstände sollten sicht-, hör- und fühlbar sein. Die vertrauten Möbel schaffen Vergangenheitsbezug, die Wanduhr mit dem langjährig vertrauten Glockenschlag hilft die brüchige Kontinuität zu wahren, Berührungen sind von großer Bedeutung. Sensible Betreuer dementer Menschen greifen, wenn sie antworten, die Worte des Dementen auf; sie stellen sich auf den Rhythmus des Patienten ein, sie vergewissern sich nach jeder Äußerung, ob der andere sie verstanden hat.

Das Gespräch ist ein feinfühliger Austausch von Botschaften, die der Demente versteht. Wenn die zeitliche Synchronisation der Ereignisse für den dementen Menschen immer schwieriger wird, ist es um so wichtiger, dass Betreuer sensibel sind für Zeitstrukturen und Rhythmen. Wiederholungen werden dann nicht als Störung empfunden, sondern als ein erneutes In-Kontakt-Treten. Das Gesagte wird nicht als etwas gesehen, das doch nach der dritten Wiederholung im Gedächtnis gespeichert sein muss, sondern als ein Versuch, mit dem anderen bei den gegebenen Schwierigkeiten einen kleinen gemeinsamen Bedeutungsraum entstehen zu lassen, welcher nicht zum verlässlichen Bestand gerinnt, sondern wie eine gefährdete Insel im Ozean überwältigender Vergänglichkeit für eine Weile Ruhe und Schutz vermitteln mag.

Der Demente führt uns die eigene Vergänglichkeit, das Nicht-behalten-Können in besonderer Deutlichkeit vor Augen. Wir können ihm helfen etwas mehr zu behalten und können vielleicht auch von seinem Loslassen lernen. Bei der Unterstützung des Erinnerns sollten Helfer eher auf zyklisch wiederkehrende Ereignisse (z.B. die Jahreszeit, wichtige Festtage) als auf die abstrakteren linearen Zeitvorstellungen (wie das Datum) zurückgreifen. Das mit sinnlich erfassten Erlebnissen verbundene Erinnern ist schon für den Gesunden oft leichter als das erinnernde Einordnen des Erlebten in abstraktere Zeitkonzepte.

Im institutionellen Umgang mit dementen Menschen laufen wir – wie Blimlinger u.a. (1996) betonen – immer wieder Gefahr den Erfahrungsschatz, die Biografie, die Sinnbezüge und Gewohnheiten der zu pflegenden Menschen zu wenig zu berücksichtigen. Hieraus entsteht für den dementen Menschen eine gesteigerte Zerrissenheit von Alltags- und Sinnbezügen, die Normalität im Heim hat immer weniger mit der Lebenserfahrung zu tun, der Mensch wird durch die Demenz und durch die Institution mehr und mehr von seiner Biografie abgeschnitten, erlernte Hilflosigkeit dominiert. Die Neugier der Helfer auf den Erfahrungsschatz der alten Menschen – wie sie gegessen, wie sie gewohnt, wie sie gefeiert haben – kann hier Wunder bewirken, kann die alltäglichen kleinen Begegnungen und die Beziehungen, die Gespräche mit Angehörigen und die Zusammenarbeit im Team beleben.

Für die nächsten Angehörigen ist der tägliche Umgang mit dementen Menschen heutzutage eine größere Belastung als je zuvor. Das Krankheitsbild Demenz vom Alzheimertyp ist überhaupt erst in diesem Jahrhundert in medizinischen Fachkreisen und in der Laienwelt richtig bekannt geworden; dies hat zwar einerseits mit dem erheblichen Wandel der Altersstruktur in der Bevölkerung zu tun, andererseits macht es deutlich, dass das Krankheitsbild in einer weniger rasch sich wandelnden Gesellschaft mit geringerer Mobilität, konstanteren zwischenmenschlichen Beziehungen und einem langsameren Lebenstempo für Betroffene und Angehörige – zumindest in den Anfangs- und mittleren Stadien – leichter zu bewältigen war. Demente Menschen sind heutzutage im Alltag enormen Gefährdungen ausgesetzt, sie können die erforderliche Geschwindigkeit der Informationsverarbeitung – etwa im Straßenverkehr oder im Umgang mit modernen Medien – nicht leisten. Sie sind von den zahlreichen Veränderungen in ihrer Umwelt überfordert und können das Lebenstempo ihrer Angehörigen nicht teilen.

Die Angehörigen wiederum können nur schwer zugleich den am Arbeitsplatz oder in anderen gesellschaftlichen Bereichen geforderten Rhythmus leben und sich dann zu Hause flexibel auf die Desorientierung des Dementen einlassen. Der Demente, der alles wiederholt, der bei Veränderungen aggressiv wird, der im Tag-Nacht-Rhythmus durcheinander geraten ist, der im Alltag nicht mehr für sich sorgen kann, der in mehr und mehr Lebensbereichen der Pflege bedarf ... dieser Mensch bringt die Welt der Angehörigen durcheinander. Angesichts dieser überfordernden Erfahrungen ziehen sich viele Angehörige zurück, die Betreuung und Pflege des Dementen liegt dann nicht selten hauptsächlich in den Händen einer einzigen Person, der Ehefrau, der Tochter, der Schwiegertochter oder des Ehemannes.

Die allein pflegenden Angehörigen geraten in eine zunehmende gesellschaftliche Isolation, weil sie weder den Dementen allein lassen noch gemeinsam mit dem Dementen an gesellschaftlichen Aktivitäten teilnehmen können. Die gesellschaftliche Desintegration des dementen

Menschen wird auch – und dies trotz Angehörigengruppen und Pflegelehrgängen – für die pflegenden Angehörigen eine zunehmende Belastung. Der Demente ist aus der gesellschaftlichen Zeit herausgefallen, sein Leben verläuft asynchron, die zeitliche Vernetzung ist gerissen. Die Angehörigen pendeln zunächst zwischen der gesellschaftlichen Zeit und dem Rhythmus des Dementen. Entscheiden sie sich mehr und mehr für das Lebenstempo der Gesellschaft, dann werden sie den Dementen irgendwann an eine Institution abgeben; entscheiden sie sich dafür, flexibel auf den Dementen einzugehen, so laufen sie Gefahr, ebenso wie der Patient selbst aus der gesellschaftlichen Zeit herauszufallen, asynchron zu leben oder durch die ständigen Wechsel unter Stress zu geraten sowie ihren eigenen Rhythmus zu verlieren.

Pflegende Angehörige sind oft selbst nicht mehr die Jüngsten. 70-Jährige, die ihre über 90-jährige Mutter betreuen, sind keine Seltenheit. Je älter die pflegende Person ist, desto schwerer wird es ihr im Allgemeinen fallen, den eigenen Rhythmus und die eigene Geschwindigkeit deutlich zu verändern, wenn sie dies nicht lebenslang flexibel gekonnt hat. Unruhe, fragmentierte Zeitbruchstücke und ein überfordert depressiver Stillstand der Zeit können die Folgen einer solchen Überlastung sein – ganz abgesehen von dem angesichts des gestörten Schlaf-Wach-Rhythmus des Dementen sich einstellenden chronischen Schlafmangel bei pflegenden Angehörigen.

Die Angehörigen brauchen Unterstützung, einen für sich selbst und den dementen Menschen gemeinsam möglichen Rhythmus zu finden, den Dementen in seinen verbliebenen Fähigkeiten, sich mit seiner Umwelt zu synchronisieren, wahrzunehmen und zu fördern. Das setzt auch eine Sensibilität für eigene Rhythmen und die eigenen Fähigkeiten zur Synchronisation voraus. Anzuknüpfen wäre da an körperliche Rhythmen, an Gewohnheiten, an Erinnerungsbilder, an musisches Erleben, an Rituale und zyklisch sich wiederholende Feierlichkeiten, an jahreszeitliche Rhythmen, an Gestimmtheiten, an die Fähigkeit zur Verlangsamung ohne Langeweile, an meditative Erfahrungen. Angehörige brauchen ebenso sehr Solidarität und praktische Unterstützung, auch von Jugendlichen und jungen Erwachsenen, die in der Auseinandersetzung mit einem dementen Menschen ihr eigenes Lebenstempo kritisch hinterfragen könnten.

Dass die »normalen« Strukturierungen der Gegenwart dem dementen Menschen zunehmend entgleiten, beruht bei der Demenz vom Alzheimertyp biologisch betrachtet auf Ablagerungs- und Zerfallsprozessen innerhalb und in der direkten Umgebung von Nervenzellen. Bei der vaskulären Demenz hingegen gründet es sich entweder auf eine Schädigung kleiner arterieller Blutgefäße, welche dann zu einer Marklagerschädigung und somit zu Verlangsamung und Unterbrechung der Verbindung zwischen der Hirnrinde und tieferen (subkortikalen) Hirngebieten führt, oder auf Hirninfarkten, bei denen durch Mangeldurchblutung im Gefäßgebiet größerer Arterien Hirngewebe zu Grunde geht. Unterschiedliche biologische Ursachen in verschiedenen Bereichen des Gehirnes führen zu einer ähnlichen Symptomatik.

Vor dem Hintergrund der Verwobenheit des Gedächtnisses mit dem gesamten Erleben eines Menschen ist es wenig verwunderlich, dass sich die Hoffnung, mit Hilfe von Nootropika Gedächtnisleistungen nachträglich (d.h. nachdem ein dementer Mensch in seiner Weise Wirklichkeit erfahren hat) pharmakologisch deutlich zu verbessern, kaum erfüllt. Wohl aber macht die Aufklärung der Ablagerungsprozesse in den Nervenzellen bei der Demenz vom Alzheimertyp und beim normalen Altern so große Fortschritte, dass es aussichtsreich erscheint, diese zerstörenden Ablagerungsprozesse in absehbarer Zeit zu verlangsamen. In krankhaft beschleunigte Ablagerungsprozesse pharmakologisch einzugreifen ist trotz der Komplexität des Immunsystems immer noch ein leichteres Unterfangen als durch Tabletten, Tropfen oder Injektionen im Nachhinein in den Wirklichkeitsbezug eines Menschen zu intervenieren.

Was sich psychopharmakologisch beeinflussen lässt, sind die Stimmung, die Wachheit, das Aufmerksamkeitsniveau und die Wahrnehmungsfilter in der Gegenwart, die natürlich einen großen Einfluss auf die mit Hilfe des Gedächtnisses stattfindende Integration der Gegenwart in die Gewesenheit nehmen. Auch lässt sich das Gleichgewicht zwischen verschiedenen Neurotransmittern (Botenstoffen der synaptischen Übertragung im Gehirn) vor dem Hintergrund von Zerfallsprozessen in bestimmten Bereichen pharmakologisch neu regulieren. Die Intensität der Aktualisierung der im Gedächtnis transportierten Gewesenheit – d.h. das Verfügbarwerden oder das Abrufen von Gedächtnisinhalten – und, umgekehrt, die Vertiefung der Verbindung zwischen dem gegenwärtigen Erleben und der im Gedächtnis weiterzutragenden Lebensgeschichte – d.h. die Merkfähigkeit und das Ausmaß der Speicherung von neuen Inhalten in das Langzeit-Gedächtnis

– sind durch so verhältnismäßig grobe Einwirkungen wie das Verabreichen eines Pharmakons beeinflussbar. Das Gedächtnis selber pharmakologisch beeinflussen zu wollen käme dem Versuch gleich, einen alten Menschen durch die Gabe eines Verjüngungsmittels von seiner »Körpergeschichte« abzutrennen.

Die Desynchronisation der Informationsverarbeitung ist bisher in ihren Auswirkungen nur unzureichend untersucht worden. Man weiß zwar, dass die Geschwindigkeit der Informationsverarbeitung bereits zu Beginn einer demenziellen Entwicklung abnimmt und dass es dem dementen Menschen immer weniger gelingt, verschiedene Reize auf einmal zu verarbeiten, also komplexe Situationen zu einem einheitlichen Gebilde zu integrieren und innerhalb einer bestimmten Zeitspanne aus Einzelheiten eine Ganzheit zu schaffen. Man weiß auch, dass demente Menschen immer größere Schwierigkeiten entwickeln unter Zeitdruck eine Aufgabe zu erledigen. Wie diese Schwierigkeit der zeitlichen Synchronisation aber im Einzelnen verläuft, ob man hieraus diagnostische Schlüsse ziehen kann und welche therapeutischen Konsequenzen daraus zu ziehen wären, ist noch ein weitgehend offenes Forschungsfeld.

Verändert sich die normale Strukturierung eingehender Informationen im 2-3-Sekundentakt durch die Demenz? Bricht diese Strukturierung der Wahrnehmungen chaotisch auseinander? Kann man die Synchronisierung von Wahrnehmungen und Erinnerungen durch rhythmische Prozesse unterstützen (in der Morbus-Parkinson-Behandlung unterstützt man etwa bestimmte Bewegungen mit Hilfe eines Metronoms)? Könnte man Filme für demente Menschen drehen, die der veränderten Strukturierung der Zeit in besonderer Weise Rechnung tragen?

Betreuer sollten ein Trainingsprogramm durchlaufen, welches sie sensibilisiert die zeitliche Situationsstrukturierung des dementen Menschen wahrzunehmen und sich verbal und handelnd darauf einzustellen. Die gängigen Pflegesätze und Kostenpauschalen berücksichtigen den erforderlichen Zeitaufwand *nicht* angemessen, welcher nötig ist, um mit einem Menschen, der Informationen in anderer Weise zeitlich strukturiert, wirklich in Kontakt zu treten.

Misst man Leistung als Arbeit pro Zeiteinheit, so erscheint es effektiver, Verrichtungen am dementen Menschen auszuführen als ihn einzubeziehen. Misst man jedoch soziale Leistung daran, wie sich die

Arbeit in einer subjektiv vom Klienten nachvollziehbaren Zeitgestaltung vollzieht, wie sie die erlebte Zeit des Klienten berücksichtigt, so ergibt sich ein anderes Bild.

Was kann und will sich eine Gesellschaft, die so sehr auf die Beschleunigung aller Abläufe ausgerichtet ist, leisten, um demente Menschen einzubeziehen?

Der Suizid

»Ein Selbstmord kann vielerlei Ursachen haben und im Allgemeinen sind die sichtbarsten nicht eben die wirksamsten gewesen. Ein Selbstmord wird selten aus Überlegung begangen (obwohl diese Hypothese nicht ausgeschlossen ist). Meist löst etwas Unkontrollierbares die Krise aus.« (CAMUS 1981, S. 10)

Der Selbstmörder setzt seiner eigenen Zeit ein Ende. Er schließt mit dem Leben ab. Eigene Gewesenheit, Gegenwart und Zukunft werden gleichermaßen entwertet und verengt. Die Zeit der anderen geht weiter, scheint mehr Bedeutung und Bestand zu haben als die eigene Zeit. Der Selbstmörder löst sich aus der mitmenschlich geteilten Zeit. Kollektive Hoffnungen und geteilte Vergangenheit verlieren an Gewicht. Mitmenschliche Beziehungen werden brüchig und sinnlos. Der Selbstmörder ist von seinen Mitmenschen ent-täuscht. Sein Selbstwertgefühl ist gekränkt. Die eigenen Gefühle verlieren die Schwingungsbreite und spitzen sich oft immer mehr auf Gefühle von Hoffnungslosigkeit, Frustration, Depression und Zukunftsangst zu, soweit man hierbei überhaupt noch von Gefühlen sprechen kann. Treffender wäre vielleicht der Ausdruck »Gefühl der Gefühllosigkeit«. Der Wunsch entsteht, endlich Ruhe und Erlösung zu finden.

Manchmal spielen auch intensive Wut- und Ärgergefühle, die sich mehr und mehr verselbstständigen, eine Rolle. Manche Menschen finden sich immer wieder in Situationen, in denen sich ihre Wut und ihr Ärger aufzuschaukeln scheinen. Sie können ihre Ärgergefühle nicht rechtzeitig unterbrechen und abbauen. »Ist der Körper ... bereits in einem gereizten Zustand ... und löst irgendetwas ein emotionales Entgleisen aus, dann ist die folgende Emotion, sei es Zorn oder Angst, besonders intensiv.« (GOLEMAN 1996, S. 85ff.) Ärger, Wut und Zorn können sich so durch eine Folge von Provokationen immer mehr aufschaukeln, bis jede neue Woge sich mit den Nachwirkungen der vorangegangenen überlagert und das Erregungsniveau eskaliert. Zorn kann dann leicht in Gewalt ausarten.

Wie bedeutsam ein gegen die Welt gerichteter Ärger und eine mangelnde Fähigkeit, den eigenen Ärger zu kontrollieren, für das Suizidrisiko eines Menschen sind, unterstreichen V. HODAPP u.a. (1997). Besonders bemerkenswert ist, dass weniger der nach innen gerichtete Ärger, der sich nicht gegen die Quelle der Frustration oder Provokation, sondern gegen die eigene Person wendet, für die Suizidimpulse und Handlungen entscheidend ist, sondern ein nach außen – gegen die Welt – gerichteter Ärger von viel größerer Bedeutung zu sein scheint. Ist nun zugleich mit diesem gegen die Welt und die Mitmenschen gerichteten Ärger die Fähigkeit vermindert, den Ärger zu kontrollieren, so wird ein zunächst lediglich geplanter Suizidversuch eher in die Tat umgesetzt.

Beim Selbstmörder richtet sich die Aggression jedoch nicht direkt gegen den anderen, sondern wird auf die eigene Person umgelenkt. Oft zeigen die begleitenden Fantasien, dass auch der andere, der entwertete Beziehungspartner gemeint ist, dem gegenüber sich der Selbstmörder ohnmächtig und ausgeliefert fühlt.

Die zuvor tragend gewesenen Werte verlieren im Kontext entwerteter mitmenschlicher Beziehungen und eskalierter Gefühle an Bedeutung.

»Das, was dann in diesem Prozess der Existenzerhellung erkannt wird, ist die Absurdität des Daseins, die Frustration alles Handelns. Es wird erkannt: das Leben lohnt nicht mehr. Die menschlichen Bindungen erweisen sich als unzuverlässig oder gar als nicht wirklich vorhanden. Neue Bindungen werden nicht mehr eingegangen; ja, sie werden auch nicht mehr erstrebt. Sie sehen keine Aufgaben mehr vor sich. Die Werte und Normen, die früher die Maßstäbe und den Inhalt ihres Lebens geliefert hätten, erscheinen trügerisch oder nicht mehr potent.

Charakteristisch ist das Verhältnis aller dieser Patienten zur Zeit, zum ›temps vécu‹: Früher hatte die Zeit, das heißt die im Zuge der Ereignisse und Geschehnisse heranflutende Zeit sie getragen; jetzt müssen sie selbst die Zeit tragen, das heißt mit Inhalt erfüllen.

Und charakteristisch ist auch ihr Verhältnis zur Welt: Die Welt wird monoton, fremd: sie sind nicht mehr eingehüllt, geborgen in der Welt

..., nicht mehr zu Hause in der Welt. (...) Das hic et nunc des Suizides wird aus der Biografie nur so erklärlich, dass das Defizit an Erleben das Entscheidende ist.« (PLÜGGE 1980, S. 108f.)

Der suizidale Mensch scheint seine eigene Zeit zu verlieren oder im Extremfall nie wirklich besessen zu haben. In seiner Fantasie geht nach seinem Tod die Zeit der anderen weiter, vielleicht malt er sich sogar die Reaktionen der anderen bei seiner Beerdigung aus, vielleicht wünscht er sich, dass man intensiv um ihn trauere oder Schuldgefühle entwickele, ihm nicht beigestanden zu haben. Die mitmenschlich geteilte Zeit geht ohne ihn selbst weiter. Die anderen leben weiter. Sein eigenes Leben ist unerträglich geworden, von Schmerz, Leid, Einsamkeit oder Leere geprägt, die eigene Zeit endet. Die eigene Zeitlichkeit ist nicht mehr mit den Rhythmen der Umwelt vernetzt. Die Lebendigkeit, die nur aus der Verwobenheit des Augenblickes mit der eigenen Gewesenheit und Zukunft sowie der Verbundenheit der eigenen Zeitlichkeit mit der Mit- und Umwelt entsteht, ist verloren gegangen.

Der Suizidant ist nicht mehr eingebunden, sondern aus der lebendigen Zeit herausgelöst, fragmentiert sozusagen, ohne Bindung und Hoffnung. Die eigene Zeit wird abrupt beendet und aus der mit anderen gemeinsam gestalteten Zeit herausgelöst. Der Suizid eines nicht schon lange vereinsamten Menschen reißt eine Lücke in die gemeinsam mit anderen gestaltete Zeit; im Extremfall kann der Suizid eines Menschen die Selbsttötung eines anderen nach sich ziehen.

Vielleicht hatte sich mancher, der die eigene Existenz ausgelöscht hat, eine objektiv vorhandene Zeit vorgestellt, die ohne menschliches Zutun existiert. Vielleicht hat er für eine große Idee gelebt, die über das Leben hinausreichte und einem Leben, das ihm ansonsten sinnlos erschien, Wert und Sinn verleihen sollte, vielleicht ist er in seinen Werten, die sein Leben untermauerten, enttäuscht worden und hat jede Hoffnung aufgegeben, in seinem eigenen mitmenschlich geteilten Leben einen tieferen Sinn zu finden.

Der Existenzialismus steht einer Wertbasis, die nicht im Leben selbst gründet, sehr skeptisch gegenüber; so spricht der Existenzphilosoph A. Camus von der »Betrügerei derer, die nicht für das Leben an sich leben, sondern für irgendeine große Idee, die über das Leben hinausreicht, es erhöht, ihm einen Sinn gibt und es verrät« (CAMUS 1981, S. 13).

Das Leben selbst gestaltet sich in vielfältigen Bindungen, Vernetzungen und Beziehungen, die große Idee abstrahiert und reduziert, sie asphaltiert eine lebendige Landschaft, sie linearisiert die Zeit und löst sie aus ihrer rhythmischen Vernetzung. Der Suizid setzt einer derartig entkleideten Zeit ein Ende.

Ch. Neuringer und M. Levenson (1972) untersuchten, wie suizidale Patienten Zeitintervalle einschätzten, und kamen zu dem Ergebnis, dass suizidale Menschen vorgegebene Zeitintervalle als erheblich länger einschätzten, als sie waren und als andere Menschen verschiedenen Alters sie einschätzten. Suizidalen Menschen kommt ihre Zeit als lang gedehnt und ereignislos vor; auf diese Weise wird die Zukunft, in der sich die ausweglos erscheinende Lage des Suizidanten verändern könnte, als weit von der Gegenwart entfernt erlebt. Der suizidale Mensch erlebt sich so in einer Zeit, die sich kaum verändert, abgeschnitten von der Hoffnung und in einer dahinschleichenden Gegenwart auf der Stelle tretend.

Psychosen aus dem manisch-depressiven und schizophrenen Formenkreis

»Wer bei endogenen Psychosen zuvorderst nach ihrer Lokalisation fragt, engt seinen Blick ein und konzentriert sich auf einen noch weitgehend hypothetisch gebliebenen Ausschnitt aus der Wirklichkeit, bei dem noch nicht einmal sicher bekannt ist, inwieweit er überhaupt für die Erfahrung zugänglich sein kann und sein wird (...). Dennoch wird an dieser Hypothese festgehalten, die leicht blind macht für das wirkliche Wesen der Erkrankung; denn in der klinischen Erfahrung treten psychotische Phänomene zuallererst als Zeitstörungen in Erscheinung, die als solche nur schwer oder gar nicht räumlich zu orten sind.« (Pauleikhoff 1986, S. 3)

Depressionen – die blockierte Zukunft

In dem Kapitel »Melancholie« seines Buches *Endogene Psychosen als Zeitstörungen* beschreibt B. Pauleikhoff (1986, S. 44-76) in vielen Facetten, wie die Zeitstörung bei der typischerweise phasenhaft auftretenden Melancholie die ganze Person erfasst:

»Zu Beginn einer Phase kommt die dynamische Gestalt der Lebensgeschichte für eine bestimmte Strecke ins Stocken, teilweise oder ganz zum Stillstand, sodass das Auf und Ab der Stimmungen und Gefühle, der Interessen und Sehnsüchte, der Erwartungen und Hoffnungen, der Reaktionen und plötzlichen Affekte erlahmt oder aufgehoben ist. Neben seinen psychischen Erscheinungen kann der Lebensrhythmus als Ganzes mit seinem Wechsel von Wachen und Schlafen, Handeln und Ruhen, seinen Höhen und Tiefen, seinem Ein- und Ausatmen und seinen anderen regelmäßig wiederkehrenden Rhythmen getroffen sein ...«

Diese Verlangsamung des Zeitflusses bis hin zum Stillstand lässt einen Verlust an Zukunft entstehen, die Ausrichtung des Gemütes auf Ziele schwindet, Lustlosigkeit macht sich breit und Interessen erlahmen, weil das Teilhaben und bewegt in der Zeit einem Ziele Zustreben, das Planen und das Handeln bei einem solchen Abgeschnittensein von der eigenen Zukunft sinn- und inhaltslos werden. Dieser Verlust der Zukunft verknüpft sich mit einer Erstarrung der Vergangenheit, welche zum Beispiel besonders intensiv zum Ausdruck kommt, »wenn der depressiv Kranke sich schlimme Vorwürfe wegen lang zurückliegender kleiner Unregelmäßigkeiten macht und aus Bagatellen schwerste unkorrigierbare Schuldgefühle entwickelt, die sein ewiges Verderben besiegeln« (ebd., S. 58). Die Freiheit zur Entwicklung ist eingeengt, vergangene Ereignisse erscheinen zementiert, Schuld verfestigt sich, Nihilismus und vitale Verstimmung sind die direkte Folge des stagnierenden Zeitflusses.

»Das Zeiterleben ist kein dynamischer Prozess mehr, der auf Mehr und Entfaltung ausgerichtet ist, sondern eine verdinglichte Struktur, die dazu bestimmt ist, weniger zu werden und abzunehmen. (...) Wo die erlebte Zeit nicht mehr fließt, d.h. die Sukzession von Vorher-Nachher, von Vergangenheit und Zukunft nicht mehr erlebt wird, wo diese Verbindung auseinander reißt, entsteht die Endgültigkeit des Bestimmtseins durch die Vergangenheit und die Schrumpfung des Zukunftsfeldes. Damit löst sich ... auch Sinn auf. Es erscheint nun alles gleich unsinnig. Mit dem Sinn lösen sich Handlungen und Ereignisse in isolierte Bewegungen und Elemente auf.« (Retzer 1994, S. 38)

Eine ähnliche Beobachtung stammt aus der Familientherapie: »In Familien mit einem Mitglied, das manisch-depressives Verhalten zeigt, finden wir idealtypisch, besonders in den Phasen unauffälligen oder depressiven Verhaltens, eine extrem diachrone Zeitorganisation, eine Zeitorganisation des ›Nacheinander‹.« (ebd., S. 51)

Die Verbindung zwischen unterschiedlichen Wahrnehmungen, Bedeutungen und Tendenzen reißt auseinander. »In der Metapher eines Kinofilmes beschrieben, werden nun die Hunderttausende von Einzelbildern eines Spielfilmes so langsam, oberhalb des mittleren Zeitintervalles, nacheinander vorgeführt, dass der zu beobachtende Film auf der Leinwand im besten Fall langweilig, eher aber unverständlich wird, da die Kohärenz der Sukzession auseinander bricht.« (ebd., S. 51)

Eine von Ch. Mundt u.a. (1998) durchgeführte empirische Studie zum Zeiterleben und zur Zeitschätzung depressiver Patienten zeigt ausgeprägte Zeitdehnungserlebnisse endogen und neurotisch depressiver Patienten auf. Zeitspannen werden länger erlebt, als sie wirklich sind. Untersucht wurden etwa die antizipatorisch vorgestellte Länge der kommenden Stunde, die Einschätzung der Zeitdauer einer Untersuchung oder die Fähigkeit, ein definiertes Zeitintervall von 10, 30, 60 oder 120 Sekunden zu produzieren. Depressive Patienten produzierten bei der Aufgabe, 30-, 60- und 120-Sekunden-Zeitintervalle aktiv abzumessen, deutlich kürzere Intervalle, das heißt, sie glaubten etwa, dass nach einer oder eineinhalb Minuten bereits 120 Sekunden vergangen seien. Die Zeitdehnungserlebnisse der antizipatorisch vorgestellten kommenden Stunde waren ausgeprägter als bei Zeitschätzungen vergangener Zeit. Bei antizipatorischen Zeitschätzungen richtet der Proband während der besagten Zeitdauer bereits seine Aufmerksamkeit auf die Zeitschätzung, während er bei Zeitschätzungen vergangener Zeit aus dem Gedächtnis rekonstruiert und während der Zeitdauer, die er später einschätzt, noch nicht wusste, dass er später die Zeit schätzen soll.

Die Störungen der Zeitschätzung des Depressiven sind also ausgeprägter, wenn er seine Aufmerksamkeit auf die Zeitschätzung richtet. Die Zeitdehnungserlebnisse korrelierten insgesamt mit dem Ausmaß der depressiven Symptomatik und besserten sich im Behandlungsverlauf.

Zeit wird lang-weilig, wenn man annimmt, die äußere Zeit verrinnt, während im Inneren wenig geschieht, wenn das eigene Erleben hinter den subjektiven Erwartungen zurückbleibt, wenn man beginnt das eigene Leben vor dem Hintergrund hoher Ansprüche zu entwerten. Die objektive Zeit erscheint dem Depressiven lang, das, was er in dieser Zeit erlebt oder tut, scheint wenig. Das Zeiterleben des Depressiven ist entfremdet. Man muss jedoch bei der Interpretation derartiger Experimente vorsichtig sein. Zeitschätzungsexperimente kommen zu widersprüchlichen Ergebnissen. Auch geben Kinder und alte Leute generell längere Zeitschätzungen und kürzere Zeitproduktionen als Erwachsene mittleren Alters. (Zakay/Block 1997)

Endogen Depressive sind oft zugleich auch verlangsamt, jedoch scheint die erlebte Zeitdehnung nicht auf diese Verlangsamung zurückzuführen zu sein. Es fehlt eher, wie Ch. Mundt u.a. (1998) es ausdrücken, an erlebter Intentionalität, nicht an willentlich getragenen Absichten, sondern besonders an einer gefühlsmäßig erlebten Hinwendung zum Leben.

Auch der gesamte Verlauf der endogenen Depression wird von Zeit- und Rhythmusstörungen beherrscht. Das manchmal schlagartige Einsetzen und wiederum plötzliche Ende einer depressiven Phase, die Wiederkehr depressiver Phasen in der Lebensgeschichte bis ins hohe Alter und die während einer depressiven Phase typischerweise auftretenden Tagesschwankungen mit einem Tief am Morgen und weit gehender Aufhellung der Stimmung am Abend charakterisieren die endogene Depression als Zeitstörung.

Betrachtet man die endogene Depression als Zeitstörung, so wird man dem Zeitbezug des Menschen besondere Aufmerksamkeit widmen und vielleicht aus einem besonderen In-der-Zeit-Sein eine Anfälligkeit für spätere depressive Phasen ableiten können. B. PAULEIKHOFF (1986) betont, dass es sich bei auslösenden Situationen einer depressiven Phase oft um Adaptations- und Umstellungsschwierigkeiten handelt, die zu einem zeitlichen Strukturwandel sowohl der Person als auch ihrer Situation führen.

Auch bei der Frage, welche Persönlichkeitsstruktur zur Melancholie disponiert, sind vor allem »die zeitlichen Grundlagen und Bedingungen der Person in ihrer Situation und mit ihrer Geschichte stärker als bisher in den Vordergrund zu rücken.«

»Bei melancholischen Kranken handelt es sich um sehr eifrige, strebsame und zielgerichtete, um sehr ordentliche, gewissenhafte und verantwortungsbewusste Menschen, die gerade wegen ihrer hervorragenden Charakterzüge in Schwierigkeit und Bedrängnis geraten.« (ebd., S. 65)

»Vor und nach ihrer Erkrankung wirken melancholisch Kranke in ihren Lebensgewohnheiten und in ihren Zielen oft stark festgelegt; sie verfolgen bestimmte Pläne mit großer Hartnäckigkeit, ohne ihre Absichten stets deutlich zum Ausdruck zu bringen ...« (ebd., S. 70)

Während der Erkrankung verengt sich die Zukunftsperspektive dann, wie H. TELLENBACH (1990) ausführt, auf die Erwägung lauter leerer Möglichkeiten. Die vergangenen Ziele haben sich nicht erfüllt, der Kranke bleibt in seinen Selbstvorwürfen dieser Vergangenheit verhaftet, die Möglichkeiten werden in die Vergangenheit zurückgezogen und in einem »Hätte ich doch« oder »Wäre ich« immer wieder neu erwogen. Hierdurch wird die in der Zukunft liegende Freiheit der Möglichkeiten ausgetauscht gegen der Vergangenheit nachgrübelnde Leerintentionen.

F.T. Melges (1982) bringt die depressive Zeitstörung mit einer röhrenförmigen Verengung der Zukunftsperspektive in Verbindung. In der depressiven Phase kommt es dann zu einer völlig hoffnungslos blockierten Zukunft. Primärpersönlich machen sich Melges zufolge zu Depressionen neigende Menschen selbst mehr als nicht depressive für im Leben Erlebtes verantwortlich, sie glauben, dass ihre eigenen Fähigkeiten und nicht etwa glückliche oder unglückliche Fügungen für die Ereignisse ihres Lebens verantwortlich sind. Geschieht dann Negatives, fühlen sie sich selbst schuldig oder unfähig. Außerdem neigen sie dazu, enge – oft ausschließliche – Beziehungen zu einem eher dominanten anderen einzugehen, diesem anderen Menschen fühlen sie sich loyal verbunden und sie erwarten auch im Gegenzug große Loyalität. Dies birgt natürlich das Risiko von Enttäuschung und schwer zu verarbeitenden Schmerzen beispielsweise bei Verlust dieses Menschen.

Die Zukunftsperspektive von Menschen, die zu Depressionen neigen, ist sehr stark auf langfristige Ziele bezogen, sie vernachlässigen kurzfristige Belohnungen und Freuden. Diese primärpersönlichen Züge führen zur Verengung, es gibt weniger Alternativen und Möglichkeiten, sondern eher Festlegungen, Verpflichtungen und Bindungen. Hierdurch kann es dann beim Nachlassen eigener Fähigkeiten, bei einer Enttäuschung oder einem Verlust zu einer Blockierung der ohnehin schon verengten Perspektive kommen, Hoffnungslosigkeit macht sich breit und setzt einen Teufelskreis weiterer Entmutigung in Gang.

B. Pauleikhoff (1986, S. 72ff.) betont, dass die »heute im Vordergrund stehende chemische Behandlung ... beim zeitlichen Aspekt einen Notbehelf darstellt, da sie dem personal-existenziellen Wandel nicht gerecht werden kann.« Auch die »üblichen psychotherapeutischen Verfahren ..., insbesondere die Psychoanalyse«, seien bei melancholischen Patienten nicht geeignet und führten eher zu einer Zuspitzung als zur Besserung der Schwermut. »Im ... Gespräch mit melancholischen Patienten stehen die bei ihnen vorhandenen gemütlichen Veränderungen und der zeitliche Wandel ihrer Existenz einer therapeutischen Begegnung leicht im Wege, da Kontaktbereitschaft und Reaktionsmöglichkeiten wesentlich beeinträchtigt ... sind ...«

Das Gespräch ist schwierig, von Stillständen und ermüdenden Wiederholungen durchsetzt. Der mitmenschliche Austausch ist gelähmt.

»Hemmung, Zukunfts- und Hoffnungslosigkeit sind Ausdruck des Existenzwandels«, welcher stets zu berücksichtigen ist, will man nicht aneinander vorbeireden. Dieser Existenzwandel ist eingebettet in die gesamte Lebensgeschichte des Patienten und kann nur vor diesem Hintergrund ausgelotet werden, aber durch den Stillstand der Zeit engen sich Geschichte und Geschichten zu starren Röhren ein, die nur sehr schwer in einen lebendigen Bezug zur Gegenwart zu bringen sind.

Müsste nicht die Therapie vor Beginn der Depression einsetzen, wenn der Zeitbezug zunehmend starrer und enger wird und die Gegenwart immer rigider von Zukunft und Vergangenheit abgeschnitten wird? Wie erreicht man Menschen, deren lebendiger Zeitbezug sich langsam verfinstert, bevor der Zeitfluss in einer Depression fast ganz zum Stillstand gekommen ist? Wie werden wir sensibel für Arbeitsverhältnisse und Lebenslagen, die den lebendigen Bezug zur eigenen Zeit systematisch zerstören? Was unternehmen wir als therapeutisch Tätige, wenn wir mit ansehen, wie in »totalen Institutionen« Menschen in ihren Handlungs- und Kommunikationsmöglichkeiten so beschnitten werden, dass sie keine eigenen Zukunftsperspektiven entwickeln können? Psychiatrische Großkliniken sind inzwischen kritisch analysiert und teilweise verkleinert worden – was aber ist mit so manchem Altenheim? Sprechen wir im Heimalltag nicht immer noch vielen alten, pflegebedürftigen Menschen das Recht auf die eigene Zukunft ab, um dann »auftretende« Depressionen mit Medikamenten zu behandeln?

Zunächst einmal brauchen wir eine Sprache und eine Umgangspraxis, die sich von den in vielen Lebensbereichen vorherrschenden naturwissenschaftlich-technischen Zeitkonzepten nicht einengen lässt, die die Zeit lebendig zur Sprache bringt, die Endlichkeit und Tod nicht tabuisiert und mit Hilfe eines Machbarkeitsmythos verleugnet. Als therapeutisch Tätige benötigen wir eine besondere Sensibilität für die eigene Zeit unserer Klienten, die sich insbesondere in den selbstbestimmten Handlungen der Klienten äußert. Hier gilt es, nicht vorschnell – mit Sachzwängen oder Stationsroutinen begründet – Handlungsspielräume einzuengen, Handlungen zu unterbrechen und eigene Tätigkeit zu entmutigen.

Einer Einengung der Zeitlichkeit kann man nur durch ein lebendiges In-der-Zeit-Sein begegnen, was natürlich nicht heißt, den Depressiven zu entwerten und ihm Vorwürfe zu machen, sondern sensibel die wieder aufkeimenden Bewegungen in der Zeit wahrzunehmen, anzusprechen und zu fördern – und dies nicht nur während einmal wöchentlicher Therapiesitzungen, sondern im Alltag, was eine gute Zusammenarbeit aller Berufsgruppen, die helfend mit dem Klienten umgehen, erfordert. Das bedeutet insbesondere, die Verwurzelung in der Gewesenheit zu fördern, die lebendige Eingebundenheit der Gegenwart erlebbar zu machen und die Zukunftsentwürfe wahrzunehmen; das bedeutet, der Fragmentierung der Zeit entgegenzuwirken, Beziehungen und Bezüge zu fördern und auch Konflikte und Trennungen so zu integrieren, dass sie die zeitliche Kontinuität nicht zerbrechen. Es bedeutet auch, selbstständige Handlungen – wo immer es geht – zu unterstützen, denn jede Handlung weist in die Zukunft, eröffnet Perspektiven, während der passive Empfänger von Dienstleistungen seine Zukunft an andere abtritt.

Wenn andere für den Depressiven handeln, denken und fühlen, dann wird seine eigene Perspektive immer ärmer; jede noch so kleine eigenständige Handlung hingegen weist aus dieser Verengung heraus in eine eigene Zukunft, gibt Hoffnung und führt heraus aus dem Stillstand der Zeit. So wichtig das therapeutische Gespräch auch ist, weil in diesem Gespräch erste Schritte aus dem völligen Verstummen heraus gewagt werden können, noch wichtiger erscheint der sensible Umgang mit den aufkeimenden Handlungsimpulsen des depressiven Menschen.

Begleiter – ob professionelle Helfer oder private Bezugspersonen – können einen depressiven Menschen im Alltag bei jeder Handlung fördern oder tiefer in die Depression geraten lassen. Ein Handlungsimpuls, der sensibel unterstützt wird, gibt Hoffnung auf die Möglichkeit weiterer gelingender Handlungen. Ein Impuls, der blockiert oder entwertet wird, der nicht zum Tragen kommt, der nicht in eine erfolgreiche Handlung einmündet, lässt die brüchige Zukunft noch mehr zerfallen. Hier sind nicht nur die deutlich sichtbaren größeren Handlungen gemeint; schon kleinste Impulse, das Zur-Sprache-Bringen von Wahrnehmungen und Gefühlen, die auf den anderen bezogene Geste, die gelungene Bewegung, die alltägliche Handlung, all das bringt die ins Stocken geratene Zeit wieder in Fluss. Wann immer eigenes Handeln gelingt, das heißt, wann immer eigene Körperwahrnehmungen und Gefühle handelnd erfahren werden, wann immer der Mensch sich selbst handelnd wahrnimmt und nicht nur für andere funktioniert, entsteht ein Stück eigene Bewegung in die Zukunft. Begleiter, die den anderen in dessen eigenen Handlungen unterstützen können, die Impulse sensibel wahrnehmen und aufgreifen können, die nicht unterbrechen oder abbremsen, sind für Depressive besonders hilfreich.

Menschen, die sensibel sind für den Verlust eigenständigen Handelns, die eine Degeneration zum leblosen Funktionieren rechtzeitig wahrnehmen, können besonders gut präventiv tätig werden. Hierzu gehört auch eine sensible Wahrnehmung des Eigenrhythmus der Klienten. Das Verständnis für die rhythmische Vernetzung von körperlichen Reaktionen, Gefühlen, Denkmustern und Handlungen fördert eine Offenheit, die Betreuer daran hindert, ihre Klienten mitten im Handlungsvollzug zu unterbrechen, die Zuhören lehrt und die Klienten ermutigt tiefer in sich hineinzuhorchen und bei sich selbst Gefühle und Handlungsimpulse wahrzunehmen, die dem depressiven Verschüttetsein und dem Stillstand der Zeit vorbeugen.

Ich möchte hier noch einmal auf F.T. Melges (1982) verweisen. Er stellt in seinem Buch *Time and the Inner Future* die »Grief-Resolution Therapy« als Möglichkeit vor, zu Depressionen neigende Menschen bei der Bearbeitung wesentlicher Verluste zu unterstützen. Am Anfang steht die Entscheidung, den Verlust noch einmal aktiv zu bearbeiten. Dies geschieht mit Hilfe von therapeutisch begleiteten Visualisierungen von wesentlichen »Begegnungen«, etwa mit bereits Verstorbenen vor dem Tod und während der Beerdigung. Während der Visualisierungen spricht der Patient mit dem Verstorbenen; der Therapeut räumt in der Imagination Hindernisse aus dem Weg, welche den Patienten in der vergangenen Realität daran gehindert haben, nötige Auseinandersetzungen zu Ende zu führen. Diese wesentliche Auseinandersetzung mit dem Verstorbenen in der Imagination lässt es möglich werden, blockierte Trauerreaktionen zu Ende zu führen und im Anschluss daran eine neue Zukunftsperspektive aufzubauen, die weniger durch festgefahrene Trauer, unbearbeiteten Ärger oder Hilflosigkeit eingeengt ist.

Neben der Unterstützung der Bearbeitung von Trauerprozessen ist es Melges zufolge hilfreich, zu depressiven Verstimmungen neigende Menschen zu ermutigen nicht nur die Verantwortung für alles Geschehende bei sich selbst zu suchen, sondern auch Wagnisse einzugehen und das Glück herauszufordern, des Weiteren nicht alles in Beziehungen auf »eine Karte« zu setzen, sondern vielfältigere Beziehungen zu pflegen. Darüber hinaus ist es wichtig, nicht nur langfristige Ziele anzustreben, sondern das Augenmerk auch auf die Glückserlebnisse und Belohnungen in einer kurzfristigen Zukunft zu richten.

So wie F.T. Melges die einengende Wirkung nicht zu Ende vollzogener Trauerprozesse hervorhebt, betont H.M. Emrich (1998) etwas allgemeiner gefasst, dass die Zeitstörung depressiver Menschen damit zusammenhängen kann, dass vergangene Traumatisierungen zu Blockierungen geführt haben. Wahloptionen und Lebensmöglichkeiten wurden durch das Trauma von der erinnernden Vergegenwärtigung abgeschnitten. Die therapeutische Wiederentdeckung von traumatisch verstellten Lebenswegen kann demzufolge die Erinnerung befreien und die Zukunft für neue Lebensmöglichkeiten öffnen. Es gilt, nicht nur den Weg des gelebten (erinnerten) Lebens in der Therapie gemeinsam nachzuvollziehen, sondern ganz besonders auch das einzuschließen, woran dieser Weg letztlich vorbeiging.

Manien – das Überholen der eigenen Zeit

Beim manisch Kranken ist die Zeit so sehr beschleunigt, dass der Kranke den eigenen Körper mit diesem rasanten Tempo überfordert, dass seine Handlungen im sozialen Kontext unverständlich werden, dass Gedanken und Ideen so schnell herandrängen, dass sie durcheinander gehen und die sprachlichen Ausdrucksmöglichkeiten nicht mehr mitkommen und über Gefühle und Befindlichkeiten hinweggehuscht wird. Dieser Zustand wird oft – zumindest anfangs – als euphorisch erlebt. Die Vielzahl der gleichzeitig heranflutenden Ideen und Vorstellungen wirkt zunächst beflügelnd, das gegenwärtige Erleben erscheint vielfältig und bunt, die Zukunft unverstellt durch Barrieren und die Vergangenheit überholbar. Der manische Mensch entledigt sich seiner Fesseln, Bindungen verlieren an Bedeutung, moralische Werte werden über Bord geworfen, materielle Begrenzungen scheinen unwichtig, es wird etwa hemmungslos gekauft, ob sich dabei Schulden anhäufen oder nicht.

Dieses hemmungslose Überholen der eigenen Gewesenheit lockert Beziehungen und Bindungen und setzt flüchtige Kontakte, Gesprächs- und Begegnungsfetzen und zuweilen schnelle erotische Abenteuer an ihre Stelle. Die Gegenwart ist geprägt von unzusammenhängenden Einzelinspirationen und kurzen Handlungssequenzen, wobei die Antwort des anderen auf eine Handlung oft gar nicht mehr abgewartet wird; das Gespräch wird zur Einbahnstraße, weil keine Zeit bleibt für das Hinhören. So entstehen immer mehr Diskontinuitäten und Brüche;

der Maniker verliert den Kontakt zu sich selbst in seiner Gewesenheit, zur Umwelt und zu seinen Mitmenschen. Chaos macht sich breit.

Der Maniker kann sich immer weniger im Gespräch oder in der Begegnung mit anderen Menschen auf deren Zeitlichkeit beziehen; er isoliert sich. Diese mangelnde Fähigkeit, sich auf einen anderen zu beziehen, erschwert natürlich auch die Behandlung, welche manchmal nach entsprechender Eskalation mit einer Zwangseinweisung auf eine geschlossene psychiatrische Station beginnt und dann mit hoch dosierter Gabe von Neuroleptika auch gegen den Willen des Betroffenen eingeleitet wird. Der Maniker wird von außen (durch die geschlossene Station) und von innen (durch die Neuroleptika) aufgehalten und begrenzt. Die Medikamente filtern die gleichzeitig anflutenden Wahrnehmungen, Vorstellungen, Gefühle und Gedanken, sie verlangsamen und beruhigen. Professionelle Helfer versuchen dem Maniker klar, eindeutig und bestimmt gegenüberzutreten; Reizüberflutung soll vermieden werden, die Entschärfung von Konflikten wird angestrebt; man versucht auf der geschlossenen Station Halt und Sicherheit zu spenden und nicht nur durch äußere Gewalt Einhalt zu gebieten. Chaotische Situationen werden durch die Klinikeinweisung unterbrochen.

Hilft in diesem Behandlungskontext die Reflexion über die Zeitlichkeit des Manikers?

Zunächst einmal wird deutlich, dass die enorme Beschleunigung der Zeit zu sehr tiefen Brüchen führen kann, welche das Leben des Manikers auch nach dem Abklingen der ja meist zeitlich recht umschriebenen manischen Phase nachhaltig beeinflussen werden. So ist großer Wert darauf zu legen, in der Nachbetreuung die Lebensgeschichte des Klienten in ihren Bezügen zwischen Gewesenheit, Gegenwart und Zukunft in den Blick zu nehmen und ihn immer wieder dabei zu unterstützen, identitätsstiftende Bezüge zwischen Gewesenem und Gegenwärtigem zu finden. Fragmentierungen und Abbrüche können schnell entstehen. Sinnstiftende Bezüge, wesentliche Beziehungen und echte Zukunftsperspektiven brauchen viel Zeit; und weil dies alles in der manischen Phase wie in einem Wirbelwind weggeblasen und in Frage gestellt worden ist, ist ein besonders sorgfältiges Nachdenken wichtig, wie in die Lebensgeschichte eingebettete, für den Klienten wirklich wesentliche Bezüge und Beziehungen gefördert und vertieft werden können. Es kann dabei sicher nicht nur um eine oberflächliche Anpassung an Konventionen gehen.

Manische Phasen treten vielfach im Rahmen einer Zyklothymie im Wechsel mit depressiven Phasen auf. Hier kennen die Patienten sowohl die Verlangsamung der Zeit bis hin zum fast völligen Stillstand und den damit verbundenen Verlust an Zukunft als auch die Beschleunigung der Zeit mit der damit verbundenen Fragmentierung der Gewesenheit und der Gegenwart.

Zyklothymien – das Schwanken zwischen gegensätzlichen Polen

Das Auftreten von manischen und depressiven Phasen bei einem Patienten lässt vermuten, dass Manie und Depression polare Manifestationen einer gemeinsamen Grundstörung sind. Diesem Gedanken geht U. Supprian in interessanter Weise nach.

Der Wechsel von unserem Wachbewusstsein am Tage und dem Schlaf-Traum-Bewusstsein in der Nacht synchronisiert sich normalerweise immer wieder neu mit dem durch die Erdrotation bestimmten Wechsel zwischen Tag und Nacht. Bei Menschen, die völlig von Außenreizen isoliert werden, stellt sich in der Regel ein anderer Rhythmus, der zwischen 18 und 30 Stunden liegen kann, ein. Viele andere psychische und körperliche Rhythmen synchronisieren sich ebenso wie der Wechsel zwischen Wach- und Traumbewusstsein mit dem Tagesrhythmus.

U. Supprian (1998) postuliert nun zwei zentrale psychische Rhythmen, die seiner Grundannahme nach im gesunden Zustand mit dem Tag-Nacht-Rhythmus sinusförmig schwanken. Er nennt diese Grundrhythmen »Stimmungssystem« und »Antriebssystem«. Mit dem Begriff Stimmungssystem meint er keine bestimmten Stimmungen, sondern eher eine psychophysische Voraussetzung für Erlebnismöglichkeiten. Mit Antriebssystem bezeichnet er eine hypothetische Erfindung, die mit der Energetisierung von Gefühlsausdruck, Gedanken und Bewegungen zusammenhängt.

Bei der Zyklothymie nun desynchronisieren sich in seiner Theorie Stimmungs- und Antriebssystem vom äußeren Tagesgang, es kommt zu krankheitsbedingt ultrastabil gehaltenen zeitlichen Fehlordnungen, die die Seelenwelt in ihren essenziellen Freiheiten fesseln. Dadurch, dass Stimmungs- und Antriebssystem nicht mehr miteinander synchronisiert sind, kommt es zu Überlagerungen, die einerseits Mischbilder wie agitierte Depression und antriebsgeminderte Ekstase erklären können und andererseits zu zweidimensional errechenbaren Zyklen von mehrtägiger bis zu mehrmonatiger Dauer führen. Am jeweiligen Zyklusende bietet sich die Chance für eine Resynchronisation, d.h. für das Ende einer krankhaften Phase – ob dieses Ende jedoch bereits nach einer oder erst nach mehreren Phasendurchgängen eintritt, ist in diesem Modell nicht vorhersagbar.

Das Interessanteste an Supprians Modell ist meiner Meinung nach die grundlegende Hypothese, dass De- und Resynchronisierungen mehrerer Rhythmen und deren Überlagerung für den Wechsel zwischen Manie, Depression, Mischbildern und gesunden Phasen verantwortlich sind. Dieser Frage sind – wie Heimann (1990; S. 34ff.) zusammenfassend darstellt – bereits verschiedene chronobiologisch ausgerichtete Forscher mit zum Teil widersprüchlichen Ergebnissen nachgegangen. Die Hypothese, dass zwischen synchronisierten und freilaufenden periodischen Funktionen bei zyklothymen Krankheitsbildern Schwebungsphänomene entstehen können, wird jedoch von verschiedenen Autoren geteilt. Auch findet sich eine merkwürdige Parallele in Veränderungen der Schlafrhythmik – genauer gesagt in der Verkürzung der Latenz der ersten REM-Phase – zwischen gesunden Probanden, die 60 Stunden lang in einem abgedunkelten, lärmgeschützten Raum von ihrer Umwelt isoliert wurden, und depressiven Patienten. Auch in diesem Befund spiegelt sich die Hypothese, dass Desynchronisierungen vom normalen Tag-Nacht-Rhythmus bei zyklothymen Erkrankungen eine Rolle spielen könnten.

Nicht ohne weiteres nachvollziehbar erscheint mir jedoch Supprians Annahme, dass im Normalzustand Stimmungs- und Antriebssystem sinusförmig mit dem Tag-Nacht-Rhythmus schwanken und ihr Maximum in der Mitte des Tages und ihr Minimum in der Mitte der Nacht erreichen. Zwar schwanken viele physiologische Rhythmen – wie die Körpertemperatur – sinusförmig, ob dies jedoch ohne weiteres auf das Stimmungs- und Antriebssystem übertragbar ist, wird nicht begründet. Viele Menschen neigen zu einem Mittagsschlaf, der sich sogar als gesundheitsförderlich herausgestellt hat. In Supprians Modell erreichen jedoch Stimmungs- und Antriebskurve unter Normalbedingungen am frühen Nachmittag ihr Maximum. Auch kann man den Schlaf mit seinem rhythmischen Wechsel zwischen flacheren und Tiefschlafphasen und den REM-Traumphasen nicht einfach mit einem Abfallen bis hin zu einem Minimum des Stimmungs- und Antriebssystems gleichsetzen. In Träumen werden Gefühle erlebt und – wie die Augenbewegungen zeigen – findet auch eine Energetisierung von Bewegungsabläufen statt. Hier scheint mir die zentrale Hypothesenbildung eher von den Möglichkeiten der Rechentechnik des Autors als von der Empirie psychischer Rhythmen geleitet.

Um die komplizierten Auswirkungen von Synchronisation und Desynchronisation mehrerer Rhythmen zutreffend zu analysieren, erscheint mir die vertiefte Zusammenarbeit von Psychiatern und Mathematikern viel versprechend.

Bei der Zyklothymie kann man vermutlich jahreszeitliche Besonderheiten nicht einfach vernachlässigen. Die Frage ist zudem, ob bei der Untersuchung von Synchronisationsvorgängen der objektiv durch Uhren gemessene Tag-Nacht-Rhythmus oder der subjektiv und kulturell gestaltete Rhythmus zu Grunde gelegt werden sollte. Manche Menschen variieren die Zeiten des Zubettgehens und die Aufstehzeit erheblich, zum Beispiel weil sie es für erholsam halten am Wochenende einmal richtig auszuschlafen. Andere fliegen in andere Zeitzonen oder arbeiten in Nachtschichten. Die kulturell gestaltete Zeit löst sich partiell von geologischen Rhythmen, wie in vorangehenden Kapiteln ausführlich dargestellt wurde. Hier kommt es immer wieder zu De- und Resynchronisierungen.

Es wäre interessant, zu untersuchen, ob eine Häufung kulturell oder persönlich geprägter Desynchronisierungen zu einem gehäuften oder gar zu einem verminderten Auftreten manisch-depressiver Phasen bei prädisponierten Menschen führt, und umgekehrt, ob ein am natürlichen Wechsel des Lichtes orientierter regelmäßiger Tag-Nacht-Rhythmus zur Phasenvorbeugung oder gar zur Phasenauslösung beitragen kann. Die therapeutische Wirkung des Schlafentzuges in depressiven Phasen zeigt, dass krasse Veränderungen des Schlaf-Wach-Rhythmus recht großen Einfluss während der Erkrankungsphase ausüben können.

Schizophrenien – das Auseinanderbrechen der Zeit

»Alle unsere Hilfe an chronisch Schizophrenen ist punktuell, nicht linear. Wir fangen immer wieder von vorne an. Und darin dürfen wir nicht nachlassen.« (Zöllner 1997, S. 39)

Fast ein Prozent der Bevölkerung leidet irgendwann im Leben kurzfristig oder lang andauernd unter einer Störung aus dem schizophrenen Formenkreis. Dies scheint in fast allen Kulturkreisen in ähnlicher Häufigkeit der Fall zu sein. Allerdings sind die Heilungschancen durchaus unterschiedlich, wobei trotz aller Erfolge der Psychopharmakatherapie die westlichen Industrienationen nicht mit den weltweit größten Heilungschancen aufwarten können.

Ob es sich bei der Schizophrenie um ein einheitliches Krankheitsbild handelt, ist immer wieder in Frage gestellt worden. Sie kann sehr unterschiedlich verlaufen, es können einzelne schizophrene Episoden auftreten, sie kann in Schüben wiederkehren, die Schübe können mit langfristigen Beeinträchtigungen verbunden sein oder die Erkrankung kann auch chronisch verlaufen. Sie beginnt typischerweise im späten Jugend- oder frühen Erwachsenenalter, bei Frauen durchschnittlich später als bei Männern, in einer Lebensphase, in der der Mensch sich typischerweise vom Elternhaus ablöst, neue Bindungen eingeht, sich beruflich qualifiziert und eine eigenständige Lebensperspektive entwickelt.

Die Krankheitssymptome sind sehr vielgestaltig und oft so einschneidend, dass die Identität des schizophrenen Menschen brüchig wird. Er kann sich nicht mehr von anderen Menschen abgrenzen und dem anderen als eigenständiger Mensch gegenübertreten. Die Beziehung zum Du ist wesenhaft gestört, das Ich droht zu fragmentieren, wird in seinen Grundfesten erschüttert. Auf die Wahrnehmungen ist kein Verlass mehr, sie machen nicht mehr eine sichere Wirklichkeit zugänglich, sondern sind mit Halluzinationen durchsetzt, Gestalten kommen aus dem Nichts, Stimmen kommentieren das eigene Tun, befehlen, sprechen miteinander oder schimpfen, Gerüche drängen sich auf, die Nahrung schmeckt verändert oder die leiblichen Empfindungen werden bizarr. Gefühle verlieren ihre Beziehung zur aktuellen Situation, drängen sich unpassend auf und entschwinden, wo sie angebracht wären. Die Gedanken überlagern sich, springen an plötzlichen Einfällen entlang, verdichten sich zu Wortneuschöpfungen, reißen ab, und es fällt zunehmend schwerer, Wesentliches von Unwesentlichem zu trennen, sich auf irgendetwas zu konzentrieren oder die Aufmerksamkeit zu lenken. Gleichzeitig hereinbrechende Eindrücke, Vorstellungen und Gedanken überfordern. Angst, Unruhe und Verwirrung machen sich breit. Der Körper gerät aus seinem Rhythmus, findet keinen Schlaf und Bewegungen gelingen nicht mehr in gewohnter Weise. Das Ich ist erschüttert. Böse Mächte oder andere Menschen wirken in das Erleben des schizophrenen Menschen hinein, lesen oder klauen Gedanken, steuern Gefühle oder Bewegungen. Der schizophrene Mensch kann sich von Gefühlen oder Regungen anderer nicht mehr abgrenzen, glaubt, dass sich andere verfolgend oder bedrohlich in sein Leben hineindrängen, ihn beobachten, sich auf ihn beziehen.

Dies Erleben kann sich zum Wahn ausweiten, ist dann nicht mehr an realen Erfahrungen korrigierbar und dient dem Kranken als Erklärungssystem, das das widersprüchliche Erleben zumindest in Teilen ordnet. Dass Verfolger hinter ihm her sind und ihn mit Stromschlägen traktieren, ihn bespitzeln und Einblick in seine Gedanken nehmen, erklärt aus subjektiver Sicht das chaotische und ansonsten unerklärliche Erleben. Die Wirklichkeit ist verfremdet, bietet weder Schutz noch Orientierung, die Welt gerät aus den Fugen und die Zeit zersplittert. Gewesenes bricht unkontrolliert in Gegenwärtiges ein und vermischt sich, manches bleibt starr und unveränderbar wie ein Wahn bestehen, wiederholt sich unkorrigierbar, anderes bricht ab, geht verloren und wird ungreifbar.

Der Mensch wird überflutet von chaotischen Sinneseindrücken, Erinnerungsfetzen und Gedankenbruchstücken, kann das Erlebte nicht in gewohnter Weise mit dem Gewesenen vernetzen, findet so natürlich auch keine verständliche Sprache für sein Erleben und kann sich nicht mehr als ganzen Menschen in den Blick nehmen, er kann nicht mehr wie vorher auf sich selbst zukommen, seine Zukunft ist brüchig geworden.

»Die Grenzen zwischen Vergangenem, Gegenwärtigem und möglicher Zukunft verschachteln und überlagern sich ohne stetigen Übergang: Es ist eine Art von Raffung da; die Gegenwart setzt sich nicht mehr in kontinuierlich-stetigem Fluss von der Vergangenheit ab, sondern das Gegenwärtige ist zugleich von etwas Vergangenem nicht wie beim Normalen nur durchdrungen, sondern überlagert und überlappt.« (Retzer 1994, S. 33)

L. Ciompi (1961) schreibt über das abnorme Zeiterleben einer schizophrenen Patientin:

»Man hat mir Bilder gemacht an der Wand, wie ein Film, aber doch nicht richtig körperlich. Ich sah mein künftiges Leben mit dem Priester. Wir wohnten zusammen. Ich sah auch, wie wir intime Beziehungen hatten. Einmal waren wir an einem schönen See, sehr glücklich.

Plötzlich fiel unser Kind ins Wasser. Wir konnten es nur mit Mühe retten. Ich sah meine künftigen Erlebnisse. All diese Bilder hab' ich schon früher einmal gesehen. Man macht mich einfach alle wieder erleben. In der Nacht erlebte ich mein letztes Zusammensein mit dem Priester, zwei Stunden vor meinem Tod. Der Priester machte Experimente mit mir. Er probierte auch meine Geburt aus. Ich fühlte mich schwanger, und dann hatte ich drei starke Wehen ... Man gab mir zu wissen, dass ich mein künftiges Leben erlebte. Aber ich wusste die ganze Zeit, dass ich all dies genauso schon einmal erlebt hatte. Ich hatte den Eindruck, dass es sich in der Zukunft und in der Vergangenheit abspielte. Jetzt weiß ich, dass es der Priester war, der die Ereignisse durcheinander brachte.«

Das Werden als kontinuierlicher innerer Prozess wird durch diese »Raffung« und enorme Beschleunigung in eine absolute Gegenwart zusammengedrängt: Was eigentlich erst in der Zukunft sein wird, sieht und fühlt die Patientin als gegenwärtig, dieses Gegenwärtige selbst ist zugleich auch etwas Vergangenes. Es lässt sich sagen, dass hier die Kontinuität des Erlebens in der Zeit so durch Gleichzeitigkeit zusammengedrängt erscheint, dass die Zeit als Kontinuität aufgehoben ist.

Diese Gleichzeitigkeit lässt im subjektiven Erleben Ambivalenzen in den Hintergrund treten. »Es erscheint ein Bedeutungsnebel, in dem sich beliebig erscheinende Aussagen gleichzeitig und unverknüpfbar nebeneinander darstellen.« In der familiären Interaktion fällt dann eine »seltsam anmutende Konfliktlosigkeit« auf. (Retzer 1994)

F.B. Simon beobachtet in Familien mit einem schizophrenen Mitglied ein Kommunikationsmuster, in dem die Konsensfindung dadurch blockiert wird, dass alles im Vagen, Unentscheidbaren bleibt. Es kommt zu keinen klaren Beziehungsdefinitionen, jeder kann sich zugleich mächtig und ohnmächtig fühlen, Grenzen zwischen den Familienmitgliedern werden in nicht vorhersehbarer Weise abwechselnd geöffnet und geschlossen, Nähe und Verständnis können von einer Sekunde zur anderen in Unverständnis und Distanz umschlagen. Ablösungsprozesse junger Erwachsener, die sich verrückt verhalten, gestalten sich von allen Seiten ausgesprochen ambivalent. »Wenn die Eltern versuchen ihr Kind rauszuschmeißen, so kämpft es darum, in der Familie bleiben zu können; und wenn sie versuchen es in der Familie zu halten, so kämpft es um das Recht gehen zu können. Von außen gesehen erscheinen beide Seiten der Ambivalenz gleichzeitig (oder zumindest schnell oszillierend) nach dem Sowohl-als-auch-Muster in der Familie als Ganzheit in der Schwebe zu bleiben.« (SIMON 1991, S. 248)

A. RETZER (1994, S. 197f.) schlägt demzufolge vor, in der Therapie schizophrener Familien die Ordnung des Gleichzeitigen zu einer Ordnung des Nacheinander werden zu lassen. Die therapeutische Aufgabe besteht in einer zeitlichen Dehnung der unterschiedlichen Tendenzen, Wahrnehmungen oder auch Erwartungen. Hierzu ein Beispiel: »Einem jungen Mann, der als schizophren diagnostiziert worden war und der an sich selbst die gleichzeitige Erfüllung der Erwartung gestellt hatte, die Fürsorge seiner Eltern zu genießen und als erwachsener Mann erfolgreich zu sein, kann etwa folgende Frage gestellt werden: Angenommen, Sie würden sich entscheiden, demnächst in der ersten Hälfte der Woche noch einmal ganz die Versorgung und Nähe der Eltern zu genießen und sich in der zweiten Hälfte vor allen Dingen um gute Beziehungen zu Gleichaltrigen und um ihre berufliche Zukunft zu kümmern, was würden Sie dann besonders in der ersten Hälfte der Woche und was in der zweiten tun? Wie würden Ihre Eltern darauf reagieren?« (WEBER/RETZER 1991, S. 237)

Retzer betont jedoch auch, dass Versuche von Therapeuten, eine strukturierte und klare Kommunikation herzustellen, häufig eine Zunahme von unstrukturierter und uneindeutiger Kommunikation beim Indexpatienten oder der Familie bewirken. Klarheit kann Risiken bergen, zum Beispiel sich der Abwertung durch andere auszuliefern oder die Abgrenzung durch Unverstehbarkeit aufzugeben.

Es stellt sich die Frage, ob die Verschwommenheit der Zeit bei schizophrenen Menschen – wie Retzer es darstellt – ein Schutz vor unerträglichen existenziellen Konflikten ist oder ob die Zeitstörung eher die Schwierigkeiten und Konflikte, die in schizophrenen Familien zu beobachten sind, wesentlich mitbedingt und ihnen vorausgegangen ist. Die Vulnerabilität, das heißt die Verletzlichkeit für die Erkrankung Schizophrenie, ist zu einem Teil genetisch bedingt und zum Teil in der frühen – auch embryonalen – Entwicklung erworben. Ob die Erkrankung jedoch überhaupt ausbricht und wie sie dann verläuft, hängt wesentlich von psychosozialen Einflüssen ab.

So konnte die Expressed-Emotions-Forschung zeigen, dass Schizophrene nach einem Abklingen der Symptome wesentlich häufiger zum Rückfall neigen, wenn sie viel Zeit mit Familienangehörigen verbringen, die ihnen gegenüber eine kritisch feindselige Haltung eingenommen haben, sich zugleich jedoch überfürsorglich um sie kümmern. Mit dem Begriff »Überfürsorglichkeit« ist eine scheinbare Fürsorge gemeint, bei der der Sorgende jedoch das Gespür für die Wünsche, Impulse und Handlungen des Umsorgten vermissen lässt und so den anderen durch unangebrachte Fürsorge förmlich erstickt. Hiermit ist immer auch die mangelnde Fähigkeit verbunden den Eigenrhythmus des anderen wahrzunehmen. Würde man diesen nämlich wahrnehmen, könnte man besser zwischen Fürsorge und Überfürsorglichkeit unterscheiden.

So möchte ich folgende Hypothese aufstellen: Menschen, die anfällig sind eine Schizophrenie zu entwickeln, sind besonders in ihrer zeitlichen Feinabstimmung mentaler, emotionaler, vegetativer und praktischer Vorgänge störbar, die Abstimmung all dieser Prozesse kann chaotisch auseinander brechen. Derart gefährdete Menschen werden besonders sensibel auf Situationen reagieren, die sie in ihrem Eigenrhythmus durcheinander bringen. Angehörige und Helfer, die sich zu wenig abgrenzen und demzufolge auch den Eigenrhythmus des schizophren Gefährdeten nicht wahrnehmen können, werden in Form von Unterbrechungen, Zeitdruck oder auch zeitlich wenig aufeinander abgestimmten Kommunikationsstilen der chaotischen Entgleisung der Zeitlichkeit Vorschub leisten.

Andererseits wird ein schizophrenes Familienmitglied für Menschen, die selbst wenig in ihrem Eigenrhythmus ruhen, viel unerträglicher sein als für Angehörige, die sich gut abgrenzen können und mit ihrem Eigenrhythmus vertraut sind. Spannungen werden sich besonders in Familien aufschaukeln, in denen niemand in sich ruht und die Menschen zugleich sehr miteinander verwoben sind. Dem Schizophrenen geraten die Zeit und damit die Eigenrhythmen chaotisch durcheinander. Er braucht klare Zeitstrukturen und Menschen, die seine Rhythmen wieder entdecken helfen und nicht noch mehr durcheinander bringen. Angehörige und professionelle Helfer, die in ihren Anpassungsmöglichkeiten an die Rhythmen eines anderen Menschen wenig flexibel sind, müssen lernen sich abzugrenzen und sich herauszuhalten.

Stellt man sich die psychologische Gegenwart als ein aktiv aus Wahrnehmungen, Interpretationen und Zukunftserwartungen erzeugtes Konstrukt vor, so ist zu vermuten, dass die schizophrenen Denk-, Gefühls- und Handlungsstörungen mit einem Auseinanderbrechen dieser subjektiven Gegenwartskonstruktionen in Verbindung stehen. Berücksichtigt man nun noch die existenzphilosophische Sichtweise

M. Heideggers, so kann man eigentlich nicht mehr von Gegenwartskonstruktionen sprechen, denn bereits in diesen Wirklichkeitskonstruktionen sind neben gegenwärtigem Erleben Gewesenheit und Zukunftsprojektionen enthalten; es handelt sich also um mehr oder weniger elementare Zeitkonstrukte, die bereits die gesamte dreigliedrige Zeitstruktur von Zukunft, Gegenwart und Gewesenheit in sich tragen.

Diese elementaren Zeitkonstruktionen sind vermutlich bei der Schizophrenie gestört. Sie sind nicht allein in Bezug auf den bewussten Umgang mit Zeit, d.h. in Bezug auf die kognitive Symbolisierung von Zeit, gestört, sondern brechen auf einer viel elementareren Ebene auseinander, sodass auch normalerweise automatisch ablaufende Handlungsmuster gesperrt werden. Dies scheint mir ein zentraler Punkt zu sein, der darauf hindeutet, dass das Auseinanderbrechen elementarer Zeitkonstruktionen nicht Folge, sondern die Ursache für die vielfältigen schizophrenen Symptome sein kann. Nahezu alle schizophrenen Symptome (wenn man von den Negativsymptomen einmal absieht) lassen sich vor diesem Hintergrund erklären. Denkstörungen wie Gedankenabreißen oder die Kontamination von Worten mit anderen Bedeutungen lassen sich ebenso unmittelbar aus der Zeitstörung ableiten wie katatone Handlungssperren und Gefühlsambivalenzen. Auch Halluzinationen wären aus der Zeitstörung erklärbar, dergestalt nämlich, dass Sinneseindrücke zeitlich verschoben mit aktuellen Situationswahrnehmungen vermengt werden.

Die syntaktisch und semantisch geschlossene, mit der gesellschaftlichen Wirklichkeitsauffassung übereinstimmende Konstruktion von Wirklichkeit und Zeit geht dem schizophrenen Menschen verloren, er verliert sich in sinnwidrig überlappenden Zeitkonstrukten, die er sprachlich anderen Menschen weniger und weniger vermitteln kann. Dieses Herausfallen aus den allgemein üblichen Wirklichkeits- und Zeitkonstruktionen verursacht in der Regel Angst; der Betroffene selbst verliert auf einer elementaren Ebene die Fähigkeit sein Erleben schlüssig zu deuten. Nicht nur das gegenwärtige Erleben bricht chaotisch auseinander, sondern auch jegliche Projektion in eine vorhersehbare Zukunft entgleitet. Die Kontinuität des Erlebens und die Gewissheit, dass sich die Zukunft sinnvoll an die Gegenwart anschließt, gehen verloren. Beim Versuch mit anderen zu kommunizieren gelingt weder die gemeinsame Bildung von Sinneinheiten noch glückt die zeitliche Abstimmung der Kommunikation wie gewohnt. Dies lässt bei beiden

Kommunikationspartnern in der Regel Verunsicherung und Angst aufkommen.

> Ich erinnere mich an Gespräche, die ich mit einem jungen schizophrenen Mann geführt habe, der mehrmals am Tag kataton erstarrte. Oft stand er regungslos im Park und blickte in eine Richtung. Auch verbrachte er viele Stunden an der Wand seines Zimmers stehend. Im Gespräch wurde er manchmal immer langsamer, bis er überhaupt nichts mehr sagte und sich nicht mehr bewegte. Besonders hilfreich für das Gelingen der Kommunikation war es, wenn ich mich sehr genau darauf konzentrierte, Worte oder Gesten von ihm vorsichtig aufzugreifen und mit kurzen Sätzen oder Fragen zu beantworten. Es war ganz wichtig, immer Pausen entstehen zu lassen, in denen er auf das, was ich sagte, oder auf meine Gesten reagieren konnte. Wenn jemand zu viel auf einmal sprach oder gar auf ihn einredete, verlor er den Faden und drohte zu erstarren, es war, als verlöre er dann die Möglichkeit mit dem anderen eine zeitliche Wechselbeziehung einzugehen. Auch zu lange Pausen schienen den Gesprächsfluss abzubrechen. Es schien dem jungen Mann eine enorme Mühe zu bereiten, eine zeitliche Wechselbeziehung zu anderen Menschen herzustellen und aufrechtzuerhalten. Gelang dies, war verständliche Kommunikation möglich, gelang es nicht, zerbrachen seine Handlungsmöglichkeiten und seine Fähigkeit, sprachliche Sinneinheiten auszudrücken.
> Er schien von Zeit zu Zeit die Unterstützung anderer zu benötigen, um in sinnvollen Zeiteinheiten strukturierte Gedanken und Handlungen hervorbringen zu können. Allein gelassen entglitt ihm die Strukturierung seiner Worte und Handlungen. Konfrontiert mit Menschen, die ihm in der Interaktion zeitliche Strukturierungen aufdrängten, ohne auf seine Impulse zu achten, reagierte er mit Rückzug oder manchmal auch aggressiv.

Betonen möchte ich an dieser Stelle, dass mit dem Auseinanderbrechen elementarer Zeitkonstruktionen *kein* mechanisches Auseinanderbrechen einer wie auch immer gearteten inneren Uhr gemeint ist. Die veränderte Zeitkonstruktion des schizophrenen Menschen durchzieht existenziell sein gesamtes Erleben, sie lässt sich demzufolge auch vermutlich nicht in einem Zeitzentrum im Gehirn lokalisieren, sondern wäre neurobiologisch eher in einer komplex veränderten Erregungsdynamik, d.h. im Zusammenwirken unterschiedlicher Gehirnaktivitäten zu suchen.

Im Wahn gelingt noch eine sprachliche Ordnung, obwohl die Bedeutung nicht mehr auf einen Konsensus mit anderen stößt, in der Denkstörung allerdings bricht auch die sprachliche Ordnung auseinander. Die Tatsache, dass die Schizophrenie eine in der ganzen Welt mit ähnlicher Häufigkeit auftretende Erkrankung ist, ist weder genetisch noch psychosozial erklärbar. Vermutet man jedoch eine grundsätzliche Störbarkeit von elementaren Zeitkonstruktionen, so wäre unter Umständen begründbar, dass diese in jeder Kultur zu bewältigende Zeitigung des Erlebens bei einem bestimmten Prozentsatz der Menschen chaotisch auseinander bricht. Wir wissen noch zu wenig über diese elementaren Zeitigungsprozesse, um diese Hypothese zur Schizophrenie unmittelbar verifizieren oder falsifizieren zu können. Ein Schritt in diese Richtung könnte jedoch die Entwicklung von Untersuchungsmethoden sein, welche Stabilität und Störbarkeit von elementaren Zeitkonstruktionsprozessen erfassen. Der Theorie zufolge müssten diese elementaren Konstruktionen sowohl durch zeitlich unsynchronisierte Wahrnehmungen (hohe Ablenkungs- und Unterbrechungsdichte) als auch durch Wahrnehmungen, die nicht in das bisherige Bedeutungsrepertoire integriert werden können, oder durch inkongruente Denk-, Fühl- und Handlungszusammenhänge störbar sein.

Der Ausbruch schizophrener Psychosen steht nicht selten in Zusammenhang mit Umbrüchen im Identitätsgefüge des Patienten, das bedeutet, der junge Erwachsene ist mit zahlreichen Situationen konfrontiert, welche nicht mit den gewohnten kognitiven und emotionalen Zukunftserwartungen in Einklang gebracht werden können. Außerhalb der Familie reagiert man anders auf den jungen Erwachsenen als im Elternhaus, schulisch und beruflich entstehen ungewohnte Situationen, das Selbstbild verändert sich im jungen Erwachsenenalter rasch, in der Partnerschaft entstehen ungewohnte Näheerfahrungen, die die aus dem Elternhaus stammenden Erwartungen, wie Nähe sich gestaltet, jäh brüskieren können. Plötzlich findet sich der junge Erwachsene in neuen Wirklichkeiten, welche ihn bis in das Gefühlsleben hinein durchdringen. Diese große kognitive und emotionale Umstrukturierung birgt die Gefahr des Identitätsverlustes, des Auseinanderbrechens eines lebendigen Bezuges zwischen Zukunft, Gegenwart und Gewesenheit.

F.T. Melges (1982) schildert die Zeitstörung bei schizophrenen Psychosen folgendermaßen: Zunächst werde die Gegenwart stärker als normalerweise von Vergangenheit und Zukunft getrennt, hierdurch erscheine sie verlängert. Die innere Zeit erscheine reicher, es würden mehr und unverbundenere innere Ereignisse erlebt. Diese stärkere und auf die Gegenwart gerichtete Aufmerksamkeit könne zu psychedelischen Erfahrungen mit dem Gefühl einer gesteigerten Gewissheit führen. Im weiteren Verlauf nehme dann die Schwierigkeit zu, Sequenzen richtig zu ordnen, es falle immer schwerer, die Gedanken zu ordnen und einer Konversation zu folgen, das Denken lockere sich assoziativ und es falle immer schwerer, zielgerichtet zu handeln. Schließlich brechen Vergangenheit, Gegenwart und Zukunft auseinander. Hierdurch entstehen Depersonalisationserlebnisse, das Vertraute wird unvertraut. Wenn Vergangenheit und Zukunft unkontrolliert in die Gegenwart einbrechen, kann der psychotische Mensch nicht mehr zwischen »wirklich« und »unwirklich« unterscheiden. Innere und äußere Wirklichkeit fließen ineinander. Unverbundenes erscheint verbunden. Es entsteht der Eindruck des von außen Gemachten.

Der mit der psychotischen Desorganisation einhergehende Verlust von Kontrolle über sich selbst, die persönliche Zukunft und über andere Menschen kann mit der Ausbildung von wahnhaften Überzeugungen einhergehen. Diese wahnhaften Überzeugungen stellen einen Versuch des Patienten dar Kontrolle zurückzugewinnen.

Melges stellt den Prozess der Ausbildung eines Wahns folgendermaßen dar: Der Mensch fühlt sich durch den Kontrollverlust über sich selbst und andere akut bedroht. Aus dieser Bedrohung erwachsen Verdächtigungen gegen andere, sie wollten Kontrolle über ihn ausüben, und Ärger. Der Mensch unternimmt den Versuch die Bedrohung abzuwehren und sich gegen die (vermeintlichen) Handlungen anderer zu wappnen, er sucht nach Hinweisen und Zeichen. Mit der Zeit nimmt er an, die anderen würden seine Verdächtigungen und seinen Ärger bemerken und sich hierfür an ihm rächen. Er beginnt seine Motive und Handlungen zu vertuschen, ist jedoch immer mehr damit beschäftigt, die vermeintlichen Kontrolleure unter Kontrolle zu halten und ihre Reaktionen auf seine Abwehrversuche vorherzusehen und einzudämmen. Seine persönliche Zukunft ist nun nicht mehr davon geprägt, eigene Ziele zu verfolgen, sondern auf die vermeintlich drohenden Handlungen anderer zu reagieren. Dies setzt einen Teufelskreis des Kontrollverlustes über die eigene Zukunft in Gang.

Am Ende steht die den Menschen subjektiv entlastende Gewissheit des systematisierten Wahns, dass die anderen sich zusammengetan haben und ihn bereits in der Gegenwart verfolgen. An der Gewissheit der Verfolgung durch andere kann sich das Denken partiell neu organisieren. Die Machenschaften der anderen bilden einen Kristallisationspunkt für subjektiv sinnvolles, zielgerichtetes Handeln, das jedoch nicht an der Wirklichkeit überprüft wird. Es entsteht eine eingeengte, jedoch subjektiv zielgerichtetes Handeln erlaubende Teilzukunft.

Versteht man die Dynamik der Wahnentwicklung, so wird man empathisch auf das Gefühl der Bedrohung und auf den erlebten Kontrollverlust reagieren. Man wird davon Abstand nehmen, den Wahn ausreden zu wollen, und sich eher darauf konzentrieren, in der Gegenwart Inseln des Vertrauens und der Rückgewinnung von Kontrolle entstehen zu lassen. Das therapeutische Handeln sollte empathisch und besonders auch verlässlich sein. Neben der medikamentösen Behandlung sollte der Patient unterstützt werden, zunächst bei kleinen Alltagshandlungen und bei mitmenschlichen Begegnungen Kontrolle über sich selbst und andere zu erfahren, um sich Schritt für Schritt wieder sicherer fühlen zu können.

Aus daseinsanalytischer Sicht sieht L. BINSWANGER (1994, S. 333ff.) das Auseinanderbrechen der Konsequenz der natürlichen Erfahrung als grundlegend für das Verständnis der als schizophren bezeichneten Daseinsverläufe an. Eine solche Inkonsequenz der Erfahrung zeichne sich oft schon seit der Kindheit ab. Der betroffene Mensch könne die »Sachen« in der unmittelbaren Begegnung nicht so sein lassen, wie sie sind, sondern müsse ihnen diktieren, wie sie zu sein haben. Aus dieser eigenmächtigen Verfügung über die Dinge und die anderen Menschen erwüchsen dann Lücken in der Erfahrung, Brüche, die dazu führten, dass der schizophrene Mensch eine verzweifelte Suche nach Auswegen beginnen müsse, welche die verloren gehende Ordnung wieder herstellen sollen. Ein möglicher Ausweg bestehe für den betroffenen Menschen darin, die Inkonsequenz der Erfahrung durch ein starres Entweder-oder zu ordnen.

Der Mensch gerät dann zunehmend in die Fessel der starren Alternative. Er flüchtet sich in eine verstiegene Idealbildung, welche nur eine Seite der Alternative zulässt, das Gegenteil löst existenzielle Ängste aus. Der Mensch kann nicht mehr eigentlich »ganz« sein. Das Dasein wird aufgerieben, die antinomische Spannung kulminiert und der Mensch weiß nicht mehr aus noch ein. Die Sehnsucht nach einem Ende wächst.

Manche Menschen werden suizidal, andere ziehen sich völlig aus dem tätigen gesellschaftlichen Leben zurück. Ein dritte Möglichkeit, auf dieses Nicht-mehr-aus-noch-ein-Können zu reagieren, ist der Wahn. Im Wahn liefert sich – daseinsanalytisch gesehen – das Selbst an selbstfremde Daseinsmächte aus und nimmt sich so aus der Eigenmächtigkeit seines Lebenszusammenhanges heraus. Aktives Handeln wird zu passivem Erleiden. Selbstentscheidung wird resignativ aufgegeben, der Mensch überlässt sich den »Feinden«, welche die bisher mit aller Gewalt unterdrückte Seite der starren Alternativen repräsentieren, in die die Existenz schon längst gespalten war.

»Anstelle der aus der Inkonsequenz der Erfahrung entsprungenen antinomischen Spannung des Daseins in zwei unversöhnliche Alternativen, tritt jetzt die ›einseitige‹, dafür aber um so konsequentere, ›unkorrigierbare‹, ›unproblematische‹ Erfahrung im Sinne des wahnhaften Erfahrungsmodells.« (BINSWANGER 1994) Alle neuen Erfahrungen werden nun nach diesem »unkorrigierbaren« Modell geformt.

Die verstiegene Idealbildung und der Wahn bringen gewissermaßen die Zeit zum Stillstand, während die Inkonsequenz der Erfahrung die Zeit auseinander brechen ließ. In der daseinsanalytischen Begegnung werden diese existenziellen Katastrophen thematisiert. Der schizophrene Mensch wird in seiner Unmöglichkeit des Ganzseinkönnens verstanden. Zum Ganzseinkönnen gehören die Konsequenz der natürlichen Erfahrung und damit die Wiederaneignung der eigenen Gewesenheit, die Entschlossenheit in der Gegenwart und das Sichentwerfen in eine eigene Zukunft. Wenn die Inkonsequenz der Erfahrung und die Brüchigkeit der Zeit mitmenschlich teilbar werden, finden sich erste Ansatzpunkte für die Entwicklung von Kontinuität. Die Beziehung trägt auch im Zustand des Zeitzerfalls und ermöglicht vielleicht Kristallisationspunkte für eine konsequentere Erfahrungswelt ohne Flucht in starre Alternativen. Vorsichtig kann gemeinsam ein Ausweg aus dem Stillstand der Zeit gewagt werden.

Der englische Psychiater R.D. Laing äußert jedoch Zweifel, ob sich Daseinsanalytiker wie L. Binswanger wirklich auf diese Gemeinsamkeit einlassen; der berühmte von Binswanger publizierte »Fall der Ellen West«, eine Patientin, die sich schließlich suizidierte, sei nicht aus einer tiefen Begegnung mit der Patientin entstanden, sondern nach wenigen persönlichen Befragungen aus schriftlichen Dokumenten rekonstruiert worden, aus Gedichten, Tagebucheintragungen, Briefen und Berichten ihres Mannes über ihre Lebenserinnerungen, »die er aus ihr herausholte, nachdem er sie – angestiftet von Binswanger – unter Hypnose gesetzt hatte« (Laing 1983, S. 79).

So entpuppe sich Binswangers existenzieller Blick bei genauerem Hinsehen als »eine weitere Verfeinerung des stark institutionalisierten, entpersönlichten und entpersönlichenden, objektivierenden psychiatrischen diagnostischen Blicks, von dem er sich freizumachen versucht« (ebd.).

Weniger um das existenzielle Verständnis eines nicht mehr Ganzseinkönnens als um die menschliche Begleitung beim tatsächlichen Aufsuchen bedeutsamer Orte und Lebensstationen geht es in dem von M. Bosshard und H. Lazarus 1997 geschilderten Projekt der soziogeographischen Rekonstruktion. In diesem mit Studenten der Sozialen Arbeit durchgeführten Projekt wurden psychiatrische Langzeitpatienten beim Wiederaneignen der vorpsychiatrischen Lebensgeschichte unterstützt. Die Studierenden begleiten die Patienten beim Aufsuchen bedeutsamer biografischer Orte und helfen so, die Gegenwart mit der Vergangenheit zu verbinden. Die Normalbiografie rückt hierdurch stärker als die Krankengeschichte in den Vordergrund, Erinnerung wird sinnlich real, neue Erinnerungen tauchen auf, man sucht gemeinsam geheime Glücksorte auf und bestärkt durch das Auffinden guter Orte und guter Erinnerungen Gefühle der Unabhängigkeit, Selbstsicherheit und Eigenheit. Das chaotisch Erscheinende wird für den interessierten anderen nachvollziehbar und in einem größeren Zusammenhang sichtbar. Die Wiederaneignung der Lebensgeschichte wird als Voraussetzung für eine wirkliche Enthospitalisierung gesehen, aus der neue Zukunftsmöglichkeiten erwachsen können.

Je mehr es dem Patienten gelingt, subjektiv bedeutsame Ereignisse zu einem sinnvollen Ganzen zu vernetzen und in eine bedeutungsvolle Biografie zu integrieren, desto besser wird er sich kommunizierend und handelnd auf ein tragendes Netzwerk verbundener Zeitstrukturen stützen können. Emotional bedeutsame Ereignisse werden so subjektiv sinnvoll miteinander verwoben und können wieder mitgeteilt werden.

Hier setzt die Biografiearbeit mit schizophrenen Menschen an. Im Gespräch über die Biografie erinnert sich der Patient an emotional bedeutsame Erlebnisse und reaktiviert Beziehungserfahrungen, der Gesprächsfokus konzentriert sich mehr auf die individuelle biografische

Verarbeitung und die identitätsfördernde Wirkung der Aneignung von Lebensgeschichte als auf das Verstehen einer Krankengeschichte durch einen (diagnostizierenden) anderen. Ziel der Biografiearbeit ist es, dass der schizophrene Mensch jenseits der Fragmentierungen in der Gegenwart biografische Zusammenhänge und Vernetzungen erlebt und nicht auseinander gebrochene Zeitstrukturen erinnert.

Herrn Leonhardt begegnete ich auf einer offenen psychiatrischen Langzeitstation, nachdem er von einer Rehabilitationsstation als derzeit nicht rehabilitierbar verlegt worden war.
Herr Leonhardt war das jüngste Kind aus einer Familie, die am Ende des 2.Weltkrieges aus Ostpreußen nach Nordrhein-Westfalen geflohen war. Er hatte achtjährig seine Mutter verloren. Zu Beginn seiner Studienzeit erkrankte er schizophren und konnte wegen seiner Erkrankung nie sein Studium abschließen oder sich anderweitig beruflich integrieren. Zeitweilig war er in psychiatrischen Selbsthilfebewegungen aktiv und setzte sich intellektuell sehr mit Macht- und Ohnmachtsfragen der institutionellen Psychiatrie auseinander. Mit Ende dreißig stürzte er sich während eines psychiatrischen Krankenhausaufenthaltes unter dem Einfluss imperativer Stimmen von einem Gebäude und erlitt ein Schädelhirntrauma, multiple Becken- und Beinbrüche sowie schwere innere Verletzungen. In der Folge verbrachte er fast zwei Jahre in somatischen Krankenhäusern. Er blieb körperlich schwer behindert, konnte nur mit Mühe mit zwei Krücken gehen und saß die meiste Zeit im Rollstuhl. Die Wirbelsäule blieb verkrümmt. Die offenen Liegegeschwüre, die er sich bei dem langen Krankenhausaufenthalt zugezogen hatte, heilten nie mehr ganz zu. Er hatte Probleme den Stuhlgang länger einzuhalten. Durch die Folgen der Schädel-Hirn-Verletzung konnte er seine Gefühle schwer kontrollieren, war reizbar und geriet bei Konflikten in schwere Wutausbrüche, in denen er herumschrie und andere beleidigte. Hierdurch geriet er bei Mitpatienten rasch ins Abseits.
Hinzu kam, dass auch die schizophrene Symptomatik nicht abgeklungen war. Er fühlte sich beeinflusst, hörte Stimmen, erlebte nachts sexuelle Berührungen durch imaginäre Personen, fühlte sich manchmal bedroht und beobachtet und litt unter Konzentrations- und Denkstörungen.
Ich begann mit Herrn Leonhardt mehrmals die Woche kürzere und längere Gespräche zu führen. Was mich beeindruckte, war seine Lebensenergie und die Kraft, die er trotz dieser schwersten Behinderung zu

haben schien. Er hörte trotz widriger Umstände nicht auf, um ein selbstbestimmtes Leben zu ringen, und mochte sich keinesfalls damit abfinden, sich den Zwängen einer psychiatrischen Klinik auf Dauer unterzuordnen. Er regte mich durch seine intellektuell geprägte kritische Distanz zur institutionellen Psychiatrie, von der er nun so abhängig war, sehr zum Nachdenken an.

Er hatte sich zeitweilig in mich verliebt und umschwärmte außerdem eine attraktive junge Putzhilfe der Station. Im Laufe von fast zwei Jahren sprachen wir über aktuelle Konflikte, über seinen Umgang mit Krankheit und Behinderung und dann zunehmend auch über seine Biografie, über seine Mutter, die Beziehung zu seiner Schwester, seine erste Freundin, die Studienzeit, sein Engagement in psychiatrischen Selbsthilfebewegungen und über die Bücher, die er trotz seiner Konzentrationsstörungen las. Es schien für ihn von großer Bedeutung zu sein, dass ich mit aufrichtigem Interesse an seinen lebensgeschichtlichen Erfahrungen Anteil nahm, nachfragte und mich empathisch einfühlte. In unseren Gesprächen ließen die Denkstörungen nach, er verlor weniger oft abrupt den Faden, schilderte Erlebnisse zunehmend emotional kongruent, weinte, lachte, schien sich selbst zunehmend trotz aller Widrigkeiten *ganzheitlicher* zu erleben.

Er arbeitete in der Klinikbibliothek, besuchte Ausstellungen in der Stadt und nahm Kontakte innerhalb und außerhalb der Klinik auf. Nach gut einem Jahr besuchte er für einige Tage mit dem Zug seine Schwester in Süddeutschland und nahm an einer einwöchigen Patientenurlaubsreise teil.

Schließlich wurde er in ein kleines Dauerwohnheim entlassen. Nach einigen Wochen wurde er nach einem Selbstmordversuch für kurze Zeit in die Klinik zurückgebracht, jedoch erneut entlassen. Er kam von nun an nicht mehr zu regelmäßigen Therapiegesprächen in die Klinik. Bei unserer letzten zufälligen Begegnung auf dem Klinikflur wählte ich eine ungeschickte Formulierung, die das kurze Gespräch zum Stillstand brachte. Danach habe ich ihn nicht mehr gesehen.

Er verstarb bei einem chirurgischen Eingriff, als er sich entschlossen hatte die noch offenen Liegegeschwüre plastisch decken zu lassen.

Das Mit-Teilen der eigenen Biografie eröffnet im Finden der eigenen Basis neue Horizonte. Wie bereits bei der Angstneurose erwähnt, erschließt sich die eigene Gewesenheit besonders dann, wenn Gefühle nicht vermieden, sondern erinnert und wieder belebt werden. Im Erzählen der eigenen Biografie entsteht die Gewesenheit neu. Ziel ist es nicht, das Leben quasi wie einen Roman vor sich zu sehen und in der Vorstellungswelt in eine Entwicklungsabfolge zu zwängen, die weder dem Erleben des schizophrenen Menschen entspricht noch angesichts postmoderner Lebenswelten wirklich zeitgemäß wäre. Es geht nicht um das Einordnen in ein Schema, sondern um ein lebendiges Vernetzen. So kann die Biografiearbeit gut durch das Betrachten von Bildern (Fotos) und durch gestaltende und musische Elemente ergänzt werden. Vielleicht fällt manchem schizophrenen Menschen der Umgang mit den neuen Medien und ihrer weniger linearen Zeitstruktur auch leichter als das Erzählen. Wichtig bleibt jedoch das mitmenschliche Teilen und die Beantwortung emotionaler Reaktionen. Bei der Auflösung des Langzeitbereichs der Landesklinik Gütersloh und der gemeindenahen Rehabilitation der über Jahre und Jahrzehnte hospitalisierten Patienten spielte das Umschreiben der Krankengeschichte in eine Gesundheitsgeschichte eine bedeutende Rolle. Die Biografie wurde vom überstarken Zugriff der Institution Klinik befreit und in dieser neu entstandenen Biografie konnten Anknüpfungspunkte für psychiatriefreie Zukunftsentwürfe freigelegt werden.

Die Hoffnung auf Veränderung spiegelt sich in der systemischen Familientherapie. Nicht das Defizitäre, sondern die Möglichkeiten des Wachstums werden in den Blick genommen. Für den einen mag es bedeutsam sein, wenn der Therapeut das ganze Ausmaß der existenziellen Katastrophe versteht, wenn das Leid mitmenschlich teilbar wird. Für den anderen ist es vielleicht hilfreicher, einem Therapeuten zu begegnen, der das Leid zwar respektiert, jedoch das Augenmerk mehr auf die möglichen Veränderungen richtet.

L. Boscolo und P. Bertrando (1994) schildern eine ganze Reihe von systemisch-familientherapeutischen Behandlungssitzungen mit Familien, die ein als schizophren diagnostiziertes Mitglied haben. Hierbei thematisieren sie verschiedene Arten und Weisen, wie Schizophrene die Zeit verzerren: Bei manchen Klienten werden die Erlebnisse als zeitlich so chaotisch verstreut erlebt, als ob sie völlig voneinander getrennt seien. Die Zeit wird diskontinuierlich, das Leben stellt sich nicht mehr als zeitliche Entwicklung dar.

Andere Klienten schaffen sich in der Psychose eine neue Geschichte, die sich oft sehr von der Geschichte, die andere Familienmitglieder erzählen, unterscheidet. Manche dieser psychotischen Geschichten wirken sehr festgefügt und belegen die Gegenwart und Zukunft mit erheblichen deterministischen Beschränkungen. Wieder andere Klienten scheinen sich in einem Stillstand der Zeit zu befinden, sie hören auf ihr eigenes Leben zu leben, bis sich ein bestimmter familiärer Konflikt gelöst hat, oder sie scheinen keine Geschichte, sondern nur ein Thema zu haben. Das zeitlose Thema – etwa »Gerechtigkeit und Ungerechtigkeit« – beherrscht die Erzählung.

In den geschilderten Therapiesitzungen hinterfragen die Therapeuten sensibel die Zeitvorstellungen der Klienten und sprechen Brüche, Stillstände und mögliche Alternativen an. Auch die Angst der Klienten vor dem Aufdecken von Wahrheiten und vor Veränderungen kommt zur Sprache. Manche Psychotiker haben eine sehr große Angst vor dem Nichts, sie fürchten zu entdecken, dass sie leben, als ob sie nicht in der Welt seien, nicht existierten, keinen Lebensplan und keine Geschichte hätten. Während existenzielle Ängste zur Sprache gebracht werden, wird im systemisch-familientherapeutischen Setting zugleich versucht eine optimistische, vom Glauben an zukünftige Veränderungsmöglichkeiten getragene therapeutische Haltung ins Gespräch zu bringen, sich von mythisch festgefügten Vergangenheiten und scheinbar aussichtslosen Zukünften chronischer Patienten nicht überwältigen zu lassen und offen für Entwicklungen in der Zeit zu bleiben.

Während familientherapeutischer Sitzungen erzählen die verschiedenen Mitglieder ihre Version der Familiengeschichte, Unterschiede werden deutlich, Gemeinsamkeiten und Bündnisse werden herausgearbeitet und unter Umständen durch die Verschreibung von Familienritualen unterstützt. Ziel der Intervention ist es nicht, nur den schizophrenen Klienten zu »heilen«, sondern innerhalb der Familie positive Veränderungen zu fördern, die jedem Mitglied mehr Entwicklungsmöglichkeiten bieten.

Aus der Sicht eines schwedischen ehemaligen Patienten, dem die Psychiatrie nicht geholfen hat, ist die Selbsthilfebewegung mit ihrem tiefen persönlichen Engagement füreinander der beste Weg aus dem Dschungel einer Psychose herauszufinden. Man brauche Begleiter, die einen offenen Blick für ungewöhnliche Lösungen haben und die bereit sind sich in den Dschungel, also zur Person, genau dorthin, wo diese sich befindet, zu begeben, um gemeinsam den Weg hinauszufinden:

»Verrückt zu werden ist wie in einen Dschungel zu kommen. Das Wichtige ist dann, den Weg aus dem Dschungel herauszufinden. Das ist sehr schwierig, denn der Dschungel ist ein sehr wilder Platz ohne ausgetretene Wege. Es gibt auch keine Karte vom Dschungel und keinen Experten, der richtige Anleitung geben kann.

Von der Psychiatrie bekommt man keine Hilfe. Ihre ›Lösung‹ ist nicht, den Weg herauszufinden, sondern die Person einzusperren. Mitten im Dschungel versucht sie eine Mauer rund um die Person zu bauen. Sie versucht entweder die ganze Person einzusperren oder (mit Psychopharmaka) nur das Gehirn. Ihre ›Lösung‹ ist, die Person mitten im Dschungel einzukapseln – für den Rest ihres Lebens.

Psychotherapie ist ein Versuch, nicht den Weg aus dem Dschungel herauszufinden, sondern den Weg, den die Person in den Dschungel hineingegangen ist, kartographisch aufzunehmen. Zuweilen kann das ein bisschen hilfreich sein, weil man vom Weg hinein Kenntnisse erwerben kann, die hilfreich für den Weg hinaus sein könnten. Aber von der Psychotherapie bekommt man oft auch keine Hilfe, weil sie so wenig über den Weg aus dem Dschungel heraus weiß.« (Jesperson 1995, S. 198f.)

Der Einfluss der Neuroleptika

Die therapeutischen Effekte von Neuroleptika in der Behandlung schizophrener Störungen können als selektive Verstärkung von Filterfunktionen interpretiert werden. Neuroleptika haben einen deutlichen Einfluss auf die Wahrnehmungsschwelle für zeitliche Unterschiede. So zeigen verschiedene visuelle Wahrnehmungsexperimente unter Neuroleptikagabe, dass die Zahl der wahrnehmbaren Informationseinheiten pro Zeiteinheit herabgesetzt wird. Diese Medikamente reduzieren beispielsweise die Zahl der spontan empfundenen Umkehrungen einer perspektivisch gezeichneten Treppe, die der Proband alternierend als Blick von unten oder von oben auf eine Treppe wahrnehmen kann.

Außerdem kann man in Experimenten zur visuellen Maskierung eine Hemmung des zeitlichen Auflösungsvermögens des visuellen Systemes unter niedrig dosierter Neuroleptikagabe nachweisen: »Bei Maskierungsexperimenten wird die Wahrnehmung eines tachistoskopisch dargebotenen Stimulus (Target: z.B. Buchstaben) durch die räumlich und zeitlich nahe gelegene Präsentation eines zweiten Stimulus (der Maske: z.B. einem Muster von Strichen), der auf eine gleiche oder räumlich nahe gelegene Stelle der Retina des Probanden projiziert wird, herabgesetzt, respektive verunmöglicht.« (Fisch 1990) Neuroleptika können in sehr niedriger Dosierung den Effekt der Maske selektiv verstärken.

Tierexperimentelle Daten weisen – wie H.-U. Fisch ausführt – darauf hin, dass Neuroleptika die Frequenz der »inneren Uhr« von Ratten herabsetzen (end., S. 155). Hier möchte ich jedoch noch einmal anmerken, dass die Vorstellung einer inneren Uhr leicht zu einem mechanistischen Weltbild führt, das die klassisch naturwissenschaftliche Vorstellung von Zeit unhinterfragt zu Grunde legt.

Neuroleptika können dazu beitragen, dass der schizophrene Mensch seine Zeit wieder als geordneter erlebt. Reize von innen und außen werden stärker gefiltert. Zeitliche Abfolgen verlangsamen sich. Dass damit auch die Gefahr einer pharmakogenen Depression einhergeht oder sich ein Gefühl der Selbstentfremdung herausbilden kann, beruht vielleicht gerade auf diesen Wirkungen.

Ich möchte dazu eine Selbstschilderung zitieren, bei der sich die Psychose und die (Neben-)Wirkungen der Medikamente auf eine subjektiv schwer zu entschlüsselnde Weise überlagern:

»Zunehmend deutlicher zeigten sich die Nebenwirkungen von Arzneien: meine Schwierigkeiten zu reagieren, mitzudenken, Fragen zu beantworten, obwohl ich alles hörte und mitbekam, was passierte. Sprach man mich an, antwortete ich häufig nicht sofort. Es machte mir einige Mühe, spontan auf eine Sache einzugehen, durch Überlegen gezielte Äußerungen zu geben. Obendrein barg diese Langsamkeit einen gewissen Schutz, mich, wenn nötig, ›in meine Welt‹ zurückzuziehen.

Es fehlte mir die Kraft, aufrecht und gerade zu sitzen. Ich sank stattdessen in mich zusammen. Mit gekrümmtem Rücken, den Kopf nach vorne gebeugt, hing ich im Stuhl. Der Mund stand vom schief verkrampften Gesicht halb offen, die Augen starrten auf einen Punkt am Fußboden. Ebenso begrenzten sich meine Antriebskraft, meine Energie und mein Willen auf ein Minimum. Ich bot ... den Anblick eines kleinen großen Kindes, eines Menschen, welchem etwas weggenommen worden war, ein Teil seines Innersten.

Ich wollte meinen Trancezuständen ein Ende bereiten, indem ich beschloss eigenständig alle Medikamente auf einmal abzusetzen.« (Stein 1993, S. 160ff.)

Nach dem Absetzen der Neuroleptika schildert die Autorin Vera Stein dann die folgende Erfahrung: »Ich saß regungslos auf einem Stuhl oder im Sessel, blickte in ein ›Loch‹. (...) Krampfzustände besserten sich zwar deutlich, doch bereitete mir das Sprechen gewaltige Mühen, was sich von Woche zu Woche verschlimmerte, bis ich gar nicht mehr reden konnte. (...) Mein Befinden besserte sich nicht, im Gegenteil, es wurde schlechter. Wenn meine Blicke sich nicht in starrer Haltung nach innen richteten, rollte ich stundenlang, auf stupide Art und Weise, zwei Spielzeugautos am Tisch übereinander.« (ebd.)

Die erhoffte Besserung und Reorganisation der Zeit bleibt manchmal lange aus. Neuroleptika werden nicht von jedem Patienten als hilfreich erlebt. Die mit der Filterfunktion und Verlangsamung einhergehende Dämpfung wird oft als Verlust von Lebensenergie und als Hindernis erfahren, die notwendige Reintegration des Erlebens in Angriff zu nehmen. Die Nebenwirkungen tragen zu einer weiteren leibseelischen Verunsicherung bei. Die parkinsonoide Bewegungsbeeinträchtigung hemmt zeitliche Synchronisationsprozesse erheblich.

Aber auch das Absetzen der Medikamente bringt oft nicht die erhoffte Befreiung.

Langzeitpatienten und Hospitalisation

»Die offizielle Auffassung der Gesellschaft ist, dass Insassen von psychiatrischen Kliniken in erster Linie dort sind, weil sie an einer Geisteskrankheit leiden. In dem Maße jedoch, wie die ›seelisch Kranken‹ außerhalb der Kliniken zahlenmäßig diejenigen in den Kliniken erreichen oder übertreffen, könnte man behaupten, dass die Geisteskranken nicht an seelischen Krankheiten, sondern an Zufällen leiden.« (GOFFMAN 1973, S. 135)

Beschäftigt man sich mit chronischen Krankheitsverläufen, so ist man immer wieder mit der Frage konfrontiert, ob eher die Krankheit chronisch verläuft (medizinisches Modell) oder ob die psychosozialen Bedingungen und der gesellschaftliche Umgang mit den Kranken die Chronizität erzeugen.

Behandelt die Psychiatrie chronisch kranke Menschen oder trägt sie selbst zu Chronifizierungsprozessen bei? Wie hilfreich sind psychiatrische Interventionen und wo setzen professionelle Helfer die gesellschaftlichen Bedingungen, die zum Entstehen der Krankheit beigetragen haben, fort, indem sie beispielsweise Ausgrenzung verstärken oder Interaktionen, die bereits in den Familien das Problem nicht lösen konnten, »verlängern«? Mit wem identifizieren sich psychiatrisch Tätige: mit den sozialen Kontrollaufgaben des Staates, mit den Eltern oder den Geschwistern des psychisch Kranken, mit dem Kranken selbst? Wie sehr trägt die Psychiatrie durch rigide Institutionen zur Chronifizierung bei und wie beweglich und zukunftsoffen zeigen sich psychiatrische Einrichtungen? Wie steht es um die Hoffnung auf Veränderung, um eine lebendige Gegenwart und um das echte Interesse an einer nicht zur standardisierten Krankengeschichte geschrumpften Gewesenheit der Klienten? Wie sieht die eigene Berufsbiografie und die professionelle Zukunftsperspektive der Helfer aus? Was wird aus der persönlichen Biografie auf die Klienten projiziert?

J.S. Strauss (1989) weist darauf hin, dass der Verlauf einer schizophrenen Erkrankung im Wesentlichen durch diskontinuierliche Veränderungen geprägt ist, während viele psychiatrische Konzepte eher von einer kontinuierlichen linearen Entwicklung ausgehen. Für das Verständnis der Schizophrenie sei es notwendig, sowohl die Bewältigung als auch die Krankheit zu betrachten und zudem zu erkennen, dass nicht *ein* Krankheitsprozess, sondern verschiedene, nur teilweise voneinander abhängige (semi-independente) Prozesse für den Krankheitsverlauf typisch sind.

Neigen Experten zu sehr zu linearen Entwicklungsmodellen, so werden sie Einzelaspekte der Erkrankung überbewerten und die Patienten in rigiden Behandlungssettings und totalen Institutionen betreuen, sie werden die Bewältigungspotenziale ihrer Patienten aus den Augen verlieren und autoritäre Behandlungssettings bevorzugen, weil sie es für notwendig erachten, Schritt für Schritt bestimmte Ursache-Wirkungs-Beziehungen systematisch zu unterbinden. Sie werden einen Patienten, der sich zeitweilig zurückzieht, um sich nach den einschneidenden Erfahrungen einer Psychose langsam zu reorganisieren, vielleicht missverstehen und sein Verhalten als Negativsymptomatik deuten. Oder sie werden krisenhafte Tiefpunkte, die vom Patienten vielleicht aus subjektiver Sicht durchlebt werden müssen, mit extrem hohen Medikamentendosen zu kupieren suchen. Oder sie werden bei stark oszillierendem Krankheitsgeschehen die Aufmerksamkeit nur auf die krankhaften Episoden, nicht jedoch auf die Phasen hoher psychosozialer Kompetenz richten.

So jedenfalls kann eine lineare Krankheitsauffassung den Blick der Behandler systematisch verzerren und Chronifizierungen wahrnehmen und überhaupt erst entstehen lassen, welche wiederum in Behandlungssettings einmünden, die Freiräume für Veränderungen verstellen. Das markanteste Beispiel solcher Behandlungssettings ist jene »totale Institution«, die in Form gemeindeferner psychiatrischer Großkrankenhäuser mit ausgedehnten Langzeitbereichen über lange Zeit den Umgang mit psychiatrisch »Schwerkranken« prägte und auch die psychiatrische Theoriebildung nachhaltig beeinflusste.

In einer totalen Institution, in der die persönliche Biografie der dort lebenden Menschen kaum eine Rolle spielt, in der die Gegenwart von sich wiederholenden eintönigen Abläufen geprägt ist und in der die Zukunftsperspektive ohne Hoffnung auf Veränderung erscheint, verliert die Zeit immer mehr an Bedeutung und reduziert sich auf das Warten auf die nächste Mahlzeit, auf die abendliche Bettruhe, auf die nächste Zigarette oder einen seltenen Verwandtenbesuch. Warten, Langeweile und Unruhe bestimmen den Bezug zur Zeit. Initiative erlahmt. Veränderung wird immer ungewohnter und macht Angst. Durch diese Festgefahrenheit der Zeit wachsen die imaginären oder realen Mauern zwischen der Institution (z.B. der psychiatrischen Langzeitstation) und der Außenwelt ins Unermessliche. Allerdings hat sich in den letzten 30 Jahren das Bild psychiatrischer Langzeitstationen gewandelt: Die Menschen, die dort leben, müssen in der Regel nicht mehr in entpersonifizierten Bettensälen schlafen, können sich ihre Umgebung persönlicher einrichten, ihre Biografie wird ernster genommen und man versucht sie zu unterstützen, Beziehungen zu pflegen und Bezüge zur Außenwelt wieder aufzubauen.

Durch die drastische Verkleinerung oder Auflösung der Langzeitabteilungen in psychiatrischen Landeskliniken hat sich das Leben vieler Langzeitpatienten dramatisch gewandelt, sie wurden in Familien, Wohnheime oder betreute Wohngemeinschaften enthospitalisiert. Für manche ist die Zeit auch nach vielen Jahren der Hospitalisation wieder lebendiger geworden, sie haben einen persönlichen, gemeindenahen Wohnraum gefunden und arbeiten vielleicht in Behindertenwerkstätten oder an beschützten Arbeitsplätzen, andere sind letztlich in einer anderen Institution mit totalitären Zügen etwa in einem Altenheim oder – wie gehäuft in den USA – verwahrlost auf der Straße gelandet.

Wie R. Lamb (1995, S. 53ff.) betont, gab es in den USA drei wesentliche Kräfte, die das Konzept der Deinstitutionalisierung psychiatrischer Patienten unterstützten:

- Erstens meinten verantwortliche Politiker, man könne Gemeindeversorgung weit billiger haben als Krankenhausversorgung. Dies hat sich jedoch nicht bestätigt, da vernünftige Gemeindeversorgung genauso kostenintensiv wie eine stationäre Langzeitbehandlung ist.
- Zweitens meinten psychiatrische Experten, die Gemeindeversorgung sei für die psychisch Kranken viel besser. Dies ist natürlich abhängig von den in der jeweiligen Gemeinde aufgebauten Versorgungsmöglichkeiten und von der Bereitschaft der Gesellschaft chronisch psychisch Kranke wirklich integrieren zu wollen.

- Drittens kam es Bürgerrechtsvertretern darauf an, den psychisch Kranken ihre Rechte und Freiheiten zu gewähren. Diese durch die Enthospitalisierung neu gewonnenen Freiheiten werden in der Regel von den Klienten sehr hoch bewertet, wie eine Studie von DAVIDSON u.a. (1995, S. 248) zeigt, obgleich diese Studie auch belegt, dass sich das Leben chronisch psychisch Kranker innerhalb und außerhalb der Klinik in mancherlei Hinsicht gleicht.

»Das wohl auffälligste Merkmal aller Interviews war die Eintönigkeit, Einsamkeit und Tragik des Lebens der Patienten, ungeachtet ihrer Umgebung. Heimgesucht von langen Perioden unaufhörlicher psychischer Störungen, bestand ihr tägliches Leben innerhalb und außerhalb der Klinik hauptsächlich aus Schlafen, Rauchen, Kaffeetrinken, stundenlangem Fernsehen und Radiohören. Produktive Aktivitäten gab es so gut wie nicht, ebenso wenig wahre Freundschaften und romantische Beziehungen.« (ebd.)

Das Fernsehen wird dann leicht zum Zeitgeber und zugleich Interaktionspartner, Fernsehzeit wird gelebte Eigenzeit. In einer solch passiven Lebensgestaltung kann man den im Fernsehen erzeugten Zeitstrukturen wenig entgegensetzen, man liefert sich aus. Interessant wäre es, zu hinterfragen, welche Art Sendung von chronisch schizophrenen Menschen bevorzugt wird und wie sehr überhaupt ausgewählt wird. Werden Sendungen gewählt, die eine eher erzählende Zeitstruktur aufweisen oder werden rasch wechselnde Szenenfolgen mit vernetzter Zeitstruktur bevorzugt? In jedem Fall birgt der hohe Fernsehkonsum bei perspektivlos passiver Lebensgestaltung jedoch die Gefahr, dass wesensmäßig fremde Zeitstrukturen konsumiert werden, ohne dass eigene Zeit ganzheitlich erfahrbar wird, dass der Mensch sich seiner Eigenzeit entfremdet und Hoffnungen und Zukunftsperspektiven schwinden.

Oder ausgedrückt in den Worten eines 55-jährigen, seit seinem 29. Lebensjahr immer wieder hospitalisierten Patienten: »Ich lebe in der Vergangenheit. Jeder Tag ist Gegenwart, aber sie kann mir nichts bieten. Was die Zukunft betrifft, so habe ich keine, die der Rede wert wäre. (...) Ich weiß, dass ich psychisch krank sterben werde. Ich weiß nicht, an welcher physischen Krankheit ich sterben werde, aber was Hoffnungen angeht, so habe ich keine...« (DAVIDSON 1995, S. 249)

Die Ausgrenzung psychisch Kranker vollzieht sich nicht nur hinter den Mauern von Institutionen; so genügt es zu Beginn des 21. Jahrhunderts – wie der italienische Psychiater Toresini ausführt – nicht mehr, bei der Kritik an den Institutionen zu verweilen.

»Die Möglichkeit, sich von der Notwendigkeit des Irrenhauses zu befreien, kann nur von der Existenz eines alternativen Kreislaufes ausgehen, der in der Lage ist, Kontrolle durch Beistand zu ersetzen, und der eine alternative soziale Form von Beschränkung darstellt, charakterisiert durch Menschen, Beziehungen, Strategien, Zeichnungen und genau individualisierte Mittel, anstatt durch Mauern, Türen und Gitternetze.« (Toresini 1995, S. 126)

Das rasante Fortschrittstempo der postmodernen Gesellschaft macht es für manche Menschen schon nach wenigen Jahren der Hospitalisation schwer, sich wieder in die Zeit der Gesellschaft einzugliedern. Besonders am Arbeitsplatz herrscht in vielen Bereichen ein Zwang, ständig neue Informationen aufzunehmen und in die bisherige Weltsicht zu integrieren, sodass ein Mensch, der längere Zeit als Kranker (also Arbeitsloser) ausgegliedert war, große Schwierigkeiten hat sich zu reintegrieren, insbesondere wenn er noch unter Beeinträchtigungen leidet. Die Leistungsgesellschaft lässt viele Menschen außen vor, verweist auf Freizeit und Privatleben, lässt vom Arbeitsleben ausgegliederte Gruppen entstehen, die oft professionell betreut werden. Tagesstätten mit strukturierenden Angeboten, Patientenclubs, Kontaktstellen und Freizeitangebote sind entstanden. Hier werden neue Beziehungen geknüpft, Gemeinsamkeit entsteht und manche Menschen, deren verwandtschaftliche Beziehungen brüchig geworden sind, suchen bei professionellen Helfern und Mitklienten eine neue familienähnliche Umwelt. Die Gesellschaft fördert derartige, aus dem Arbeitsleben ausgegliederte Gruppen.

Angesichts der hohen Arbeitslosigkeit sind die Bemühungen, diese Menschen wieder in ein »normales« Arbeitsverhältnis einzugliedern, halbherzig. Es gibt zwar Berufsbildungs- und Berufsförderungswerke, beschützte Arbeitsplätze und Behindertenbeauftragte, doch sind die Chancen der beruflichen Wiedereingliederung für Menschen, die lange psychiatrisch hospitalisiert waren oder unter chronischen psychischen Krankheiten leiden, recht gering.

Die Anforderungen, sich flexibel an die Rhythmen anderer anzupassen und den Eigenrhythmus mit wechselnden Zeitverläufen in Einklang zu bringen, sind erheblich gewachsen. Beschleunigungen, Unterbrechungen und die Notwendigkeit, sich immer wieder umzustellen, bestimmen viele – mit Menschen und mit Maschinentakten vernetzte – Arbeitsprozesse. Auch für die Familien wird es zunehmend schwerer, die Erfordernisse, denen die Familienmitglieder am eigenen Arbeitsplatz und in anderen gesellschaftlichen Bereichen begegnen, und die Bedürfnisse psychisch kranker Angehöriger, die zu Hause leben und vielleicht einen großen Teil des Tages im Bett oder vor dem Fernseher verbringen, in Einklang zu bringen. Spannungen treten auf, die als Expressed Emotions häufig von Außenstehenden beobachtet werden können, die das »chronisch kranke« Familienmitglied zusätzlich belasten und die zu Rückfällen beitragen. Die Zeitgestaltung von »Gesunden« und »chronisch Kranken«, von Arbeitskollegen und zu rehabilitierenden psychisch Kranken, von Angehörigen und Patienten driftet heute vielleicht mehr als je zuvor auseinander.

Dagegen kann man sich im Patientenclub oder in der Kontaktstelle mehr Zeit lassen. Man darf aus dem Rahmen fallen, braucht nicht alles mitzumachen, auf Langsamkeit wird Rücksicht genommen. Manche finden hier eine Nische, in der sie gut zurechtkommen. Andere leiden unter der gesellschaftlichen Ausgrenzung und dem Vergleich mit »gesunden« Familienangehörigen oder Freunden. Manche leben konsequent ihren eigenen, wenig flexiblen Rhythmus, andere leiden unter Unruhe, Langeweile und gesellschaftlicher Perspektivlosigkeit. Manche professionellen Helfer unterstützen die Klienten, in eingeschränkter Gegenwart in ihrem Rhythmus zufrieden zu sein, andere fordern immer wieder gesellschaftliche Reintegrationsbemühungen, sie fördern und überfordern dabei manchmal.

Auch psychiatrisch Tätige stehen in diesem Spannungsverhältnis unterschiedlicher Lebensrhythmen. Sollen sie sich beispielsweise in psychiatrischen Dauerwohnheimen der Langsamkeit der Klienten empathisch anpassen und unter Umständen auch Stillstände geduldig aushalten? Bringt sie das nicht in Konflikt mit ihrer eigenen Lebensgestaltung und trägt nach Jahren auch zu einer Entdynamisierung ihres Privatlebens bei, was sie in Konflikt mit der Schnelllebigkeit der Gesellschaft bringt? K. Dörner und U. Plog (1996, S. 60) betonen, dass psychiatrisch Tätige, die sich für die Arbeit in einer Langzeit-Einrichtung entscheiden, wissen sollten, wie trügerisch und gefährlich der Verlust des alltäglichen Zeitempfindens sein kann.

Oder sollen psychiatrisch Tätige fördern durch Fordern: etwa in Tageskliniken, Übergangswohnheimen oder anderen Rehabilitationsbereichen die Klienten stärker mit der gesellschaftlichen Realität konfrontieren, mehr Veränderungen anregen und echte Reintegration anstreben? Hierbei besteht die Gefahr eines zu großen Leistungsdrucks, was – wie Dörner und Plog ausführen – leicht dazu führen kann, »dass Handlungen unterlassen werden, weil es einem zu viel wird, immer wieder dieselben Dinge zu diskutieren, sich immer wieder von Patienten in Frage stellen zu lassen, die notwendige Wiederholung als sinnvoll anzuerkennen, weil sie einem zum Halse raushängt.«

Oder sollten psychiatrisch Tätige auf die Gesellschaft einwirken und dort eine verstärkte Kultur der Langsamkeit und Wertschätzung von Eigenrhythmen fördern? Eine der wichtigsten Gemeinsamkeiten aller chronischen Krankheiten ist die Gefahr, durch den lang dauernden Krankheitsverlauf ins gesellschaftliche Abseits zu geraten, von der Gesellschaft vergessen zu werden, aus dem Arbeitsprozess ausgegrenzt zu werden, den Freundeskreis zu verlieren und im Extremfall aus der eigenen Familie herauszufallen. Ein derartig ausgegrenzter Mensch verliert seine Wurzeln, und seine Erinnerungen, die nicht mehr mitgeteilt werden, verblassen. Eine Zukunft, die nicht mehr im lebendigen Austausch mit anderen gestaltet wird, verliert an Dynamik. Ein Mensch, der aus dem gesellschaftlich bedeutsamen Handeln auf eine für andere unbedeutende »Spielwiese« abgedrängt worden ist, verengt seine Zukunftsperspektiven und verliert Hoffnung.

Die Gestaltung der eigenen Zeit ist kein rein individuelles Unterfangen, sondern sie ist nur in ihrer gesellschaftlichen Einbettung verstehbar. Soziale Psychiatrie darf sich nicht zu sehr auf abgelegene Spielwiesen drängen lassen, die gesamtgesellschaftlich nicht mehr ernst genommen werden.

Im Nachdenken über Zeitstörungen, über das Verhältnis von Psychiatrie und Zeit, bleiben viele Fragen unbeantwortet. Diese Fragen aber überhaupt erst zu stellen kann die Perspektive erweitern und die Wahrnehmung schärfen.

Wichtige Indikatoren für die Entfremdung von der eigenen Zeit sind im Berufs- und im Privatleben sowohl Zeitdruck, ein geschäftiges Hetzen von Termin zu Termin als auch die Langeweile. Wenn ich für eine Weile nichts mit mir anzufangen weiß und darauf warte, dass die Zeit vergeht, dann stelle ich mir eine Zeit vor, die von äußeren Ereignissen abhängig ist und die sozusagen ohne mich weitergeht. Ich habe in dieser Zeit und mit dieser Zeit nichts zu tun. Ich schaue vielleicht (bei der Arbeit?) immer wieder auf die Uhr und warte auf ein bestimmtes Zeitereignis. Während ich mich langweile, bin ich völlig von der eigenen Zeit entfremdet, ich achte nicht auf die vielfältigen Beziehungen meiner tatsächlichen Gegenwart. Ich verhalte mich, als ob mein Augenblick nicht existiere, ich denke, ich hätte nichts zu tun, es ist aber nicht so, dass ich einfach nichts tue. Ich langweile mich, ich warte und achte auf eine Zeit, die nicht die meine ist. Ich beteilige mich nicht. Ich sehe die Wirklichkeit so, als ob außen etwas geschähe und ich nicht dabei wäre.

Wiederhole ich diese Langeweile immer wieder, entsteht eine Missstimmung, ein Gefühl der Leere und Sinnlosigkeit, häufig gepaart mit der Ansicht, dass äußere Umstände an dieser Langeweile schuld seien. Nicht nur Patienten beklagen diese Langeweile, auch psychiatrisch Tätige können ihre Arbeit als langweilig empfinden oder nach der Arbeit, wenn sie sich nicht mehr auf »ihre« Patienten beziehen, Langeweile erleben. Langeweile ist die Kehrseite der entfremdeten Geschäftigkeit. Beide sollten aufhorchen lassen.

Einige ergänzende Überlegungen zum Umgang mit Zeit in therapeutischen Kontexten

Unabhängig von der therapeutischen Ausrichtung im Einzelnen scheint es in vielen therapeutischen Situationen von großer Bedeutung zu sein, dem Klienten *Hoffnung* zu machen. Schon der Entschluss, therapeutische Hilfe zu suchen, mag für den Patienten und seine Angehörigen mit der Hoffnung verbunden sein etwas zu verändern. Ein optimistischer Therapeut wird diese positive Zukunftserwartung nähren, vielleicht wird er auch fassbare zeitliche Rahmen abstecken, in denen Veränderungen zu erwarten sein können. Diese Rahmen sind jedoch sehr stark von der therapeutischen Schule und den Therapiezielen abhängig. Ein Kurzzeittherapeut wird versuchen in wenigen Sitzungen Muster und Teufelskreise zu unterbrechen, während ein Analytiker sich Zeit nimmt die intensiven Verflechtungen zwischen gegenwärtigem und gewesenem Erleben vor dem Hintergrund der therapeutischen Beziehung zu beleuchten.

Im therapeutischen Prozess wird Hoffnung durch Erfolgserlebnisse genährt. Das Erkennen und Anerkennen positiver Veränderungen spielt eine wichtige Rolle bei der Entwicklung einer hoffnungsvollen Zukunftsperspektive. Bei manchen – eher durch kurzzeitige Interventionen geprägten – Therapieverfahren wird mehr Augenmerk auf eine neue Sichtweise, d.h. auf eine positivere Betrachtung ambivalenter Beziehungssituationen gerichtet, bei anderen Therapieverfahren werden neue Handlungsmöglichkeiten entwickelt und umgesetzt oder emotionale Bewältigungsprozesse begleitet und neue emotionale Erfahrungen ermöglicht. In körperorientierten Therapieverfahren werden Anspannungen und blockierte Bewegungsmuster zu lösen versucht. Bei erfolgreichen Therapien entwickeln Patient und Therapeut einen gemeinsamen Mythos, der stimmig erklärt, wie gegenwärtige Probleme entstanden sind und auf welchem Wege sie schrittweise gelöst werden können. Man erschafft gemeinsam eine positive, von Veränderungen und Veränderungsmöglichkeiten geprägte hoffnungsvolle Zukunftsperspektive, während zugleich nicht Veränderbares mitmenschlich getragen wird.

Neben der Hoffnung auf Veränderung spielt in der therapeutischen Beziehung der *Rapport* zwischen Therapeut und Patient eine wichtige Rolle. Hierbei geht es um eine Feinabstimmung zwischen den beteiligten Personen, die wesentlich von Synchronisierungen geprägt ist. Verbale und nonverbale Wechselbeziehungen erfordern eine zeitliche Feinabstimmung, welche – wenn sie gelingt – dazu beiträgt, dass sich zwei Menschen verbunden fühlen, dass sie auf derselben Welle schwimmen oder dass sie im Gespräch den Eindruck eines Flow-Erlebnisses gewinnen, eines gemeinsamen Flusses, der wenig durch Stockungen, Unterbrechungen oder Beschleunigungen geprägt ist. Auch Bewegungen und Gesten werden bewusst und unbewusst aufeinander abgestimmt. Menschen mit ausgeprägten Zeitstörungen haben große Probleme mit diesem Rapport.

Der therapeutische Kontext stellt idealerweise für den Patienten eine vorhersehbare Umgebung dar. Der Therapeut nimmt sich ungestörte Zeit, geht auf den Patienten ein und gibt ihm das Gefühl der Sicherheit. Eine solche stabile, vorhersehbare Umgebung ist für Menschen, die ansonsten wenig in ihrem Leben unter Kontrolle haben und deren Zukunft sich chaotisch zu entwickeln droht, von großer Bedeutung.

F.T. Melges (1982) betont, dass die meisten psychischen Erkrankungen mit dem Gefühl einhergehen, keine Kontrolle mehr über die eigene Zukunft zu haben. Dies hat ganz unterschiedliche Hintergründe: Er entwirft ein hierarchisches Modell möglicher Zeitstörungen, bei dem die weiter gehenden Zeitstörungen andere, weniger umfassende Störungen nach sich ziehen können. Die weitestgehende Zeitstörung ist die zeitliche Orientierungsstörung bei organischen Hirnkrankheiten; hier ist die persönliche Zukunft verwirrt. Bei der schizophrenen Psychose sind die zeitlichen Abfolgen zeitweilig oder längerfristig desintegriert; dies führt zu einer in Fragmente zerbrechende persönlichen Zukunft. Bei Manie und Depression handelt es sich Melges zufolge nicht um eine Störung im Bereich der zeitlichen Abfolgen bzw. Sequenzen, sondern eher um eine Störung des Tempos, welches bei der Manie extrem beschleunigt und bei der Depression verlangsamt ist. Dies wiederum führt dazu, dass die persönliche Zukunft des Manikers zu weit gefasst ist und nicht genug durch Rückkopplung korrigiert werden kann, während die persönliche Zukunft des Depressiven blockiert ist.

Neurotische Störungen manifestieren sich in diesem Modell hauptsächlich als Störungen der zeitlichen Perspektive. Ein überstarker Fokus auf eine bedrohliche Zukunft kann zu einer fast paranoiden Zukunftsangst führen, die Aufmerksamkeit kann ebenso in einer problematischen Vergangenheit gefesselt sein, sodass aus den vergangenen Erfahrungen heraus Zukunftsentwicklungen ängstlich gefürchtet werden. Bei antisozialen Persönlichkeiten fehlen Vergangenheits- und Zukunftsbezug, die Aufmerksamkeit widmet sich nur einer mangelhaft integrierten Gegenwart.

In vielen zwischenmenschlichen Situationen spielen mangelhaft synchronisierte Transaktionen eine große Rolle. Dies kann dadurch zustande kommen, dass ein oder mehrere Beteiligte unter einer schweren Zeitstörung leiden, es kann jedoch ebenso dadurch entstehen, dass die Beteiligten unter großen Ambivalenzen leiden und so etwa, wenn sie sich annähern, zugleich befürchten kontrolliert oder fallen gelassen zu werden. Mangelhafte Synchronisationen können beispielsweise darin bestehen, dass, wenn ein Interaktionspartner unter dem Eindruck wesentlicher Gefühle das Tempo beschleunigt, der andere wegsieht oder langsamer wird. Verlangsamung kann einerseits den Wunsch nach Beruhigung widerspiegeln, sie kann jedoch ebenso Ausdruck eines Distanzierungswunsches oder einer passiven Aggression sein. Hierbei kann es leicht dazu kommen, dass sich Missverständnisse wie ein Teufelskreis aufschaukeln. Auch kann es sein, dass in wichtigen Gesprächen einer die Aufmerksamkeit auf die Zukunft richtet und der andere auf die Vergangenheit.

Will man sich in der Therapie verstärkt den Zeitstörungen zuwenden, ist es F.T. Melges zufolge wichtig, zunächst einmal in Blick zu nehmen, ob es sich um eine Desintegration zeitlicher Ordnungen, um eine Geschwindigkeitsstörung oder um ein Problem mit der zeitlichen Perspektive handelt. Darüber hinaus sollten die zeitlichen Abstimmungsprozesse zwischen dem Patienten und seinen Angehörigen ins Auge gefasst werden. Je nachdem auf welcher Ebene man die Zeitstörung lokalisiert, kommt man dann zu sehr unterschiedlichen therapeutischen Vorgehensweisen, die zum Teil in den Kapiteln zu den einzelnen psychischen Erkrankungen bereits besprochen wurden. Manche therapeutische Fragen und Blickwinkel bieten sich jedoch bei ganz verschiedenen Störungen an.

Häufig ist es hilfreich, im Erstgespräch die Frage zu stellen: Warum kommen Sie gerade jetzt in Behandlung? Dies erschließt schon zu Beginn einer therapeutischen Intervention die zeitliche Perspektive.

Weiterführende Fragen, die die Zeitvorstellungen des Patienten thematisieren und besonders seine Zukunftsperspektiven in den Blick nehmen, könnten zum Beispiel sein: Was wünschen Sie sich für die Zukunft? Was befürchten Sie? Hiermit kann man sich ein Bild über die Zukunftsbilder und -pläne eines Menschen machen. Von Bedeutung ist es auch, sich zu erkundigen, wie weit die Bilder und Pläne in die Zukunft hineinreichen. Beziehen sich die Wünsche auf den nächsten Tag, die kommenden Monate oder auf die nächsten Jahre?

Die Frage: Was wäre, wenn? bringt bedeutsame persönliche Zukunftskonstruktionen ins Gespräch. Zudem verschafft die Frage unter Umständen Zugang zu Verzerrungen und Fehlkonstruktionen, welche die persönliche Zukunft erheblich einengen können. Die Frage allein kann – wie bereits an anderer Stelle ausgeführt – eine neue Dynamik in festgefahrene Verzerrungen bringen. Beliebt ist auch die Anregung: Stellen Sie sich vor, eine gute Fee würde Ihr Problem wegzaubern. Was wäre, wenn Sie morgen aufwachten, und Ihr Problem wäre gelöst? Eine solche Frage schafft in der Vorstellung neue Zukunftsoptionen.

In der von F.T. Melges entwickelten zukunftsorientierten Psychotherapie, die sich besonders bei neurotischen Zeitstörungen anbietet, werden Patienten angehalten sich im entspannten Zustand einen etwa drei Monate in der Zukunft liegenden Tag genau vorzustellen und diese Vorstellung mit positiven Zukunftsbildern auszufüllen. Die Patienten werden ermutigt sich ihre Zukunft und das Bild von sich selbst neu zu erschaffen, sie werden unterstützt aus der Vergangenheit stammende katastrophische Zukunftsszenarios durch neue zu ersetzen sowie diese befreiten Zukunftswünsche zur Grundlage eines neuen Selbstbildes mit selbstbestimmten, spezifischen Zielen und mit auf diese wesentlichen Ziele ausgerichteten Plänen zu machen.

Wichtig ist hierbei, dass sich der Patient zunächst aktiv entscheidet aus kindlichen Erfahrungen stammende Selbst- und Fremdbilder durch neue zu ersetzen und die aus der frühen Kindheit stammenden elterlichen Diktate zurückzuweisen. Dies kann durch Reisen in die Vergangenheit und hieraus entstehende psychodramatische Dialoge unterstützt werden. Ungute Vermächtnisse wie: Fühle nichts! Gehöre nirgendwohin! Hab keinen Erfolg! Werde nicht erwachsen! Geh keine nahen Beziehungen ein! werden aufgespürt und durch neue Entscheidungen verändert. Diese veränderten Lebensskripte eröffnen dann neue, selbstbestimmtere Zukunftsperspektiven, keine perfektionistischen globalen Ansprüche, sondere spezifische, erreichbare persönliche Zielvorstellungen, zu denen auch bedeutsame Interaktionen mit wesentlichen Bezugspartnern gehören.

Eine andere Möglichkeit, die eigene Vergangenheit mit ihren Ressourcen und wesentlichen Zukunftsperspektiven direkt erfahrbar zu machen, besteht darin, den Patienten anzuregen sich einmal vorzustellen, wie er wohl im Alter von 60 oder 70 Jahren sein wird, und auch Erinnerungsbilder aus der Kindheit wachzurufen. Nun lässt man gemeinsam das Kind und den älteren Mann (oder die ältere Frau) in möglichst konkreten Vorstellungen entstehen. Der Patient kann nun – vielleicht psychodramatisch durch verschiedene Stühle, auf die er sich setzt, unterstützt – die beiden anderen Ichs fragen, was sie ihm denn in seiner jetzigen Lebenssituation zu sagen hätten. In den so entwickelten Dialogen werden Ressourcen aus der Vergangenheit und Menschen mit Vorbildfunktion für die Zukunft sehr gut sichtbar. Es können auch Blockierungen langfristiger Zukunftsprojektionen überwunden werden und eine gewisse Gelassenheit gegenüber aktuellen Konflikten entstehen.

Die Wozu-Frage erschließt oft versteckte und offene Zukunftsbilder und Wünsche. Manche Menschen sind in ihrer Zukunftsperspektive stark von häufig unbewussten elterlichen Erwartungen und Aufträgen eingeengt, andere versuchen sich stark an die Bedürfnisse und Erwartungen ihrer aktuellen Bezugspersonen anzulehnen. Von großer Bedeutung kann es im therapeutischen Prozess sein, eigene Ziele und Wünsche besser von denen anderer unterscheiden zu lernen und so die eigenen Ziele besser formulieren zu können. Versucht man sich in Bezug auf die zukünftigen Ziele zu sehr an die Erwartungen anderer anzulehnen oder fantasierte Ablehnung oder Missbilligung durch andere zu vermeiden, gerät das zukunftsorientierte Handeln schnell in Widersprüche, da die Erwartungen anderer oft nicht mit den eigenen Zielen übereinstimmen. Die hieraus erwachsende Verunsicherung kann planvoll entschlossenes Handeln in Bezug auf die eigenen Zukunftsziele nachhaltig untergraben.

Befasst man sich näher mit Zukunftsbildern, so ist es ebenso von großer Wichtigkeit, der Frage nachzugehen, wie denn Veränderungen erreicht werden können. Hängen sie eher von glücklichen Fügungen ab, kommen sie zustande, indem andere etwas dazu beitragen, oder kann der Patient selbst durch sein Handeln die Zukunft beeinflussen? Erfolgreiche Menschen, die schwierige Lebenssituationen meistern, haben zumeist den Eindruck, dass sie selbst ihre Zukunft in die Hand nehmen können, ihre Zukunft ist für sie beeinflussbar. Demzufolge macht es für sie Sinn, Zukunftsbilder zu entwickeln und Pläne zu schmieden, um zukünftige Ziele zu erreichen. Der Blick in die Zukunft ist dann eher von optimistischen Gefühlen begleitet. Für wichtige Zukunftsziele kann aktuelle Bedürfnisbefriedigung aufgeschoben werden. Das Selbstwertgefühl ist bei Menschen, die darauf vertrauen, die eigene Zukunft gestalten zu können, hoch.

In der Stress- und Gesundheitsforschung versteht man unter dem Konstrukt des Kohärenzsinnes eine »überdauernde Grundhaltung des Vertrauens (...), dass die das Leben strukturierenden Ereignisse vorhersehbar und erklärbar sind, dass den Anforderungen erfolgreich begegnet werden kann und dass Anforderungen Herausforderungen darstellen. Menschen, die eine derartige Sinnhaftigkeit wahrnehmen, vermögen offensichtlich mit existenziellen Bedrohungen besser umzugehen ...« (BAMBERG u.a. 1998, S. 419) Sie sind seelisch gesünder, fühlen sich wohler und leiden weniger unter Ängsten und Depressionen.

Erfolgreiche therapeutische Interventionen unterbrechen Teufelskreise und schaffen Zugang zu neuen Zukunftsmöglichkeiten, sie unterstützen die Hoffnung auf positive Veränderungen und stärken das Selbstwertgefühl, sie helfen dem Patienten in der Gegenwart, realistische Handlungspläne zu entwerfen, um die eigenen Ziele auch wirklich erreichen zu können. Sie zeigen zudem auf, dass bereits aus der Vergangenheit wichtige Ressourcen zur Problemlösung verfügbar gemacht werden können, dass auch schwer beeinträchtigte Menschen nicht nur eine Krankheitsgeschichte, sondern ebenso eine Lebensgeschichte (also eine Gesundheitsgeschichte) haben, aus der heraus Gegenwart sowie Zukunftspläne gestaltet werden.

Bei der Behandlung von Zeitstörungen sollte auch das Umfeld des Patienten zum Thema gemacht werden. Institutionelle Anpassungszwänge, die lebendige Zeitlichkeit untergraben, können dabei ebenso in die Überlegungen und Interventionen einbezogen werden wie beruflich bedingte Fragmentierungen des Zeiterlebens und familiäre Sichtweisen. Zeitstörungen sind nicht nur das Problem des einzelnen Patienten, sondern entwickeln sich vor dem Hintergrund gesellschaftlicher und familiärer Kontexte. Die Behandlung von Zeitstörungen setzt die Bereitschaft zur Reflexion gesellschaftlich bedingter Umgangsweisen mit Zeit und die eigene zeitliche Selbsterfahrung der Helfer voraus.

In einer Therapiesitzung und in jeder therapeutischen Umgebung ist eine besondere Sensibilität für die zeitlichen Feinabstimmungen zwischen Therapeut und Patient sowie zwischen Klienten untereinander von großer Wichtigkeit. Hier helfen Audio- und Videoaufzeichnungen in der Supervision weiter. Zeitliche Synchronisation unterstützt Vertrauen und schafft Nähe. Desynchronisation kann zu Gesprächsabbrüchen und Distanzierungen führen. Den Patienten in seiner Fähigkeit zu stärken, seinen Eigenrhythmus mit anderen zu synchronisieren, das ist ein bedeutendes therapeutisches Anliegen. Hierbei geht es jedoch nicht um ein Einzwängen in starre zeitliche Vorgaben, sondern um eine lebendige Feinabstimmung, um die Fähigkeit mitschwingen zu können. Zeitdruck auf Seiten der Therapeuten kann hier viele Möglichkeiten verstellen.

Zeitmanagement

Seine Zeit »zu managen« heißt noch nicht Zeit zu haben, wie der von K.A. Hörning u.a. (1996) beschriebene technikfaszinierte Wellenreiter eindrucksvoll vorführt (siehe Kapitel zu den neuen Medien).

Das immer ausgefeiltere Zeitmanagement kann dazu verleiten, den Tag mit immer mehr Aktivitäten voll zu stopfen und sich trotz ausgeklügelter Terminplanung unter permanenten Zeitdruck zu setzen.

So steht am Anfang des Zeitmanagements die Frage nach den Prioritäten im Leben und dem gewünschten Verhältnis von durchstrukturierter Zeit und den zeitlichen Freiräumen für Entspannung und Spontanität. Eine weitere wichtige Grundsatzfrage ist, wann ich nur selbst für meine Zeitgestaltung verantwortlich bin, wann ich mich mit anderen abstimmen muss und wann meine Zeit völlig durch andere fremdbestimmt ist. Hier ist zu untersuchen, ob im Arbeitsalltag im Team oder im Familienkreis Fremdbestimmung zum Miteinander-Abstimmen werden kann bzw. wie die zeitlichen Abstimmungen verbessert (demokratisiert) werden können. Typische »Zeitdiebe« wie Unterbrechungen und Ablenkungen können darauf beruhen, dass wir den Menschen in unserem Umfeld erlauben, ohne sensibel nachzufragen jederzeit in unsere Aktivitäten hineinzuwirken. Wartezeiten können Ausdruck einseitiger Machtverhältnisse sein. Umgekehrt ist es zur Harmonisierung der zeitlichen Abstimmung mit anderen wichtig, sich selbst zu fragen, ob man sensibel genug für die Rhythmen anderer ist.

Ist man nun selbst für die eigene Zeiteinteilung verantwortlich, so hilft es, die Handlungsbögen zu betrachten:

- Sind die selbst gestellten Aufgaben realistisch und zu bewältigen?
- Sind sie ausreichend in Einzelaufgaben untergliedert, deren Bewältigung Erfolgserlebnisse vermittelt und Belohnungen erwarten lässt?

- Werden die Einzelsequenzen erfolgreich zu Ende geführt oder unnötig unterbrochen bzw. vorzeitig abgebrochen?
- Gibt es Tendenzen, den Beginn bestimmter Handlungsschritte immer wieder hinauszuzögern?
- Folgen auf eine Handlung angemessene Ruhepausen?
- Sind die Handlungen von positiven oder negativen Selbstinstruktionen begleitet?
- Gibt es körperliche oder seelische Probleme, die zielgerichtetes Handeln unterwandern oder verhindern und deren Lösung Vorrang hat?
- Gönnt man sich einen selbstbestimmten Umgang mit der eigenen Zeit?

Auf dem Boden eines vertieften Verständnisses der eigenen Handlungsbögen können dann Terminkalender und andere Formen der verschriftlichten Planung die Umsetzung der persönlichen Zeitplanung unterstützen.

Ausblick

»Wir gehören nicht mehr zu jenem Geschlecht der tragischen Helden, die, nachträglich jedenfalls, zu erfahren hatten, dass sie sich selbst ihr Schicksal bereitet hatten. Wir wissen es schon vorher.« (LUHMANN 1992, S. 147)

Psychische Gesundheit hat viel mit der Gestaltung der eigenen Zeit zu tun. Hat ein Mensch die Möglichkeit, sich selbst als eigenständige Person in die Zukunft zu entwerfen, so wird er langfristig sinnvolle Zeitperspektiven gestalten und die Zukunft als Möglichkeit erleben, sich ganzheitlich zu verwirklichen. Die eigene Gewesenheit wird dann als vielfältig vernetzt und zusammenhängend erlebt. Der Augenblick bietet Freiheit für entschlossenes Handeln und eigenständiges Denken.

Menschen, die ausschließlich in kurzfristigen Zukunftsperspektiven leben und immer wieder unmittelbare Bedürfnisbefriedigung brauchen, laufen Gefahr, die Komplexität ihrer Persönlichkeit zu missachten, sich von anderen manipulieren zu lassen und Suchtmitteln zu verfallen. Ebenso untergraben Lebensumstände, die eine zu starke Fragmentierung der Zeit mit sich bringen, die Persönlichkeitsentfaltung. So fragmentieren völlig nach Maschinentakten oder bürokratischen Notwendigkeiten ausgerichtete Arbeitsprozesse den Arbeitstag und fördern oft eine Zeitperspektive der Arbeiter und Angestellten, die wenig über die Bewältigung des einzelnen Arbeitstages hinausreicht und die Woche in Abfolgen von Arbeitstagen und Feierabenden unterteilt. In der Freizeit wird dann rasche Bedürfnisbefriedigung gesucht. Unterstützt von den Massenmedien werden hierzu unzählige Konsumgüter angeboten.

Wird im Arbeitsalltag der Mensch von seiner eigenen Zeit entfremdet, so wird sich dies auch im Feierabend und am Ende des Arbeitslebens im Ruhestand auswirken. Vielleicht könnte die Häufigkeit von Suchtmittelabhängigkeit in einer Gesellschaft als Indikator für gesellschaftlich vermittelte kurzfristige Zeitperspektiven dienen. In Deutschland gab es 1996 – Schätzungen der Deutschen Hauptstelle gegen Suchtgefahren zufolge – etwa 2.500.000 Alkoholabhängige und 1.200.000 Medikamentenabhängige. Wenn man bedenkt, wie sehr Partner und Kinder von der Suchtkrankheit eines Familienmitglieds mitbetroffen sind, lässt sich ermessen, wie viele Menschen in Deutschland unmittelbar und tagtäglich von süchtigem Verhalten maßgeblich beeinflusst werden.

Die Entwicklung oder Unterbrechung eigener Zukunftsperspektiven beginnt nicht erst im Arbeitsprozess, sondern bereits in der Kindheit. Verliert die Gesellschaft die Sensibilität, die eigenständige Zeitgestaltung wahrzunehmen und zu fördern, so wird sich dies in der Kindererziehung auswirken. Kinder werden unterbrochen, in ihrem natürlichen Rhythmus nicht ernst genommen, darüber hinaus wenig zu komplexeren Handlungen mit längerfristigen Perspektiven angeleitet und ihnen wird ständig rasche Bedürfnisbefriedigung (z.B. in Form hohen Süßigkeitenkonsums oder zu häufigen Fernsehens) gewährt. Geduld zählt in fragmentierten Zeitperspektiven wenig. Sie setzt innere Kontinuität und langfristige Ziele voraus. Geduld und Gelassenheit entstehen, wenn wir unserere eigenen Rhythmen wahrnehmen, uns auf sie einlassen und zugleich mit unseren Mitmenschen sensibel kommunizieren, uns einstimmen und Bewegungsabläufe miteinander koordinieren können.

Psychisch kranke Menschen haben häufig Mühe den Bezug zu ihren eigenen Rhythmen aufrechtzuerhalten und sich auf die Zeit ihrer Mitmenschen einzustellen. Für die Prävention psychischer Erkrankungen und für die Wiedereingliederung »aus dem Rahmen gefallener Menschen« in die Gesellschaft scheint eine Hinwendung zu Zeit- und Rhythmusfragen von großer Bedeutung zu sein. Zeitstörungen sind sehr verbreitet, Zeitkonzepte verengen sich zu Geraden, die Zeit droht zu fragmentieren, Stillstände und unmäßige Beschleunigungen bestimmen den Umgang mit der Zeit, die Zeit kann chaotisch auseinander brechen.

Zugleich kann man heutzutage Befreiung von rigiden Zeitmustern wahrnehmen. Die Menschen erleben ganz neue Möglichkeiten der

Emanzipation, der Selbstbestimmung und Autonomie, sie verfügen über immer mehr freie Zeit. Man ist sich der eigenen Zeit viel bewusster. Manche möchten ihre Zeit dadurch besitzen, dass sie möglichst wenig davon abgeben oder vergeuden und alles für sich behalten. Andere bestehen autoritär auf ihrem Rhythmus und zwingen ihn anderen auf, versuchen Machtverhältnisse zu etablieren und aufrechtzuerhalten. Aber die Zeit entgleitet, wenn man sie besitzen will, sie entgleitet dem Einzelnen, der seine Eingebundenheit aus den Augen verliert. Sie entgleitet der Gesellschaft, wenn sie glaubt die Zeit beliebig manipulieren zu können, wenn sie immer größere Beschleunigungen für »machbar« hält, wenn die Sensibilität für Rhythmen und Vernetzungen verloren geht und wenn die Zeit des Einzelnen nicht mehr aus ihren Dimensionen Zukunft, Gewesenheit und Augenblick verstanden wird. Psychisch kranke Menschen reagieren sensibler auf Zeitstörungen, sie sind verletzlich und verletzt.

Psychiatrisch Tätige können nicht nur bei ihren Patienten, sondern auch bei sich selbst viele Zeitstörungen wahrnehmen. Die heutige Gesellschaft verlangt eine enorme zeitliche Flexibilität, diese Flexibilität kann man nicht erzwingen, sonst führt der Anpassungsdruck bei immer mehr Menschen zu Fragmentierungen. So könnte eine vertiefte Beschäftigung mit Zeit und Zeitstörungen in Pädagogik, Psychologie und Psychiatrie vielleicht dazu beitragen, mit Hilfe neuer Forschungsergebnisse und ihrer Anwendung die Menschen bei der Bewältigung dieser schwierigen Aufgaben zu unterstützen.

Zeitstörungen auf verschiedenen Ebenen

Sieht man psychiatrische Erkrankungen als Zeitstörungen, so kann man – abgesehen von den gesellschaftlichen Bedingungen, die diese Störungen hervorrufen, verstärken oder abmildern können – verschiedene Typen herausarbeiten.

Neurosen: Bei den neurotischen Zeitstörungen – besonders deutlich tritt dies bei der Zwangsneurose hervor – scheint es sich eher um komplexe Störungen zu handeln, welche zu Synchronisationsproblemen bei zusammengesetzten Handlungen führen. Diese Synchronisations- und Koordinationsmuster unterliegen zum Teil der gedanklich kognitiven Einflussnahme und beruhen auf komplexen frühkindlichen und späteren Lernerfahrungen. Da hierbei auch Sprach- und Denkmuster

Einfluss auf die zeitlichen Strukturierungsprozesse nehmen, sind sie psychotherapeutisch gut zugänglich.

Je länger sich derartige Muster der zeitlichen Strukturierung von Handlungen und interpersonalen Wechselbeziehungen jedoch eingeschliffen haben, desto mehr ist es zu körperlicher, emotionaler und kognitiver Gewohnheitsbildung gekommen: Vielleicht hat sich der Atemrhythmus den plötzlichen Unterbrechungen angepasst, chronisch muskuläre Anspannungen haben sich herausgebildet, Gefühle und Fantasien sind durch unterschiedliche Abwehrmechanismen vom kognitiven Erleben abgeschnitten und zeitlich rigide Denkmuster haben sich eingeschliffen. Das Zusammenwirken von Körperprozessen, Gefühlen, Erinnerungen und Gedanken bei den unterschiedlichsten Handlungen mag dann von Desynchronisation und Fragmentierung geprägt sein und die zwischenmenschlichen Beziehungen sind durch Unterbrechungen und mangelnde Fähigkeit zur zeitlichen Abstimmung belastet. Die am ungelösten Konflikt aufgehaltene Zeit blockiert viele lebendige Wechselwirkungen. Dies psychotherapeutisch zu lösen ist eine langwierige Aufgabe, was jedoch – wie Kurzzeittherapeuten und Systemiker betonen – nicht notwendigerweise zu langen Therapieverläufen führen muss, da Veränderungsprozesse therapeutisch sowohl angestoßen als auch in ihrem gesamten Verlauf begleitet werden können.

Neurobiologisch könnte es bei lange bestehenden zwangsneurotischen Fehlhaltungen zu einer überstarken Betonung hemmender Neuronenverbindungen kommen, welche für Unterbrechungen verantwortlich sein können und zum Unterbinden von Handlungsimpulsen führen. Zugleich werden endlos sich wiederholende Schleifen von Zwangsgedanken und Grübeleien in Gang gesetzt, welche mit zunehmender Dauer der Störung sicher eine Eigendynamik entfalten. Je eingefahrener derartige Schleifen funktionieren, desto autonomer werden sie ablaufen und desto weniger werden sie sich mit anderen Prozessen – innerhalb und außerhalb des Individuums – synchronisieren.

Sucht: Bei der Sucht kommen verschiedene Zeitstörungen zusammen: Die mangelnde Frustrationstoleranz verknüpft mit kurzfristigen Zukunftsperspektiven gründet einerseits in persönlichen Erfahrungen und gesellschaftlichen Bedingungen, wird aber andererseits durch die biologischen Wirkungen des Suchtmittels verstärkt. Es scheint hier zu Kurzschlussphänomenen zu kommen, welche komplexere, der kognitiven Steuerung zugängliche Gestaltungen von Handlungsprojektionen und Zukunftsentwürfen unterwandern und nach rascher, unmittelbarer Bedürfnisbefriedigung verlangen. Der Drang, immer mehr Schwierigkeiten durch das Suchtmittel aus dem Weg zu gehen, scheint im Verlaufe des Suchtgeschehens sowohl psychosoziale als auch biologische Wurzeln zu haben.

Psychosen: Bei psychotischen Zeitstörungen scheint die *unmittelbare* zeitliche Strukturierung von Wahrnehmungen und eingehenden Information sowie deren Vernetzung mit Körperprozessen, Motivationslagen und Erinnerungen betroffen.

Demenz: Bei der Demenz beruht diese mangelnde Synchronisation der aufzunehmenden Informationen mit den Körper- und Gedächtnisprozessen auf strukturellen Nervenveränderungen, welche durch Zelluntergänge oder Zerfallsprozesse innerhalb von Nervenzellen die Funktionsfähigkeit des Kurzzeitgedächtnisses und deren integrierende Funktion beeinträchtigen. Der demente Mensch kann bereits die aufzunehmenden Informationen nicht mehr zeitlich angemessen strukturieren, ob dies bereits mit den oben beschriebenen atemporalen »Wahrnehmungsfenstern« von 20 bis 30 Millisekunden Dauer zusammenhängt oder ob eher die integrierende Funktion des Kurzzeitgedächtnisses mit ihren zeitlichen Strukturierungsintervallen von 2 bis 3 Sekunden Dauer betroffen ist, mag ich an dieser Stelle nicht beurteilen.

Schizophrene Psychosen: Bei dem chaotischen Auseinanderbrechen der Zeit, welche ich im Zusammenhang mit schizophrenen Psychosen beschrieben habe, scheint es sich – angesichts des fluktuierenden Verlaufs – eher um funktionelle Störungen der zeitlichen Integration zu handeln, welche biologisch auf Ungleichgewichten der Neurotransmitter beruhen könnten. Andererseits kämen auch strukturelle Veränderungen – etwa weniger eindeutige Verbindungen zwischen den Nervenzellen – als biologische Ursache in Frage. Diese strukturellen Besonderheiten stehen in engem Zusammenhang mit Lernerfahrungen, welche die zeitliche Organisation der Wahrnehmungen untermauern. Geht man von dem heutzutage favorisierten Vulnerabilitätsmodell der Entstehung der Schizophrenie aus, so kommen genetisch bedingte, während der Embryonalentwicklung oder frühkindlich erworbene biologische und psychosoziale Bedingungen zusammen.

Die Zeitstörung liegt auf einer sehr fundamentalen Ebene. Sie reicht in die Wahrnehmungen, in die Gefühle, in die Erinnerungen, in die Vorstellungen, in die kognitiven Prozesse und in die Körperprozesse hinein. Zugleich bestehen jedoch neben dieser zeitlichen Verwirrung »normale« Denk-, Fühl- und Handlungsmuster. Der schizophrene Mensch scheint verschiedene Arten der zeitlichen Strukturierung seiner Erlebnisse zu erfahren. Prinzipiell sind derartige Erfahrungen auch dem nicht schizophrenen Menschen – z.B. unter dem Einfluss halluzinogener Drogen oder im Traum – zugänglich. Die im normalen Wachzustand erfolgende Strukturierung der Zeit ist also nicht die einzig mögliche, aber sie hat eine enorme gesellschaftliche Bedeutung.

Depression: Bei der schweren Depression verliert die Zeit an Dynamik, die Zukunft verengt sich zunehmend und der Augenblick wird ausgehöhlt. Lebendige Gewesenheit verdünnt sich zur festgefahrenen Vergangenheit. Für eine derartige Entdynamisierung können sehr verschiedene Ursachen verantwortlich sein, welche sich auch neurobiologisch manifestieren können. Ein Überwiegen hemmender Nervenverbindungen führt zu dem Eindruck, mit angezogenen Bremsen Vollgas fahren zu wollen. Ein Verlust von Lebendigkeit kann aber ebenso gut auch durch einen Mangel – etwa an Neurotransmittern oder an funktionsfähigen Nervenzellen – hervorgerufen werden. Wie auch die klinische Erfahrung und die entsprechende nosologische Einordnung depressiver Störungen in reaktive, neurotische, endogene und organische Depressionen zeigt, können ganz unterschiedliche Ursachen sehr ähnliche Wirkungen entfalten und zu vergleichbaren Zeitstörungen führen.

Suizidalität: Im Suizid setzt ein Mensch seiner eigenen Zeit ein Ende – ein vorzeitiges Ende.

In der Auseinandersetzung mit der eigenen Sterblichkeit und Endlichkeit und mit den Möglichkeiten, sich die eigene Zeit im Laufe des Lebens anzueignen oder sie zu verlieren, erfahren wir Zeit und Zeitstörungen auf ganz unterschiedliche Weise. Bei der Begegnung mit Menschen, die unter markanten Zeitstörungen leiden, können wir uns wertend abwenden oder offen halten für ein In-Beziehung-Treten und für neue Erfahrungen im Umgang mit der eigenen Zeit. Diagnostische Einordnungen geben uns – wie Uexküll/Wesiack (1988) betonen – Deutungs- und Handlungsanweisungen, die sich immer nur an begrenzten Modellen orientieren. Keine Diagnose ist in der Lage die Gesamtsituation eines Menschen darzustellen.

Flexible Synchronisationen fördern!

Ein flexibler Umgang mit der eigenen Zeit scheint auf mehrdimensionalen Synchronisationsprozessen zu beruhen. Dieses Modell der mehrdimensionalen Synchronisation hat Ähnlichkeit mit dem von F.B. Simon (1991, S. 83ff.) beschriebenen und ursprünglich von H.R. Maturana geprägten Begriff der »strukturellen Kopplung«. Dies ist ein Prozess der wechselseitigen Anpassung zwischen Systemen, wobei man beispielsweise den Körper, das Verhalten, das aktuelle Weltbild eines Menschen und das soziale System jeweils als selbstorganisierende Systeme verstehen kann, die in einem hierarchiefreien Prozess im Laufe einer gemeinsamen Geschichte miteinander in eine sich gegenseitig begrenzende Wechselwirkung treten. »Kon-Versation« kann in Maturanas Modell als ein »Sich-miteinander-wenden-und-Drehen« verstanden werden, in dem alle Beteiligten nicht triviale Strukturveränderungen erfahren, bis Verhaltenshomomorphie erreicht ist und Kommunikation stattfinden kann.

P. Watzlawick u.a. (1982) sprechen in einem ähnlichen Zusammenhang von der einschränkenden Wirkung aller Kommunikation, da jeder Austausch von Mitteilungen die Zahl der nächstmöglichen Mitteilungen verringere. Hierdurch kann in einer Beziehung Zusammenhalt und Dauer entstehen, man stellt sich wechselseitig aufeinander ein. Besonders gut ist diese wechselseitige Anpassung und Begrenzung in langfristig stabilen Familien zu beobachten. Hier wird unter anderem durch negative Rückkopplung ein Status quo aufrechterhalten. Dieser hält die Familie zusammen, kann aber auch zu überstarker Einengung und zu mangelnder Wandlungsfähigkeit führen, wenn die Familie sich zu sehr abschottet und Umweltbeziehungen vernachlässigt oder wenn jedes Familienmitglied sich selbst und die harmonische Beziehung zum eigenen Körper einer rigiden gemeinsamen Realität opfert.

Watzlawick betont bei dieser wechselseitigen Anpassung und Begrenzung zwar nicht ausdrücklich die zeitliche Synchronisation, sondern analysiert eher Beziehungsregeln und Bedeutungszuschreibungen, jedoch könnte man durch die Analyse von Synchronisationsprozessen zu ähnlichen, noch weiter formalisierbaren Schlussfolgerungen kommen, welche es zudem gestatten, Prozesse auf ganz verschiedenen Ebenen – körperliche, geistige und soziale Prozesse – in ihrer Vernetzung darzustellen.

Eine neurobiologische Analogie zu den hier postulierten mehrdimensionalen Synchronisationsprozessen könnte in dem von Breidbach u.a. (1996) beschriebenen modularen Aufbau des Neokortex liegen. Module von jeweils etwa 10.000 bis 30.000 Neuronen werden hier mit neuronalen Netzen verglichen, die spontan und als Antwort auf Außenreize beschreibbare Oszillationsmuster ausbilden, die sich also in charakteristischer Weise einschwingen und mit anderen Modulen in Wechselwirkung treten. Um derartige Prozesse formal mathematisch zu beschreiben, versucht man so genannte Attraktoren ausfindig zu machen: Dies sind charakteristische Zustandsfolgen, in die ein ungestörtes System nach Beendigung einer Erregung durch einen Außenreiz oder auch bei einer fortdauernden Erregung schließlich – nach einer Übergangsphase – einmündet.

Man sucht also nach zyklisch sich wiederholenden oder andersartigen Zustandsfolgen, welche sich nur beschreiben lassen, wenn man nicht nur räumliche, sondern auch zeitliche Muster analysiert. Ein einzelner Attraktor hat wenig Bedeutung, wichtig ist seine Vernetzung mit anderen. Auch Pasemann (1996) hebt hervor, welch wichtige Bedeutung die zeitlich parallele Aktivität von Neuronen für die verschiedensten kognitiven Funktionen wie Wahrnehmung, Gedächtnis, Aufmerksamkeit und Bewertung spielt. Er spricht von neuronalen Ensembles, die über die verschiedensten, auch räumlich weit auseinander liegenden Hirnrindenareale verteilt sind und während eines kurzen Zeitintervalls synchron »feuern«.

Es gibt Hinweise, dass der Grad von Synchronisation von Nervenzellen die Synapsenstärke der Verbindung zwischen ihnen kontrolliert, dass also entscheidende Wegweiser modularer Kooperation zeitlicher und nicht ausschließlich räumlicher Natur sind. Die Wechselwirkungen zwischen einem »kognitiven System« und seiner Umwelt beschreibt Pasemann (ähnlich wie Uexküll in dem Modell des Funktionskreises) mit dem Bild der sensomotorischen Schleife. Hierbei handelt es sich um einen kreisförmigen Prozess, in dem das Lebewesen mit seinen Sinnesorganen Signale aus seiner Umwelt empfängt und motorisch wieder auf die Umwelt einwirkt. Auch hierbei spielen natürlich zeitliche Synchronisationsprozesse eine wichtige Rolle.

Die komplexen zeitlichen Synchronisationsvorgänge innerhalb neuronaler Ensembles und die zeitlichen Wechselwirkungen zwischen Nervenzellmodulen sowie die zeitliche Vernetzung zwischen dem Nervensystem und der Umwelt sind bisher formal erst in Ansätzen beschreibbar, jedoch findet sich eine bemerkenswerte Parallele zwischen neurobiologischen Forschungsergebnissen bzw. aktuellen Versuchen, diese auf einer formalen Ebene zu verstehen, und den klinisch und sozialwissenschaftlich gewonnenen Erkenntnissen zur Bedeutung zeitlicher Synchronisationsprozesse.

Wie bei den Ausführungen zur Quantenmechanik betont wurde, stehen von einem fundamentalen Standpunkt aus betrachtet alle Ereignisse miteinander in Verbindung. Im Erkenntnisprozess heben wir gewisse Zusammenhänge hervor und blenden andere aus. Ähnliches könnte für die uns bestimmenden Synchronisationsprozesse zutreffen: Körperrhythmen, geistige Prozesse, interpersonale Beziehungen und Umweltrhythmen sind auf sehr komplexe Art und Weise miteinander verwoben. Diesen vieldimensionalen Gesamtzusammenhang können wir nicht auf einmal überschauen. Aus diesem Grunde heben wir – je nach Blickwinkel – einzelne Aspekte unserer zeitlichen Vernetzung hervor: Wir betrachten beispielsweise, wie sich im Gespräch zwei Menschen zeitlich aufeinander einstimmen, wir analysieren, wie Maschinentakte den Arbeiter oder das Gameboy-Spiel das Kind beeinflussen, wir horchen auf unseren Atemrhythmus oder wir analysieren das Zusammenwirken von Erinnerungen, aktuellen Wahrnehmungen und kognitiven Zukunftsprojektionen.

Zeitliche Synchronisationsprozesse sind auf allen Ebenen störanfällig. Zu starker manipulativer Zwang kann Eigenrhythmen und die flexible Fähigkeit zur Synchronisation mit der Umgebung empfindlich stören. Synchronisation setzt voraus, dass zwei oder mehrere Rhythmen flexibel miteinander in Einklang gebracht werden. Diese Flexibilität erreicht man nicht, indem man wie häufig in psychiatrischen Settings einzelne Rhythmen gewaltsam unterbindet oder anderweitig zu sehr manipuliert. Überstarke Beschleunigungen, zähe Verzögerungen oder abrupte Unterbrechungen werden eher Fragmentierung als Flexibilität erzeugen.

In der postmodernen Gesellschaft spielen interpersonale Synchronisationsprozesse eine immer größere Rolle, während die Anpassung an natürliche Rhythmen und zum Teil auch die Anpassung an einfache Maschinen mehr als früher in den Hintergrund treten. Diese soziale Synchronisation menschenfreundlich zu gestalten stellt eine große Herausforderung dar. Es gilt zu verhindern, dass wir »im Gleichschritt«

auf den Abgrund zu marschieren. Es gilt, ein *zeitökologisches Bewusstsein* auszubilden, damit sich die sozialen Rhythmen nicht zu weit von unseren biologischen entfernen und sich eine global vernetzte soziale Welt mit 6 Milliarden und mehr Einwohnern nicht ihrer eigenen Existenzgrundlage beraubt.

In einer global vernetzten Welt gibt es keine einheitliche, objektiv gegebene Zeit. Die Zeit selbst wird verzeitlicht, verstehbar vielleicht als komplexes Netzwerk, d.h. als »transversale Verflechtung und horizontale Relationierung pluraler Eigenzeiten« (SANDBOTHE 1997, S. 56).

Diese global immer stärker hervortretende Verflechtung von Eigenzeiten, durch die der einzelne Mensch innerhalb seiner Familie, in seinen gesellschaftlichen Gruppierungen und auf der ganzen Erde in ein soziales Gefüge eingebunden ist, ersetzt zwar unsere biologischen Verflechtungen keineswegs, aber findet in der postmodernen Welt ein besonderes Augenmerk. Demzufolge wird eine Ausgrenzung aus dieser sozialen Synchronisation leicht zum sozialen Abstieg, insbesondere wenn sie nicht auf freiem Entschluss, sondern eher auf einem Unvermögen beruht, die eigenen Rhythmen und die der anderen sensibel zu erspüren.

Sozialpsychiatrisches Arbeiten bedeutet daher, Menschen dabei zu unterstützen, ihre Eigenzeit wahrzunehmen, die der anderen zu respektieren und harmonische Verflechtungen der Eigenzeiten zu fördern. Dies heißt auch, die eigene Identität nicht einem Manipuliertwerden durch immer schneller wechselnde Außenreize zu opfern, sondern vor dem Hintergrund der eigenen Lebensgeschichte und der persönlichen Zukunftsprojektionen tragende Beziehungen zu anderen Menschen einzugehen, d.h. nicht nur aus der unmittelbaren Gegenwart heraus zu leben, sondern Beziehungen und Bezüge zuzulassen, die die unmittelbaren Synchronisationszwänge einer von Massenmedien manipulierten Gegenwart weit überschreiten.

Literatur

AMÉRY, J. (1991): Über das Altern. München.

ARLOW, J.A. (1986): Psychoanalysis and time. In: *J. Am. Psycho-Anal. Assoc.*, 34, S. 507-528.

BACHMANN, I. (1975): Der gute Gott von Manhattan. Stuttgart.

BAMBERG, E.; DUCKI, A.; METZ, A.-M. (Hg.) (1998): Handbuch Betriebliche Gesundheitsförderung. Göttingen.

BELLION, R. (1997): Ich muss sehr früh erkennen, dass ich psychotisch werde – sonst werde ich es, ohne es zu merken. In: KNUF, A.; GARTELMANN, A. (Hg.): Bevor die Stimmen wiederkommen. Bonn, S. 51-59.

BELLION, R. (1998): Subjektives Erleben und individuelle Selbsthilfe. In: BOCK, Th.; WEIGAND, H. (Hg.): Hand-werks-buch Psychiatrie. Bonn, S. 249-258.

BENEDETTI, G. (1980): Klinische Psychotherapie. Bern u.a.

BENEDETTI, G. (1989): Psychodynamik der Zwangsneurose. Darmstadt.

BERGER, P.L.; LUCKMANN, Th. (1969): Die gesellschaftliche Konstruktion der Wirklichkeit. Frankfurt a.M.

BERGSON, H. (1982): Materie und Gedächtnis. Eine Abhandlung über die Beziehung zwischen Körper und Geist. Berlin.

BERGSON, H. (1988): Dauer und Intuition. In: AICHELBURG, P.C. (Hg.): Zeit im Wandel der Zeit. Braunschweig, S. 104-108.

BINSWANGER, L. (1994): Ausgewählte Werke, Band 4: Der Mensch in der Psychiatrie. Heidelberg, S. 335-348.

BLIMLINGER, E.; ERTL, A.; KOCH-STRAUBE, U.; WAPPELSHAMMER, E. (1996): Lebensgeschichten – Biografiearbeit mit alten Menschen. Hannover.

Böhm, E. (1994): Alte verstehen. Grundlagen und Praxis der Pflegediagnose. Bonn.

Boscolo, L.; Bertrando, P. (1994): Die Zeiten der Zeit. Heidelberg.

Bosshard, M.; Lazarus, H. (1997): Auch Langzeitpatienten brauchen ihre Geschichte. In: *Psychiatrische Praxis*, 24, S. 28-31.

Bräutigam, W.; Christian, P. (1981): Psychosomatische Medizin. Stuttgart.

Breidbach, O.; Holthausen, K.; Jost, J. (1996): Interne Repräsentationen – Über die »Welt«generierungseigenschaften des Nervengewebes. Prolegomena zu einer Neurosemantik. In: Ziemke, A.; Breidbach, O. (Hg.): Repräsentationismus – Was sonst? Braunschweig, S. 177-195.

Burckhardt, M. (1997): Metamorphosen von Raum und Zeit. Frankfurt a.M.

Camus, A. (1981): Der Mythos von Sisyphos. Reinbek.

Ciompi, L. (1961): Über abnormes Zeiterleben bei einer Schizophrenen. In: *Zeitschrift für Psychiatrie und Neurologie*, 142, S. 100-121.

Ciompi, L. (1990): Zehn Thesen zum Thema Zeit in der Psychiatrie. In: Ciompi, L.; Dauwalder, H.-P. (Hg.): Zeit und Psychiatrie. Bern u.a., S. 11-25.

Claußen, H. J. (1995): Meine Psychose. In: Bock, Th.; Buck, D.; Gross, J.; Sorel, E.; Wolpert, E. (Hg.): Abschied von Babylon. Bonn, S. 178-182.

Cramer, F. (1998): Der Zeitbaum – Eigenzeit und Resonanz. In: Egner, H. (Hg.): Zeit haben – Konzentration in der Beschleunigung. Zürich u.a., S. 98-122.

Dalenoort, G. (1997): Cognitive Aspects of the Representation of Time. In: Atmanspacher, H.; Ruhnau, E. (Hg.): Time, Temporality, Now. Heidelberg u.a., S. 179-188.

Davidson, L. u.a. (1995): Die Erfahrungen von Langzeitpatienten bei der Rückkehr in ihre Gemeinde. In: Bock, Th.; Buck, D.; Gross, J.; Sorel, E.; Wolpert, E. (Hg.): Abschied von Babylon. Bonn, S. 247-256.

Davies, P. (1997): Die Unsterblichkeit der Zeit. München u.a.

de Shazer, St. (1988): Der Dreh. Überraschende Wendungen und Lösungen in der Kurzzeittherapie. Heidelberg.

Dörner, K.; Plog, U. (1996): Irren ist menschlich. Bonn.

Droit, S. (1998): Adaptation to Duration in Preschool Children. In: Keyser, V. de u.a. (Hg.): Time and the Dynamic Control of Behavior. Göttingen, S. 177-188.

Emrich, H.M. (1998): Depression und die Verwandlung von Zeit in Gegenwart. In: Egner, H. (Hg.): Zeit haben – Konzentration in der Beschleunigung. Zürich u.a., S. 123-146.

Engel, A. u.a. (1997): Neurophysiological Relevance of Time. In: Atmanspacher, H.; Ruhnau, E. (Hg.): Time, Temporality, Now. Heidelberg u.a., S. 133-157.

Erikson, E. (1956): Identität und Lebenszyklus. Frankfurt a.M.

Feil, N. (1992): Validation. Ein neuer Weg zum Verständnis alter Menschen. Wien.

Fisch, H.-U. (1990): Die Wirkung von Neuroleptika auf das Erleben der Zeit. In: Ciompi, L.; Dauwalder, H.-P. (Hg.): Zeit und Psychiatrie. Bern u.a., S. 155-157.

Friedman, W.J. (1990): About Time: inventing the fourth dimension. Massachusetts.

Fromm, E. (1979): Haben oder Sein. München.

Goffman, E. (1973): Asyle. Über die soziale Situation psychiatrischer Patienten und anderer Insassen. Frankfurt a.M.

Goleman, D. (1996): Emotionale Intelligenz. München.

Groß klaus, G. (1994): Medienzeit. In: Sandbothe, M.; Zimmerli, W. (Hg): Zeit – Medien – Wahrnehmung. Darmstadt, S. 36-59.

Hazeltine, E.; Helmuth, L.L.; Ivry, R.B. (1997): Neural mechanisms of timing. In: *Trends in Cognitive Sciences*, 1, 5, S. 163-169.

Halbwachs, M. (1985): Das Gedächtnis und seine sozialen Bedingungen. Frankfurt a.M.

Heidegger, M. (1979): Sein und Zeit. Tübingen.

Heimann, H. (1990): Biologische Aspekte des Zeiterlebens in der Psychiatrie. In: Ciompi, L.; Dauwalder, H.-P. (Hg.): Zeit und Psychiatrie. Bern u.a., S. 29-43.

Heimann, R. (1989): Der Rhythmus und seine Bedeutung für die Heilpädagogik. Stuttgart.

Herzog, W. (1988): Das Verständnis der Zeit in psychologischen Theorien der Entwicklung. In: *Schweizerische Zeitschrift für Psychologie*, 47, 2/3, S.135-145.

HODAPP, V.; SICKER, G.; WICK, A.-D.; WINKELSTRÄTER, R. (1997): Ärger und Suizidrisiko. In: *Nervenarzt*, 68, S. 55-61.

HÖRNBERG, W. (1990): Zeit, Zeitung, Zeitbewusstsein. In: *Publizistik*, 35, 1, S. 7-17.

HÖRNING, K.H.; AHRENS, D.; GERHARD, A. (1996): Vom Wellenreiter zum Spieler. In: *Soziale Welt*, 1, S.7-23.

HORKHEIMER, M.; ADORNO, Th. (1994): Dialektik der Aufklärung. Frankfurt a.M.

HUBER, A. (1999): Die körperlichen Risikofaktoren erklären nur die Hälfte der Herzerkrankungen. In: *Psychologie heute*, 26, 2, S. 53-59.

IVRY, R. (1993): Cerebellar Involvement in the Explicit Representation of Temporal Information. In: TALLAL, P. u.a. (Hg.): Temporal information processing in the nervous system. In: *Annals of the New York Academy of Sciences*. New York, S. 214-230.

JESPERSON, M. (1995): Die Befreiung von der psychiatrischen Diagnostik durch Selbsthilfe. In: BOCK, Th.; BUCK, D.; GROSS, J.; SOREL, E.; WOLPERT, E. (Hg.): Abschied von Babylon. Bonn, S. 195-200.

JOST, A. (1990): Krankheitsbilder. Darmstadt.

KANDORFER, P. (1994): DuMont's Lehrbuch der Filmgestaltung. Köln.

KOBI, E.E. (1993): Grundfragen der Heilpädagogik. Bern u.a.

KÖCK, W.K. (1996): Sprache als neurale Repräsentation? In: ZIEMKE, A.; BREIDBACH, O. (Hg.): Repräsentationismus – Was sonst? Braunschweig, S. 63-98.

KUHN, Th.S. (1981): Die Struktur wissenschaftlicher Revolution. Frankfurt a.M.

LAING, R.D. (1983): Die Stimme der Erfahrung. Köln.

LAMB, R. (1995): Erfolge und Fehler des De-Institutionalisierungsprozesses in den USA. In: BOCK, Th.; BUCK, D.; GROSS, J.; SOREL, E.; WOLPERT, E. (Hg.): Abschied von Babylon. Bonn, S. 53-62.

LIPPITZ, W. (1983): Die Bedeutung des lebensweltlichen Erfahrungsbegriffs für eine praxisnahe pädagogische Theorie. In: *Neue Sammlung*, 23, 3, S. 240-254.

LOOS, G.K. (1998): Rhythmus ist Gliederung der Zeit in sinnlich fassbare Teile. In: EGNER, H. (Hg.): Zeit haben – Konzentration in der Beschleunigung. Zürich u.a., S. 1991-205.

LUHMANN, N. (1992): Beobachtungen der Moderne. Opladen.

MACH, E. (1988): Newtons Ansichten über Zeit, Raum und Bewegung. In: AICHELBURG, P.C. (Hg.): Zeit im Wandel der Zeit. Braunschweig, S. 74-78.

MANTEUFEL, A.; SCHIEPEK, G. (1998): Systeme spielen. Göttingen.

MATURANA, H.R. (1997): Die Natur der Zeit. In: GIMMLER, A. u.a. (Hg.): Die Wiederentdeckung der Zeit. Darmstadt, S. 114-125.

MATURANA, H.R.; VERDEN-ZÖLLNER, G. (1997): Liebe und Spiel. Die vergessenen Grundlagen des Menschseins. Heidelberg.

MELGES, F.T. (1982): Time and the Inner Future – a Temporal Approach to Psychiatric Disorders. New York.

MICHON, J. (1994): Psychological Present. In: MACEY, S. (Hg.): Encyclopedia of Time. New York, S. 504-505.

MINUCHIN, S.; FISHMAN, H.Ch. (1992): Praxis der strukturellen Familientherapie. Freiburg.

MOORE, J.W. (1992): A mechanism for timing conditioned responses. In: MACAR, F. u.a. (Hg.): Time, action and cognition – towards bridging the gap. Dordrecht, S. 229-238.

MUNDT, Ch. u.a. (1998): Zeiterleben und Zeitschätzung depressiver Patienten. In: *Nervenarzt*, 69, S. 38-45.

NASSEHI, A. (1993): Die Zeit der Gesellschaft. Opladen.

NEURINGER, Ch.; LEVENSON, M. (1972): Time perception in suicidal individuals. In: *Omega: Journal of Death and Dying*, 3, S. 181-186.

NIETZSCHE, F. (1917): Vom Nutzen und Nachteil der Historie für das Leben, Werke Bd. 1. Leipzig.

NORTON, A. (1997): Zeit und Begehren. In: GIMMLER, A. u.a. (1997): Die Wiederentdeckung der Zeit. Darmstadt, S. 162-177.

NOWOTNY, H. (1994): Das Sichtbare und das Unsichtbare. In: SANDBOTHE, M.; ZIMMERLI, W. (Hg): Zeit – Medien – Wahrnehmung. Darmstadt, S. 14-28.

OLIVIER, R. (1995): Psychische Gravitation. Unv. Manuskript.

O'CONNOR, J.; SEYMOUR, J. (1993): Neurolinguistisches Programmieren: Gelungene Kommunikation und persönliche Entfaltung. Freiburg.

PASEMANN, F. (1996): Repräsentation ohne Repräsentation. In: RUSCH, G. u.a. (Hg.): Interne Repräsentationen. Frankfurt a.M., S. 42-91.

PAULEIKHOFF, B. (1986): Endogene Psychosen als Zeitstörungen. Hürtgenwald.

PIAGET, J. (1981): Einführung in die genetische Erkenntnistheorie. Frankfurt a.M.

PIAGET, J. (1988): Die Bildung des Zeitbegriffs beim Kinde. In: AICHELBURG, P.C. (Hg.): Zeit im Wandel der Zeit. Braunschweig, S.154-160.

PLÜGGE, H. (1980): Über suizidale Kranke. In: BRÄUTIGAM, W. (Hg.): Medizinisch-psychologische Anthropologie. Darmstadt.

PÖPPEL, E. (1997): Neuropsychological Aspects of Time. In: ATMANSPACHER, H.; RUHNAU, E. (Hg.): Time, Temporality, Now. Heidelberg u.a.

POINCARÉ, H. (1988): Das Maß der Zeit. In: AICHELBURG, P.C. (Hg.): Zeit im Wandel der Zeit. Braunschweig, S. 86-103.

RETZER, A. (1994): Familie und Psychose. Stuttgart.

RIEMANN, G. (1987): Das Fremdwerden der eigenen Biografie. München.

RICHTER, P.; RUDOLF, M.; SCHMIDT, F.C. (1996): Fragebogen zur Analyse belastungsrelevanter Anforderungsbewältigung (FABA). Frankfurt a.M.

ROHDE-DACHSER, Ch. (1987): Zeitbegriff und Zeitbegrenzung in der Psychotherapie. In: *Praxis der Psychotherapie und Psychosomatik*, 32, S. 277-286.

ROSENFIELD, I. (1996): Kein Erkennen ohne Gedächtnis. In: MAAR, Ch.; PÖPPEL, E.; CHRISTALLER, Th. (Hg.): Die Technik auf dem Weg zur Seele. Reinbek, S. 139-148.

SANDBOTHE, M. (1997): Die Verzeitlichung der Zeit. In: GIMMLER, A. u.a. (Hg.): Die Wiederentdeckung der Zeit. Darmstadt, S. 41-62.

SCHMELE, J. (1995): Grundlagen für eine behindertenpädagogische und therapeutische Arbeit mit an Alzheimer erkrankten Menschen. In: *Behindertenpädagogik*, 34, 3, S. 303-311.

SCHMIDT-GLINZER, H. (1984): Zeitbewusstsein im älteren China. In: HORVAT, M. (Hg.): Das Phänomen Zeit. Wien, S. 26-41.

SCHNABEL, P.-E. (1988): Krankheit und Sozialisation. Opladen.

SCHOENHALS, H. (1997): Zur Repräsentanzenwelt des Angstneurotikers. In: MENTZOS, St. (Hg.): Angstneurose. Frankfurt a.M., S. 25-46.

SCHULTE-STRATHAUS, R. (1997): Chronische Schmerzen: Musik, der sanfte Wirkstoff. In: *Psychologie heute*, 24, 9, S. 10.

SCHULTZ, J.H. (1991): Das autogene Training. Stuttgart.
SCHWARZ, G. (1984): Philosophische Aspekte des Zeitproblems. In: HORVAT, M. (Hg.): Das Phänomen Zeit. Wien, S. 6-17.
SELVINI-PALAZZOLI, M. (1992): Magersucht. Stuttgart.
SIMON, F.B. (1991): Meine Psychose, mein Fahrrad und ich. Heidelberg.
STEIN, V. (1993): Abwesenheitswelten. Tübingen.
STRAUSS, J.S. (1989): Intermediäre Prozesse in der Schizophrenie: Zu einer neuen dynamisch orientierten Psychiatrie. In: BÖKER, W.; BRENNER, H.D. (Hg.): Schizophrenie als systemische Störung. Bern u.a., S. 39-50.
STROPPE, H. (1984): Physik. München.
STROTZKA, H. (1986): Psychoanalyse und Zeit. In: *Integrative Therapie*, 3, S. 163-174.
SUPPRIAN, U. (1998): Endogene Psychosen und ihre Zeitordnungen. Heidelberg u.a.
TELLENBACH, H. (1990): Aspekte der Zeit – Ihre Deformation in psychischen Störungen. In: *Zeitschrift für Psychologie, Psychopathologie und Psychotherapie*, 30, S. 52-61.
TORESINI, L. (1995): Institutionalisierung chronisch psychisch Kranker als soziale Euthanasie. In: BOCK, Th.; BUCK, D.; GROSS, J.; SOREL, E.; WOLPERT, E. (Hg.): Abschied von Babylon. Bonn, S. 120-129.
UEXKÜLL, Th. v.; WESIACK, W. (1988): Theorie der Humanmedizin. München u.a.
VERNY, Th.; WEINTRAUB, P. (1992): Das Leben vor der Geburt. Hamburg.
VOLLBRECHT, R. (1995): Hypermedia: Chancen und Probleme des Einsatzes einer neuen Medientechnologie. In: AUFENANGER, St. u.a. (Hg.): Mit Multimedia in die Zukunft? Bielefeld, S. 193-203.
WATTS, A. (1984): Meditation. München.
WATTS, A. (1986): Psychotherapie und östliche Befreiungswege. München.
WATZLAWICK, P.; BEAVIN, J.H.; JACKSON, D.D. (1982): Menschliche Kommunikation. Bern u.a.
WEBER, G.; RETZER, A. (1991): Praxis der systemischen Therapie psychotischen Verhaltens. In: RETZER, A. (Hg.): Die Behandlung psychotischen Verhaltens. Heidelberg.

WEINGARTEN, M. (1996): Funktionsbestimmung ohne Funktionalismus in der Kognitionswissenschaft. In: ZIEMKE, A.; BREIDBACH, O. (Hg.): Repräsentationismus – Was sonst? Braunschweig, S. 99-117.

WEISS, H. (1984): Zeitlichkeit bei Bergson und Minkowski. In: *Daseinsanalyse*, 1, S. 203-215.

WERTH, H.v.d. (1991): Atemlust – Richtig atmen löst Probleme (Audio-Kassette). Hamburg.

WHITE, E. (1994): Kairos. In: MACEY, S. (Hg.): Encyclopedia of Time. New York, S. 332-333.

WITTGENSTEIN, L. (1996): Ein Reader. Ditzingen.

WOLF, J. (1988): Langeweile und immer Termine. In: GÖCKENJAN, G.; KONDRATOWITZ, H.J.v. (Hg.): Alter und Alltag. Frankfurt a.M., S. 200-219.

WURMSER, L. (1993): Flucht vor dem Gewissen. Heidelberg u.a.

ZAKAY, D.; BLOCK, R.A. (1997): Temporal Cognition. In: *Current Directions in Psychological Science*, Vol. 6, Nr. 1, Februar, S. 12-16.

ZÖLLNER, H.-M. (1997): Psychiatrie in Lebens- und Leidensgeschichten. Stuttgart.

Danksagung

Ich möchte mich bei meiner Familie für »zeitliche Freiräume« zum Nachdenken und Schreiben sowie beim Ministerium für Wissenschaft, Forschung und Kultur des Landes Brandenburg und der Fachhochschule Lausitz für die Genehmigung eines Forschungssemesters bedanken.

Für die kritische Durchsicht und für wertvolle Anregungen danke ich besonders Dr. Jürgen und Bärbel Jost sowie Professor Karl Heinz Himmelmann.